Peter Petersen **Der Therapeut als Künstler**

Peter Petersen

Der Therapeut als Künstler

Künstlerische Therapien und Psychotherapien
Ein integrales Konzept

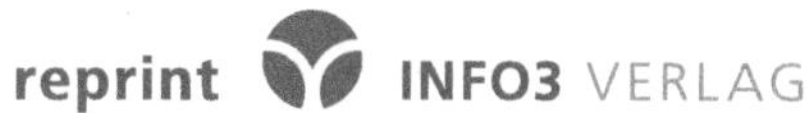

unveränderter Nachdruck der Ausgabe von 2000
im Verlag Joh. M. Mayer, Stuttgart

Bibliographische Information der Deutschen Nationalbibliothek
Die Deutsche Nationalbibliothek verzeichnet diese Publikation in der Deutschen Nationalbibliographie; detaillierte bibliographische Daten sind im Internet über http://dnb.ddb.de abrufbar.

ISBN 978-3-95779-091-0

Erste Auflage 2000 im Verlag Joh. M. Mayer, Stuttgart-Berlin
Reprint 2018 im Info3 Verlag, Frankfurt am Main

Einbandgestaltung nach der Vorlage von Brigitte und Hans Peter Willberg, Eppstein

Druck und Bindung: booksfactory, Szczecin, Polen

Dieses Buch widme ich
allen Patientinnen und Patienten,
allen Therapeutenkolleginnen und Kollegen,
die mit mir suchen
nach einer Überschau
über die zersplitterte Heilkunde.

Inhalt

Vorwort

Dieses Buch handelt vom therapeutischen Dialog, vom therapeutischen Prozeß in der Wandlung krankhafter Strukturen und von der therapeutischen Wirksamkeit unserer Sinne, wie sie sich in der Heilkraft der Kunst zeigen kann. Die hier vorgelegten Gedanken können als Ansatz für eine *allgemeine Therapiekunde* gelten. Konzepte der therapeutischen Anthropologie stehen dabei Pate. Jedoch ist dieses Buch keine Krankheitskunde seelischer, körperlicher oder sozialer Störungen. Ebensowenig ist es ein systematisches Buch. Vielmehr findet der Leser Gedanken zum Thema Psychotherapie unter verschiedenen Perspektiven.

Dieses Thema ist eine Frucht meiner Jahrzehnte währenden Arbeit als analytischer Psychotherapeut. Dabei arbeitete ich mit verschiedenen anderen therapeutischen Berufen (Ärzten, Künstlerischen Therapeuten, Psychotherapeuten anderer Schulen, Sozialarbeitern, Krankenschwestern) zusammen und suchte nach einer Sprache, die allen verständlich ist, ohne im Allgemeinen zu verschwimmen. Dennoch wird die hier angebotene Frucht nicht immer leicht verdaulich sein. Es ist eine Besinnung auf den Grundstoff von Therapie überhaupt; sie verlangte mir Mühe ab. Das Vorgehen mag dem Aphorismus von Stanislaw Lec entsprechen: »Um an die Quellen zu kommen, muß man gegen den Strom schwimmen.«

Seit dem Erscheinen der ersten Auflage haben sich Künstlerische Therapien auch in den deutschsprachigen Ländern in erfreulicher Weise weiterentwickelt, nachdem sie in den englischsprachigen schon seit längerem an der Spitze lagen, jedenfalls im Hinblick auf die Anzahl der Therapeuten und den Umfang von Publikationen.

Diese Entwicklung scheint mir vor allem quantitativer Natur zu sein: Es bildeten sich mehr und mehr Ausbildungsinstitute, die auch ihre jeweils speziellen Methoden und Techniken darstellten. Weiterhin haben sich die Anwendungsgebiete Künstlerischer Therapien vermannigfacht, so werden Künstlerische Therapeuten heute etwa in der Akutmedizin und auf der Intensivstation gebraucht.

Mir scheint jedoch, die grundlegenden anthropologischen Konzepte Künstlerischer Therapien haben sich wenig verändert. Dabei denke ich an das Konzept der therapeutischen Beziehung, des therapeutischen Prozesses und der therapeutischen Medien. Die Kapitel, die sich auf diese Gebiete beziehen, sind daher im wesentlichen unverändert geblieben; neu hinzugekommen sind Kapitel über Ausbildung, Forschung und die Heilkraft der Sprache.

Um Mißverständnissen vorzubeugen: Dieses Buch befaßt sich weder mit Methoden noch mit Techniken Künstlerischer Therapien. Vielmehr werden konzeptionelle Gedanken mitgeteilt, gewachsen aus meinem über vierzigjährigen Tätigsein als analytischer Psychotherapeut und Begleiter vielfältiger Künstlerischer Therapeuten.

Ich habe es geschrieben für alle Therapeuten und Ärzte, denen an einer grundlegenden Besinnung auf ihre alltägliche Berufsarbeit gelegen ist; darüber hinaus glaube ich, daß auch Patienten einen Gewinn von der Lektüre haben könnten. Danken möchte ich meinen Patienten, mit denen ich in kurzen oder langen Therapien gearbeitet habe, sodann meinen Therapeutenkolleginnen und -kollegen.

Die ersten drei Auflagen dieses Buches sind 1987, 1989 und 1994 im Junfermann Verlag erschienen. Ich danke meinem Verleger Johannes M. Mayer, daß er dieser vierten Auflage in so großzügiger Weise in seinem Verlag eine Heimstatt gibt. Sein intensives und persönliches Interesse an meiner Arbeit waren für mich immer äußerst hilfreich. Danken möchte ich auch der Kunsttherapeutin Frau Lic. phil. Florica Marian für ihre Anregungen und Sorgfalt beim Korrekturlesen.

Hannover, Januar 2000 — Peter Petersen

1 Einleitung

Der Therapeut als Künstler? Kann Therapie mit dieser Frage in den Verruf gebracht werden, hier werde Oberflächlichkeit, grenzenloses Ausufern oder gar eine milde Sorte von Scharlatanerie wenn nicht gefördert, so doch geduldet? Zumindest in Kreisen der modernen Medizin hat der Künstler diesen Geruch von minderer Zuverlässigkeit. Freilich ist hier das alte Wort von *Heil-Kunst* auch zum Fremdwort geworden – es geht fast nur noch um präzise Handlungsanweisungen, die mit Hilfe biologischer, psychologischer und soziologischer Mechanik zum Wohle des Kranken automatisch umgesetzt werden. Auf diese mechanisierte Medizin trifft allerdings auch Stanislaw Lecs zugespitzter Gedanke zu: »Seit der Erfindung des Menschen vervollkommnet man ihn lediglich mit Prothesen.«

So notwendig die mechanisierte Prothesenmedizin für viele Kranke ist: Diese Therapie ist hier nicht gemeint. Daß der Künstler ein Könner ist, der um die Grundlagen seines Handwerks, seiner Technik genau Bescheid weiß und insofern die Wissenschaften immer als Hilfsmittel benutzt, das ist vorausgesetzt. Ebenso wird er als Könner bei seinem erlernten Handwerk bleiben – sei es das der Gesprächstherapie, Maltherapie, Musiktherapie oder der Chirurgie. Beim Künstlertum des Therapeuten kann es sich also nicht darum handeln, seinem Handwerk untreu zu werden oder es in fragwürdiger Weise zu »erweitern«. Nicht um Erweiterung geht es, vielmehr um Intensivierung des Erlernten. »Die Kunst erweiternd? Nein. Sondern geh mit der Kunst in deine allereigenste Enge. Und setze dich frei!« So formuliert es Paul Celan.

Diese Intensivierung beziehungsweise Engführung kann allerdings nicht allein mit den Mitteln unserer gut eingespielten Ratio geschehen. Dafür bedarf es anderer Fähigkeiten und eines anderen Organs. Wenn im folgenden gelegentlich Saint-Exupérys geflügeltes Wort »Du siehst nur mit dem Herzen gut« zitiert wird, so ist mit dem Herzen stets mehr als eine Metapher gemeint. Es wird damit auch das leibliche Organ angesprochen – jedoch nicht im Sinne eines durch Transplantation austauschbaren Funktionsträgers. Die Herzmitte ist der leibliche Ort der Begegnung zwischen Ich und Du, zwischen dem Therapeuten und seinem Patienten. Das Herz als Zentralorgan unseres leiblichen Rhythmus ist der sensible Indikator für unsere höchst persönliche Zeit, für unser eigenes Maß. Als Organ des lebendigen Fühlens dürfte es eine wesentliche leibliche Grundlage sein für die Intuition des Therapeuten. Und ohne intuitiv erahntes Wissen, ohne die über das zerebrale Sehen hinausgehende Schau ist der Therapeut gegenüber der Vielschichtigkeit der modernen Probleme seines Patienten ein Blinder, der zwar durch computergestützte Diagnosen abgesichert ist, doch seinem Patienten nicht gerecht wird. Es ist das Herz, das die höchst individuelle Not des Patienten spürt, und nicht der Verstand.

Was Therapeuten und Ärzten heute allmählich klar wird, haben die Dichter schon lange gewußt und im Bewußtsein gehalten. »Dringlicher als im Maschinenzeitalter wurde wohl nie vom Menschen verlangt, daß er Mensch sei, daß er sein Herz lebendig erhalte.« – Hier nennt Reinhold Schneider sogar den Menschen schlechthin mit dem lebendigen Herzen in einem Atemzug.

Das Herz und der Therapeut als Künstler stehen miteinander in einer geheimnisvollen Beziehung, und es wäre viele wissenschaftliche Untersuchungen wert, dieser genauer nachzugehen.

Die Weisheit über die Beziehung von Herz und Künstler habe ich im Laufe meiner therapeutischen Erfahrung erst mühsam lernen müssen. Neben meiner Ausbildung als Schulmediziner, klassischer Psychiater bei Manfred Bleuler (Zürich) und als an der therapeutischen Gemeinschaft und Gruppenarbeit interessierter Sozialpsychiater (als Mitarbeiter bei Karl-Peter Kisker, Hannover) sowie neben meiner Ausbildung vornehmlich in zwei tiefenpsychologischen Schulen, der analytische Psychologie C. G. Jungs in Zürich und der Neopsychoanalyse Schultz-Henkes in Hannover, ließ ich mich anregen durch das erkenntnistheoretische und phänomenologische Frühwerk Rudolf Steiners aus den Jahren 1883 – 1897 (also nicht seiner Anthroposophie), durch die Phänomenologie Edmund Husserls, durch die medizinische Anthropologie Viktor von Weizsäckers (jetzt weitergeführt durch Dieter Wyss und Peter Hahn) und durch den Versuch einer Synopsis des künstlerischen und wissenschaftlichen Standes der Gegenwart, wie sie Jean Gebser in *Ursprung und Gegenwart* unternahm. Diese genannten Ausbildungen und Einflüsse haben mich allerdings wenig geformt bei der Gestaltung meines lebendigen Fühlens und intuitiven Wahrnehmens – so wichtig mir sie auch sind und so wenig ich sie missen mag; am ehesten noch wurde während der psychoanalytischen Ausbildung etwas spürbar von der Herz-Mitte (Martin Buber). Aber die wesentlichen Wege zur Idee des Therapeuten als Künstler bin ich jenseits der genannten wissenschaftlichen Grundlagen gegangen. Die besten Hilfen und Weggefährten fand ich dabei auf zweierlei Art: erstens in der Begleitung, Auseinandersetzung und Korrektur bei meinen Patienten; zweitens durch eigene Krankheiten und die Therapeutenkollegen, denen ich während meiner eigenen Therapien begegnete.

Ein wesentliches Element therapeutischen Künstlertums ist der *integrale Gedanke*. Am schärfsten kann er deutlich werden durch den Satz: »Jeder Patient braucht seine eigene therapeutische Methode.« (Erikson) Nimmt man dies ernst, wird damit der Methodengrundsatz und -streit in den medizinischen und therapeutischen Disziplinen nicht nur relativiert, er wird aufgehoben. Die absolute und objektive Methode, losgelöst von der individuellen Therapeut-Patient-Beziehung als letztem Gradmesser therapeutischen Handelns, gibt es nicht – die Methode als Anzeichen für Objektivität kann es nur geben als Ausdruck der Therapeut-Patient-Beziehung. Und diese ist immer individuell, nie reproduzierbar, sie läßt sich jedoch transparent beschreiben.

Der Gedanke der Individualität jeder Therapeut-Patient-Beziehung widerspricht jedoch nicht dem Grundsatz der *Universalität* der real vorhandenen und gebrauchten Therapiemethoden: Diese sind losgelöst von der Therapeut-Patient-Beziehung beschreib- und lehrbar; insofern sind sie begrifflich zugänglich und wissenschaftlich registrierbar. Freilich wird dieser Grundsatz heute häufig mißverstanden, indem man die Objektivität therapeutischer *Wirkungen* durch reduktive, positivistische und objektivistische Verfahren mißt; Paradebeispiel dafür ist die Durchschnittsstichprobe von Therapieverläufen mit Hilfe des randomisierten Doppelblind-Versuches in der Medizin.

Das Problem wird hier deutlich: Zwar ist die Methode als solche in sich richtig, sie ist fundiert und in ihrer Abstraktion klar. Wenn man sie jedoch allein aufgrund der rationalen Logik anwendet (etwa mit Hilfe der oben genannten Prüfverfahren), so wird das Handeln mechanisiert, die individuelle Therapeut-Patient-Beziehung *als Methode* wird eliminiert, und damit wird auch die integrale Idee des Therapeuten als Künstler vernichtet. Die Umsetzung einer abstrakten Therapiemethode in der individuellen therapeutischen Beziehung muß nicht nur mit geringfügigen Variationen rechnen; vielmehr muß der Therapeut einen völlig andersartigen Standpunkt als bisher beziehen können, um seinen Patienten gerecht zu werden. Er muß unter Umständen einen kompletten Methodenwechsel vollziehen.

Integral denken und arbeiten heißt deshalb, für einen Kosmos von Therapiemethoden grundsätzlich offen zu sein – auch wenn der einzelne Therapeut in der Anwendung notwendigerweise beschränkt ist, etwa im Sinne der Frage Egon Friedells: »Bei einem Denker sollte man nicht fragen: welchen Standpunkt nimmt er ein, sondern: *wie viele* Standpunkte nimmt er ein? Mit anderen Worten: hat er einen geräumigen Denkapparat oder leidet er an Platzmangel, das heißt: an einem System?« Insofern ist integrale Therapie grundverschieden vom System einer Therapie. Ein System ist geschlossen, integrales Denken ist offen.

Zwei Aspekte des integralen Gedankens seien herausgestellt, wie er sich vom Patienten her darstellt. Zum ersten heißt die Erwartung des heutigen Kranken an eine Therapie häufig: »Ich möchte wieder hergestellt werden!« Hier unterwirft sich der Kranke passiv einem mechanischen Vorgang. Weiterhin rechnet er mit der Wiederherstellung des alten (Gesundheits-) Zustandes. Beide Erwartungen werden sich dem Patienten unter dem Aspekt integraler Therapie als Illusion entpuppen. Denn erstens ist integrale Therapie identisch mit eigener innerer Arbeit, durch die allein der Patient die Entfremdung überbrücken und sich selbst finden kann. Und zweitens erreicht er mit diesen Therapien niemals einen Zustand, sondern die Therapie ist ein Weg, ein Prozeß, dessen Ergebnis gar nicht absehbar ist. Auf diesem Weg kann er zwar zu einer neuen Ganzheit seines Selbst kommen, aber dieses Neue entspricht nur selten und auch nur zufällig der Wiederherstellung seines früheren Zustandes.

Integrale Therapie ist zwar auf Ganzheit ausgerichtet, nicht aber auf Vollkommenheit und Perfektheit – die integrierte Bewegungslähmung kann selbsteigen und ganz sein, nur dem Maschinendenken erscheint sie als Defekt, als Mangel. Denn der mechanistisch denkende Mediziner mißt den Zustand eines Kranken an der Abstraktion einer Durchschnittsnorm; an diesem Vollkommenheitsmaß muß eine Lähmung auch dann defekthaft erscheinen, wenn der betreffende Patient einen Prozeß innerer Therapiearbeit geleistet hat, der ihn zur individuellen Einverleibung seiner Lähmung führte.

Ein zweiter Aspekt ist die Erwartung: »Durch Therapie möchte ich glücklicher werden!« Das Streben nach Glück (*Pursuit of Happiness*) ist neben Leben und Freiheit in der amerikanischen Unabhängigkeitserklärung von 1776 eines der vorrangigen Menschenrechte. Diese Glückserwartung wird heute scheinbar und kurzfristig durch die mechanisierte Medizin erfüllt – ein Beispiel ist das von den Eltern heiß erwünschte, in der Retorte entstandene Glücks-Kind. Integrale Therapie erfüllt jedoch keine Glückserwartungen. So sehr ich jedem Patienten und Therapeuten Glück wünsche in ihren Therapien, so weiß ich: Weder ist Therapie ein glücklicher Weg, noch geht er auf das Glück zu; am ehesten noch ist es wie bei *Hans im Glück*, der sich schlußendlich selbst fand, nachdem er alles verschenkt hatte. Häufig ist Therapie ein dornenvoller Weg, der nicht selten durchs Inferno führt. Am Ende wird der Kranke vielleicht auch glücklich sein, aber vor allem wird er seiner Selbst bewußt sein und sich stärker mit der Tiefe seines Wesens und seines Leibes eins fühlen.

Dem integralen Therapiegedanken sind vier Grundfragen aufgegeben, auf die im weiteren Verlauf noch eingegangen wird:

- Wie ist die Beziehung zwischen dem Patienten und seinem Therapeuten? Diese Frage betrifft den therapeutischen Dialog.
- Lassen sich Regelmäßigkeiten im Verlauf einer Therapie erkennen? Diese Frage geht auf den therapeutischen Prozeß und die therapeutische Zeit ein; es geht dabei um die Wandlung krankhafter Strukturen.
- Wie sind die Heilmittel, die therapeutischen Medien zu denken, und wie ordnen sie sich ein? Diese Frage zielt auf die Gebiete der sinnlichen Wahrnehmung und die Leiblichkeit.
- Wie verwirklichen sich heute Gemeinschaften kooperierender Therapeuten? Diese Frage zielt auf die sozialen Strukturen.

Die vierte Grundfrage ist fundamental und existenziell: Ohne ihre Lösung wird es keine Entwicklung einer freien Therapie geben. Nur wenn die Frage der sozialen Struktur in einer Therapeutengemeinschaft hinreichend geklärt ist, wird eine produktive Arbeit möglich sein. Therapeutischer Dialog und therapeutischer Prozeß werden nur gedeihen, die Heilmittel werden sich nur differenzieren, wenn die Therapeuten offen, frei und gesichert zusammenarbeiten können.

Studierenden und Berufsanfängern sei noch der Hinweis gegeben, daß die folgenden Kapiel kein Lehrbuch für Methoden und Techniken der Therapie darstellen. Für diese Fragen exisitieren spezielle Lehrbücher der verschiedenen therapeutischen Schulen.

Erster Teil

Der Therapeut und sein Patient

Strukturen der therapeutischen Beziehung und das Ethos des Therapeuten

Eine therapeutische Kultur ist znächst eine Beziehungskultur. Sich achtsam in die therapeutische Beziehung zu stellen – das ist der erste und wichtigste Lernschritt des angehenden Therapeuten, ebenso wie ihn der erfahrene Therapeut immer wieder bewußt zu vollziehen hat. Therapieschulen, welche die Grundregeln therapeutischer Beziehung nicht kennen, nicht lehren und nicht ständig verwirklichen, verdienen diesen Namen nicht. Auch wenn sie anderes in den Vordergrund stellen, etwa künstlerisches Gestalten, so wird Therapie dennoch im wesentlich getragen durch die therapeutische Beziehung. Der Therapeut muß zuerst die therapeutische Beziehung erleben, erkennen und überschauen können; das ist die elementare Voraussetzung jeder Therapie. Gewiß gehört dazu auch die Kenntnis seiner »persönlichen Gleichung« (C. G. Jung, Thomä/Kächele), also jener Selbsterkenntnis, wie er sie in seiner Lehranalyse oder Lehrtherapie zu üben gelernt hat.

Die Tiefenpsychologie und Psychoanalyse haben Anfang des 20. Jahrhunderts mit dem Konzept der Übertragung einen entscheidenden Fanfarenstoß zur Erforschung der therapeutischen Beziehung getan; dabei rechne ich zum Baum der Tiefenpsychologie auch alle abzweigenden Äste, wie etwa die Verfahren der humanistischen Psychologie. Nur wer die unglaublichen Verschlingungen der Übertragung einigermaßen kennengelernt hat, sollte sich in die mit Destruktivität gepanzerten Gänge einer therapeutischen Beziehung wagen. Um diese Kenntnis zu erwerben und die Übertragung/Gegenübertragung handhaben zu können, ist eine intensive, mehrjährige Lehrtherapie (Lehranalyse) erforderlich. In den folgenden Kapiteln setze ich deshalb die Kenntnis dessen voraus, was die Tiefenpsychologie im Laufe von nahezu hundert Jahren unter dem Stichwort »Handhabung der Übertragung« erarbeitet hat. Für die Kenner mag es insofern auffällig sein, daß ich mich mit dem Übertragungsbegriff nur am Rande beschäftige –

wiewohl er doch in den modernen Beziehungstherapien (zum Beipiel Ehe- und Familientherapie) bedeutsam ist.

Hingegen möchte ich unter der Überschrift »Begegnung« eine andere Schicht der therapeutischen Beziehung darstellen: Sie ist von der Übertragungs-Schicht abzugrenzen. So wie die Übertragung ein Gefängnis für das Selbst von Patient und Therapeut ist – das Selbst fesselnd und zerstückelnd –, so entsteht im Dialog zwischen beiden das wahre Selbst. Die Begegnung gebiert die Sphäre der Freiheit, sie gibt jenen Zwischen-Raum frei, in dem sich Neues entfalten kann.

Therapie ist ein Wagnis zwischen Begegnungen und instrumenteller Technik – auch dies ist allemal eine Gratwanderung, welche die höchste Bewußtheit des Therapeuten herausfordert. Nur allzu rasch und unbesehen kann uns die lebendige instrumentelle Technik unseres gekonnten Therapiehandwerkszeuges zum starren Manipulationsinstrument gerinnen. Diese Gratwanderung ist ein Stück therapeutischer Ethik, das vor allem im Kapitel »Manipulation und therapeutischer Dialog« behandelt wird. Heute stehen zur Entscheidung die Ethik des Wünschens und Machens gegen die Ethik des bewußten Verzichtens und der Beziehung. Wenn ich gelegentlich therapeutische Beziehungen mit Freundschaften vergleiche, so verlangen erstere doch ein höheres Maß an bewußtem Verzicht. Und weiterhin: So wenig wie eine therapeutische Beziehung hergestellt und in diesem Sinne *gemacht* werden kann (wir können sie immer nur mit unserem Engagement ermöglichen), so läßt sie sich auch nicht zum Wunscherfüllungsautomaten degradieren. Durch automatenhafte Wunscherfüllung wird sie zerstört, so sehr auch Wünsche ein wichtiger Motor der Therapie sein mögen.

2 Übertragen und Begegnen im therapeutischen Dialog

Du bist zeitlebens für das verantwortlich,
was du dir vertraut gemacht hast.
Antoine de Saint-Exupéry

Warum und für wen?

Zwei Grundstrukturen der therapeutischen Beziehung seien hier näher betrachtet: *Übertragen* und *Begegnen*. Wenn diese Betrachtung unter anderem in Form einer Auseinandersetzung mit der Tiefenpsychologie/Psychoanalyse durchgeführt wird, so liegt der Grund dafür nicht allein in meiner beruflichen Herkunft als Psychoanalytiker. Vielmehr begründet sich die Auseinandersetzung wesentlich in dem Eindruck, daß die Tiefenpsychologie noch immer die grundlegenden Begriffe für therapeutische Beziehung überhaupt bereitstellt – sofern Tiefenpsychologie nur weit genug gefaßt wird.[1] Auch die neuere Verhaltens- und Kommunikationstherapie kommt um konzeptionelle Anleihen bei der Tiefenpsychologie nicht herum, sofern sie die Therapeut-Patient-Beziehung theoretisch hinreichend beschreiben will. Diese Argumente aus Theorie und Praxis verbaltherapeutischer Arbeit werden ergänzt durch einen wichtigen pragmatischen Aspekt: Sofern in der Praxis der Balintarbeit heute die Therapeut-Patient-Beziehung reflektiert wird, bedient man sich unumgänglich tiefenpsychologischer Konzepte, ganz gleich ob es sich um Kunst-, Leib-, Sozialtherapeuten oder Mediziner handelt.

Insofern spielt sich die Auseinandersetzung mit der Tiefenpsychologie/Psychoanalyse nur in einem Vorfeld der therapeutischen Beziehung ab; gemeint ist diese Klärung im Hinblick auf *alle* Therapeuten, ganz gleich, welches Handwerkszeuges sie sich im Umgang mit Leidenden und Hilfesuchenden bedienen: des Wortes, der Gemeinschaft, des Leibes, der Musik, der Farbe, der chemischen Substanz oder des physikalischen oder chirurgischen Eingriffs.

Schließlich sind diese Gedanken zum therapeutischen Dialog zu verstehen als Element einer integralen Therapie, wie sie heute von verschiedenen Seiten angestrebt wird.[2]

Mit der Klärung von Übertragen und Begegnen beschränke ich mich auf zwei Grundstrukturen der therapeutischen Beziehung; andere wie zum Beispiel Synchronizität (C. G. Jung) dürften ebenfalls eine wesentliche Rolle spielen.

Therapie – Akt des Dienens

Für das Verständnis der therapeutischen Beziehung ist eine Besinnung auf die Wortbedeutung hilfreich. »Therapie« leitet sich her vom griechischen Verbum *therapeúo* (dienen, Dienst tun, pflegen, aufwarten, besorgen) und dem Substantiv *Therápoon* (Diener, Genosse, Gefährte); die *Therapóntes Diós*, die Gefährten des Zeus, waren Fürsten, also edle Geister, womit auf die adlige Gesinnung des Therapeuten hingewiesen ist.

Wohl nicht zufällig bezieht sich der moderne Psychotherapeut in seiner Namensgebung auf eben diese dienende Haltung – und nicht etwa auf das Wort »Arzt«.* Denn »Arzt« ist abgeleitet vom griechischen *Archiatrös* (Oberarzt; Titel der Hofärzte antiker Fürsten); im Mittelalter bezeichnete man mit dem Wort *arzät* (althochdeutsch) und später *arzet* (mittelhochdeutsch) die Leibärzte der geistlichen und weltlichen Würdenträger. Wesentlich ist in diesem Zusammenhang, daß die germanische Bezeichnung für den Heilkundigen (althochdeutsch: *lachi*) durch das Wort »Arzt« verdrängt wurde.

Therapie ist Dienen, Dienst am Kranken. Als Therapeut bin ich der Diener des Kranken. Bin ich das wirklich immer – dienender Partner? Hier stimmt auch das Gegensatzpaar von »Herr« und »Diener« nicht, denn der Herr befiehlt – und der Diener gehorcht. Der Therapeut jedoch nimmt keine Befehle entgegen.

Etwas anderes klingt noch bei diesem Gegensatzpaar an: Der Therapeut muß nicht gehorchen, aber er muß hören, zuhören können, selbstlos hören, in einem Zustand der eigenen Leere, der dennoch auch das eigene Gefühl wahrnimmt. Insofern ist er der gehorchende Gefährte, ein gewissenhafter Zuhörer, voller Lauschen auf seinen Partner eingestellt.

Die therapeutische Hybris ist die gegensätzliche Haltung zu der des helfenden Dieners. Der therapeutische Hochmut weiß es besser als der Patientenpartner – allein die Tatsache des Besserwissens ist degradierend und entmündigt den Patienten. Der Therapeut braucht gar kein Wort zu sagen; der sensible Patient spürt, daß der Therapeut es besser weiß, und er wird damit erniedrigt. Die *superbia therapeutica* braucht sich dabei nicht zur Omnipotenz, zum Alleskönnertum aufzublähen – es genügt schon das Besser-

* Wenn sich heute nicht nur Psychotherapeuten, sondern auch vielfältige andere Berufsgruppen wie Bewegungs-, Atem-, Mal-, Musik-, Sozial- und Ehetherapeuten, durch ihre Namengebung bewußt gegenüber den Ärzten abgrenzen, so mag – abgesehen von den gegenwärtigen gesellschaftlichen Konflikten um die moderne Medizin – auch eine Ahnung um diese mittelalterliche Verdrängung des aus dem Volke stammenden Heilkundigen durch den höfischen Arzt mitschwingen.

wissen. Die Besserwisserei des Therapeuten ist daher eine wesentliche Kommunikationsbarriere im Dialog zwischen Patient und Therapeut.

Beispiel: Zur medizinischen Modekrankheit gehört es, diagnostisch unklare Beschwerden als »psychogen« oder (von psychiatrisch wenig bewanderten Ärzten) gar als »psychotisch« zu etikettieren – auch dann, wenn intelligente und körpersensible Patienten recht genau spüren, daß nicht ihre Seele, sondern ihr Leib betroffen ist. Hinter der Besserwisserei verschanzt sich hier die Unsicherheit des Therapeuten, der es versäumt, aus seiner Unsicherheit Kapital zu schlagen, nämlich eine offene Situation zu schaffen, indem er den Patienten in die diagnostische Unklarheit miteinbezieht, zum Mit-Beobachten und Mit-Überlegen anspornt und ihm dabei sein diagnostisches Wissen ad hoc zur Verfügung stellt.

Den noch gefährlicheren Verästelungen dieses versteckten Hochmutes geht unter anderem Peter Seidmann in verschiedenen Publikationen nach;[3] der Psychotherapeut entfernt sich von seinem Ursprung, wenn er sich zum »selbstentfremdeten und selbstentfremdenden Verbündeten herakleischer Erlösungs-, Heils- und Säuberungsbewegungen macht oder machen läßt« und mit Hilfe der ihm verfügbaren verbalen Gewalttätigkeit das leidbeladene und bedrückte Anders-Sein seines Patientenpartners hinwegtherapieren will.[4] Diese *superbia therapeutica* als innere Haltung des Therapeuten ist aber nicht zu verwechseln mit dem Rollenangebot, das dem Therapeuten in der Übertragung vom Patienten gemacht wird. Viele Therapeuten, besonders psychoanalytisch geschulte, berufen sich mit scheinbarem Recht auf diese Omnipotenzprojektion ihrer Patienten, um sich hinter dem analytischen Schutzschirm der Anonymität zu verbergen und zunächst einmal die Omnipotenzphantasien zu entlarven. Dabei übersehen sie die Verzweiflung ihrer Patienten. Verzweiflung aus dem Empfinden vollkommener Hilflosigkeit und abgrundtiefer Angst läßt in ihnen kompensatorisch das innere Bild des allmächtigen Therapeuten entstehen – als notwendiges inneres Gegengewicht. Denn wie sonst sollte die von hilfloser Verzweiflung erfüllte Seele halbwegs im Gleichgewicht bleiben, wenn sie nicht kompensatorisch das Bild des allmächtigen Retters hervorbrächte, ein Bild, das dann am Therapeuten vergegenständlicht wird? Wehe aber, wenn dieses Bild nach analytischer Art als vermeintlich infantiles Produkt zerstört wird, ohne daß schon Begegnungsfähigkeit erworben wurde. Dann fällt auch diese kompensatorische Notlösung dahin, und die chaotische Verzweiflung ist vollkommen. In der Begegnung erfüllt der Diener-Therapeut ein Stück weit die Erwartung nach Allwissenheit und Allmacht. Das gehört zur Paradoxie der Heilung: dem Übel ein Stück entgegenzukommen, um es aufzuheben! Freilich ist das Bewußtsein des Handelnden entscheidend. Nicht als der hochmütig Allmächtige handelt er, sondern als der genau hinhorchende Diener.

Übertragen: die gefesselte Beziehung

Zur Definition: Im Übertragen delegiere ich Wünsche, Erwartungen und Befürchtungen an meinen Partner, ohne mir dessen bewußt zu sein. Es liegt hier eine Art doppelte Verdrängung vor. Erstens kann ich mir meine eigenen Impulse und emotionalen Strukturen nicht eingestehen; zweitens mache ich diese verdrängten Impulse an meinem Partner fest, ohne mir dessen bewußt zu sein. Achtet mein Partner nicht auf diesen Übertragungsprozeß, so reagiert er unreflektiert im Sinne des übertragenen Impulses – mit Gegenübertragung. Durch seine unreflektierte Reaktion wird das Problem insgesamt noch verschärft.

Beispiel: Ein Patient mit ausgeprägter Neigung zur Isolation und zu Beziehungsabbrüchen kaschiert diese Neigung vor sich selbst, überträgt sie auf seinen Therapeuten und manipuliert ihn durch seine Arroganz so lange, bis dieser, die übertragene Abbruchtendenz nicht durchschauend, mit ärgerlichem Beziehungsentzug reagiert, ohne sein eigenes Verhalten zu erkennen. Der Patient seinerseits hat nicht genügend klare Kritik, um das Verhalten seines Therapeuten zu erkennen. Er fühlt sich mehrfach enttäuscht, weil er sich erstens durch des Therapeuten Beziehungsentzug brüs-kiert empfindet, weil er zweitens sein altes Vorurteil (über die Isolationssucht der Menschen schlechthin) bestätigt bekommt und weil er drittens nicht zur Erkenntnis und Anerkenntnis seiner eigenen verdrängten Tendenzen kommt. Wenn weder Patient noch Therapeut infolge mangelnder Fähigkeiten diesen Übertragungs-Gegenübertragungs-Prozeß (reziproke Latenzrepräsentanz nach Heigl-Evers) durchschauen, so wird es zu ständigen Wiederholungen dieser Kollusion (Willi) kommen.

Rollen und Verhaltensschemata sind hier bereitgestellt und kommen automatisch und unbesehen ins Spiel. Es gibt weder den anderen, dem man die Rolle überstülpen will, noch kann der andere sich wehren. Denn das Ganze verläuft unbewußt verkettet. Man kann auch nicht sagen, daß ein Prozeß sich zwischen Zweien abspiele – denn weder der *Andere* noch der *Eine* noch auch das Zwischen entsteht beim Übertragungsprozeß. Insofern besteht eine primitive *identification mystique*, wie sie in der analytischen Psychologie (C. G. Jung) genannt wird. Ich und Du sind ununterschieden und (noch) nicht existent.

Der therapeutische Akt liegt darin, die Kollusion durchschaubar zu machen: Man erkennt die Abbruchs- und Isolationstendenzen und nimmt sie auf sich selbst zurück, indem man die jeweiligen Anteile als zu sich gehörig anerkennt. Was zuvor dem Partner übertragen wurde, wird jetzt als eigene Last selbst getragen und ausgehalten.

Nicht umsonst hat die Tiefenpsychologie unendliche Mühe darauf verwendet, die Grundstruktur dieses Übertragungs-Gegenübertragungs-Prozesses in seinen Verästelungen sichtbarer zu machen. Denn seine therapeutische Handhabung und Bearbeitung ist mehr als reine Instrumentalität. Der

Therapeut muß sich ein erhebliches Stück weit auf die Destruktivität seines Patientenpartners einlassen und diese Destruktivität bei sich selbst aufklingen lassen. Nur wenn er ein genügend sensibles Resonanzorgan für die Übertragungen seines Partners ist, wird er auch die destruktiven, fehlgeleiteten Schwingungen in ihrer situativen Gegebenheit richtig erspüren, erkennen und benennen.

Mitmenschliche Beziehung in der Therapie ist nur möglich nach und mit dem Aufheben, Durchschauen und Zurücknehmen des Übertragungs-Gegenübertragungs-Prozesses. Indem beide, Therapeut wie Patient, diesen Prozeß beachten und verarbeiten, enthüllen sie ein Stück ihrer menschlichen Solidarität. Vorausgesetzt ist allerdings, daß sie sich auch partnerschaftlich auf diesen emotionalen Prozeß (Morgenthaler) eingelassen haben. Therese Wagner-Simon spricht hier auch vom »partnerschaftlichen Teilhaben« am Erleben des Patienten. Partnerschaftlich heißt: Beide Partner des Dialoges beteiligen sich voll mit ihren vorhandenen Möglichkeiten, und beide durchlaufen im Prinzip den gleichen Prozeß. Dann ist es auch ein Irrtum zu glauben, der Therapeut »analysiere« den Patienten, so wie der Anatom auf dem Seziertisch eine Leiche zergliedert. Der Therapeut analysiert nicht den Patienten, sondern er nimmt den emotionalen Prozeß zwischen beiden wahr, und er nimmt Dinge in seinem Innern, in seiner Tiefe ebenso wahr wie Dinge im Patienten.

Erst durch diese Klärung wird *Mit*menschlichkeit sichtbar und möglich; solange der Übertragungs-Gegenübertragungs-Prozeß als Kollusion wirksam ist, gibt es kein mitmenschliches Erleben. Mitmenschlichkeit lebt von Empathie, vom Mitschwingen mit den Nöten des Partners. Es ist solidarisches Erleben. Mitmenschlichkeit ist jedoch unterschieden von Zwischenmenschlichkeit. Der Zwischenmensch entsteht in der personalen Begegnung.

Die therapeutische Handhabung der Übertragung entfaltet sich zwischen zwei Polen. Thesenartig lassen sich diese etwa so beschreiben:

1. Wenn Übertragung und Gegenübertragung unbeachtet und unberücksichtigt bleiben, so ist damit ein Keim der Zerstörung gelegt; dieser destruktive Keim wird aufgehen und die therapeutische Beziehung korrumpieren.
2. Übertragung und Gegenübertragung sind unheilsame und krankmachende Elemente; ihre unausgewogene Überbetonung in der Reflexion zerstört die therapeutische Beziehung.

Die erste These wurde bereits erläutert. Die zweite muß zunächst paradox wirken. Was will sie besagen? Da der Psychoanalyse und Tiefenpsychologie zutreffende Begriffe für Begegnen und Zwischenmenschlichkeit* fehlen,

* Es gibt wichtige Ausnahmen, zum Beispiel Hans Trübs Heilung aus der Begegnung.

laufen sie Gefahr, den Übertragungsprozeß als *pars pro toto* für die gesamte therapeutische Beziehung zu nehmen. Sie sehen die Elemente des Zwischenmenschlichen nicht. Oder – was noch gefährlicher ist – sie halten Zwischenmenschliches für Übertragenes. Unheilvoll wird diese Begriffsverwirrung in einer längerdauernden Therapie dann, wenn der Therapeut von seinem Partner auf Dauer glaubt, dieser lebe in einer guten Übertragung zu ihm, während der Patient sich in Wirklichkeit schon längst aus der Übertragungsbeziehung herausentwickeln will – und sei die Übertragung in den Augen des Therapeuten noch so »gut«. Dann kommt es zu jenen Psychotherapiedefekten (Wulff), die in der Forschung gut bekannt sind: Der Analysand findet seinen wesentlichen Lebensinhalt in der Übertragungsbearbeitung mit seinem Analytiker und vernachlässigt sein übriges Leben. Der Analytiker seinerseits klagt, daß der Analysand nicht den Sprung in die Selbständigkeit schaffe. Diese Klage müßte aber richtigerweise zur Selbstanklage werden. Denn der Therapeut hat kein konkretes Wissen über Begegnung, so daß er seinem Partner dieses Wissen auch nicht als hilfreiche Brücke zur Selbstwerdung anbieten könnte. Der Therapeut verharrt im Übertragungsdenken – und so ist es nicht verwunderlich, wenn sein Patient in der gleichen Stellung verharrt.

Es gehört in manchen psychotherapeutischen Schulen weitgehend zur Linie, jede therapeutische Beziehung nur unter dem Aspekt der Übertragung zu sehen. Wenn dem so ist, so ist es geradezu merkwürdig, wenn sich im psychoanalytischen Prozeß etwas anderes als Übertragung entwickelt.

Wenn die Psychoanalyse zur reinen Übertragungsanalyse wird, versucht sie dann nicht, den Teufel durch Beelzebub auszutreiben? Eine Bemerkung René Hennys scheint dieser Vermutung Recht zu geben: »Erinnern wir uns an den Einfluß der metapsychologischen ›Hexe‹ auf die Organisation der Gegenübertragung des Psychoanalytikers, an das hypothetische Skelett, auf klinischer Erfahrung begründet, aber in der Idee von Sigmund Freud nicht ohne eine gewisse Magie, da er ja von der ›Hexe‹ spricht, dieselbe Magie, welche Freud benützt hat, um die tiefsten treibenden Kräfte des Menschen zu entdecken.«[5] Durch das Hinzukommen der magischen »Hexe« Metapsychologie wird die therapeutische Beziehung noch zusätzlich gefährdet, während es die Absicht des Analytikers ist, mit Hilfe seiner metapsychologischen Konzepte das Übertragungsgeschehen zu verstehen und damit zu steuern.

Ohne die Berücksichtigung metapsychologischer Strukturen vergegenwärtigt die Psychoanalyse in ihrer strikten Form ausschließlich Übertragungs- und Gegenübertragungsprozesse. Das kann in einem glücklichen Fall und bei einer hohen Ich-Stärke dazu führen, daß der Analysand trotz der Wucht destruktiver Vergegenwärtigungen sich von diesen Übertragungen zu distanzieren und differenzieren lernt und zu einer übertragungsfreien Beziehung zu seinem Therapeuten findet. Wie aber die Erfahrung sowohl in Therapien als auch in Lehranalysen (Drigalski) zeigt, gelingt dieser Schritt oft nicht. Diese Tatsache schien bisher rätselhaft zu sein; denn die tiefenpsychologische Therapie lehrt (Freud, Jung), daß es durch Bewußtmachen und Durcharbeiten der Übertragungsstrukturen zu deren Auflösung kommt: Das Ich lernt deren illusionären Charakter zu durchschauen und nimmt so schließlich seine Energie aus diesen pathologischen Formen menschlicher Beziehung heraus. Die tiefenpsychologische Theorie stand an diesem Punkt bisher im Widerspruch zu ihrer Wirklichkeit.

Bei näherem Betrachten ist dieser Widerspruch aber nur ein scheinbarer. Denn warum, so muß man fragen, soll die Übertragung als eine wenn schon illusionäre, so doch immerhin irgendwie tragende Beziehung aufgegeben werden, wenn der Analytiker keinen Begriff von einer sinnvollen Alternative vermitteln kann – zumal noch die Realbeziehungen nach psychoanalytischer Lehre überwiegend unlustbetont sind, während illusionär-infantil getönte Beziehungen aus der Welt des Es lustvoll erlebt werden?

Auch wenn das metapsychologische Konstrukt (Ich/Es/Über-Ich/Umwelt) laut psychoanalytischer Theorie der Praxis in der Übertragungsanalyse zugrundeliegt, so ändert diese Konstruktion am prinzipiellen Einwand nichts, weil es eine *von außen* zugefügte Größe ist. Der entscheidende Prozeß spielt sich im Übertragungsrahmen* ab, also in einer Beziehungsstruktur. Metapsychologische Konstrukte können der Beziehungsstruktur in ihrer spezifischen Eigenart jedoch nicht gerecht werden; es sind inadäquate Begriffe. Die Beziehung als solche wird durch diese Konstrukte zunichte gemacht, wenn ihre Elemente zum Durchschlag kommen.

Ein aus der Beziehung selbst gewachsener, nicht von außen zugefügter Begriff liegt im Prozeß des Begegnens. Begegnen ist nicht möglich ohne Beachten und Bearbeiten der Übertragung. Nur wenn die Übertragungsarbeit geleistet wurde, kann die offene Beziehung als Begegnung entstehen. Dabei ist es aber entscheidend, aus welchem anthropologischen Grundverständnis die Bearbeitung der Übertragung geleistet wird – ob dabei die Struktur der personalen Begegnung oder ein von außen zugefügtes metapsychologisches (oder archetypisches) Konstrukt zugrundeliegt.

* Wobei Übertragung hier zugleich als Form des Widerstandes aufgefaßt ist.

Begegnen: die offene Beziehung

Vertraut machen – Grundfigur des Begegnens

Statt mit einer wissenschaftlichen Erörterung des Begegnungsprozesses sei mit einem Dialog aus Antoine de Saint-Exupérys *Der kleine Prinz* begonnen. Er wird auch deshalb eingeführt, weil ich glaube, daß die in der therapeutischen Dialogik zu klärenden Grundstrukturen sich der üblichen wissenschaftlichen Begriffsbildung entziehen. In der XXI. Geschichte begegnet der kleine Prinz dem Fuchs; zwischen beiden entspinnt sich ein längeres Gespräch:

> »Ich suche Freunde«, sagte der kleine Prinz. »Was heißt ›zähmen‹?«
> »Das ist eine in Vergessenheit geratene Sache«, sagte der Fuchs. »Es bedeutet, sich ›vertraut machen‹…«
> Der Fuchs kam auf seinen Gedanken zurück: »Mein Leben ist eintönig. Ich jage Hühner, die Menschen jagen mich. Alle Hühner gleichen einander. Ich langweile mich also ein wenig. Aber wenn du mich zähmst, wird mein Leben durchsonnt sein.
> Ich werde den Gang deines Schrittes kennen, der sich von anderen unterscheidet. Die anderen Schritte jagen mich unter die Erde. Der deine wird mich wie Musik aus dem Bau locken. Und dann schau! Du siehst da drüben die Weizenfelder? Ich esse kein Brot. Für mich ist der Weizen zwecklos. Die Weizenfelder erinnern mich an nichts. Und das ist traurig. Aber du hast weizenblondes Haar. Oh, es wird wunderbar sein, wenn du mich einmal gezähmt hast! Das Gold der Weizenfelder wird mich an dich erinnern. Und ich werde das Rauschen des Windes im Getreide liebgewinnen…«
> »Bitte ... zähme mich!« sagte der Fuchs. »Ich möchte wohl«, antwortete der kleine Prinz, »aber ich habe nicht viel Zeit. Ich muß Freunde und viele Dinge kennenlernen.«
> »Man kennt nur die Dinge, die man zähmt«, sagte der Fuchs. »Die Menschen haben keine Zeit mehr, irgendetwas zu lernen. Sie kaufen sich alles fertig in den Geschäften. Aber da es keine Kaufläden für Freunde gibt, haben die Leute keine Freunde mehr. Wenn du einen Freund willst, so zähme mich!«
> »Was muß ich da tun?« fragte der kleine Prinz.
> »Du mußt sehr geduldig sein«, antwortete der Fuchs. »Du setzt dich zuerst ein wenig abseits von mir ins Gras. Ich werde dich so verstohlen, so aus dem Augenwinkel anschauen, und du wirst nichts sagen. Die Sprache ist die Quelle der Mißverständnisse. Aber jeden Tag wirst du dich ein bißchen näher setzen können
> Am nächsten Morgen kam der kleine Prinz zurück ...

Und gegen den Schluß des Dialoges, in dem der kleine Prinz meist der Fragende, der Fuchs der Antwortende ist, heißt es:

> »Adieu«, sagte der Fuchs. »Hier ist mein Geheimnis. Es ist ganz einfach: man sieht nur mit dem Herzen gut. Das Wesentliche ist für die Augen unsichtbar ...«

»Die Menschen haben diese Wahrheit vergessen«, sagte der Fuchs. »Aber du darfst sie nicht vergessen. Du bist zeitlebens für das verantwortlich, was du dir vertraut gemacht hast.«

Eine therapeutische Beziehung ist keine Freundschaft – natürlich nicht. Es wäre fahrlässig vom Therapeuten und gefährlich für beide, wenn sie Freundschaft mit Therapie verwechselten. Therapie erfordert ungleich mehr Verzicht als Freundschaft – nicht nur vom Therapeuten. In der Freundschaft waltet mehr Zärtlichkeit und gegenseitige Offenheit. Gegenseitigkeit, Gleichgewichtigkeit und Symmetrie kennzeichnen Freundschaften; dagegen ist Asymmetrie ein hervorragendes Kennzeichen der therapeutischen Beziehung. Der Therapeut weiß vom Patienten sehr viel, und der Patient weiß vom Therapeuten sehr wenig. Stimmt diese These uneingeschränkt?

Richtig ist, daß der Therapeut biographische Details und aktuelle Probleme seines Patienten kennt. Kennen muß der Therapeut weiterhin die grundsätzlichen Strukturen, nach denen sich Biographie und aktuelle Störungen beziehungsweise Konflikte einordnen lassen; wissen muß er auch um die technischen Möglichkeiten, mit Hilfe derer sich die pathologischen Strukturen überwinden, beheben oder lindern lassen. Kennen muß der Therapeut auch die emotionalen Elemente der Übertragungs-Gegenübertragungs-Reaktionen, und er muß die Fähigkeit haben, sie kunstgerecht zu steuern. In bezug auf diese Kenntnisse und Fähigkeiten herrscht Asymmetrie. Von diesem rational-emotionalen Instrumentarium setzt der Patient selbstverständlich voraus, daß der Therapeut es beherrscht und ihm dienstbar machen kann. Hier herrscht Ungleichheit, die von beiden akzeptiert ist; sie bezieht sich auf rationales Wissen und auf technisch-emotionale Fähigkeiten – und seien es die menschlicher Kommunikation.

Elemente des therapeutischen Dialoges

Entscheidend ist aber die Frage: Auf welchem Boden, auf welcher Grundstruktur kommt dieses Instrumentarium ins Spiel? Einige Elemente der Grundstruktur sind im Dialog zwischen dem kleinen Prinzen und dem Fuchs enthalten; es sind:

a) Zweckfreiheit,
b) Unkäuflichkeit,
c) Feinhörigkeit,
d) Innewerden,
e) innere Zeit und Verantwortung zeitlebens,
f) einander Aufgaben stellen.

a) Daß die therapeutische Beziehung zweckfrei sein soll, mutet zunächst kurios an. Denn schließlich hat der Besuch des Patienten beim Therapeuten den klar definierten Zweck, ihn von seinen Beschwerden zu befreien oder sein Leiden zu lindern. Allein durch diesen Zweck ist die therapeutische Beziehung bestimmt. Dieser Art von zweckhafter therapeutischer Beziehung liegt auch die Gesundheitsdefinition zugrunde, welche Gesundheit als die Abwesenheit von Störungen bezeichnet. Es ist diese zweckverhaftete Gesundheitsdefinition, die der modernen Akut-Medizin zum Siegeszug verholfen hat; sie bedient sich chirurgischer, physikalischer, psychotherapeutischer und sozialtherapeutischer Techniken als Manipulationsinstrumente – ohne Rücksicht auf die Person des Patienten und ohne Rücksicht auf die Dialogik der Beziehung. Ein Therapeut, der ausschließlich dieser Gesundheitsdefinition dient, wird zum Körpermechaniker, Seeleningenieur oder Sozialtechniker.

Ein anderer Hinweis auf Gesundheit (nicht jedoch eine Definition*) stammt von Jacob Klaesi, einem originellen schweizerischen Psychiater: »Gesundheit ist das Vermögen, auch Krankheit und Gebrechen gleichmütig, wenn nicht gar heiter und dankbar, jedenfalls aber würdig und fruchtbringend zu ertragen.« Dieser Hinweis zielt auf die Fähigkeit zum Reifen am Leiden, das jedoch niemals als Zweck an sich definiert werden kann; kein Arzt kann in der Absicht einen Kranken besuchen, ihm Leidensfähigkeit zu bringen oder gar beizubringen; denn absichtsvolles Zweckverhaftetsein und persönliches Reifen sind unverträgliche Größen. Wohl aber kann der Therapeut sich vom Leiden seines Patienten anrühren lassen und sein Angerührtsein in seiner Haltung und inneren Einstellung ihm gegenüber zum Ausdruck bringen. Wer sich von anderen berühren läßt, ordnet seine Beziehung zum anderen nicht mehr nur rationellen Zwecken unter. Er läßt sich auf die Existenz, das Sosein des anderen ein und eröffnet damit die *Möglichkeit* (nicht aber die absichtsgerichtete Zweckhaftigkeit) zu Reife und innerem Wachstum.

Diese ermöglichende Haltung des Therapeuten ist zweck-*frei*, nicht aber zweck-*los*. Sämtliche Instrumente der Körpermedizin, Seelenheilkunde und Sozialtherapie wird er anwenden, aber er kann sich die Freiheit nehmen, ihre zweckhafte Anwendung zu überwinden und den Zweck zu transzendieren. Zweck-los würde er handeln, wenn er sich der Verfügungsmacht über seine Instrumente entledigte; dieses Handeln wäre verantwortungslos – und standeswidrig.

* »Definieren« heißt rational begrenzen, also auch: keinen Wachstums-Raum für spontanes Leben lassen.

Um Zweckfreiheit in anthropologischer Sicht zu verdeutlichen, ist ein Vergleich von »*Beziehung*« und »*Begegnung*« hilfreich (Pfau-Tiefuhr): »Beziehung und Begegnung müssen bezüglich des sie erlebenden Subjekts und der Intentionalität, die auf den anderen gerichtet ist, unterschieden werden. Die Reduktion auf die in beiden Begriffen enthaltenen Verben macht diese Unterscheidung deutlicher: das ›ziehen‹ oder ›beziehen‹ ist ein auf das handelnde Subjekt gerichteter Akt. Es bestimmt Subjekt und Objekt als ein aktives des Ziehens und ein passives des Gezogen-Werdens. Es muß als einseitig intentionaler Akt verstanden werden, der die Verobjektivierung des Anderen zur Folge hat. Die einseitige Intentionalität kann als ›auf-sich-beziehen‹ gedeutet werden. Im ›gegnen‹ ist der Andere als ›Gegner‹ miteinbezogen. Die Frage nach der Intentionalität ist nicht zu beantworten, da das Ziel der Handlung offen ist. Ein treffendes Verständnis des ›gegnens‹ als ›begegnens‹ stammt von Michael Theunissen. Er bestimmt es als Akt des ›aufeinander-zu-kommens‹. Während ›kommen‹ eine Handlung beidseitiger Intentionalität ist, kann ›gegnen‹ darüber hinaus als ein von jeder Intentionalität freies Ereignis verstanden werden.«

Begegnen läßt zwischen Ich und Du die Freiheit entstehen, welche die Möglichkeit personalen Miteinanderseins, die Gemeinschaft gleichursprünglicher Wesen schafft – auch im Gefüge fester sozialer Ordnungen und intentional festgelegter Beziehungen wie der Therapeut-Patienten-Beziehung. Begegnen läßt Freiheit in der Bindung zu; nur aus dieser Freiheit ist personales Wachstum möglich – ohne Begegnung wäre es nicht personales, sondern nur individuelles Leben, das sich ausschließlich vom anderen abgrenzt, zum Beispiel mit Hilfe juristisch fixierter Ordnungsbeziehungen, etwa standesrechtlich geregelter Ordnungsgefüge und Rollenbeschreibungen.

b) Zwei Einwände gegen die *Unkäuflichkeit* der therapeutischen Beziehung lauten:

- Wie soll Therapie sich einordnen und kontrollierbar werden, wenn sie nicht als Dienstleistung entlohnt wird?
- »Wenn es sich wirklich um eine existentielle Begegnung handelt, weshalb sollte dann einer von beiden dafür bezahlt werden?« (Eschenröder).

Beide Fragen wurzeln im kapitalistischen Mißverständnis, das soziale Leistung und Bedürfnisbefriedigung derselben Person miteinander koppelt. Die gesellschaftliche Wirklichkeit in Deutschland entspricht – jedenfalls zum Teil – schon nicht mehr diesem Dogma: Fast alle Beratungsstellen arbeiten gratis für die Patienten, und die Therapeuten werden unabhängig von ihrer Leistung bezahlt. Und dort, wo das kapitalistische Leistungsprinzip noch gültig ist, führt es sich allmählich selbst ad absurdum. Allzu offenbar ist die Machenschaft, welche mit der auf dem Leistungsprinzip aufgebauten ärztlichen Gebührenordnung getrieben wird. In der gesellschaftlichen Theorie treten keineswegs nur marxistische Sozialwissenschaftler (Fromm), sondern ebenso auch christliche Gewerkschaftler oder Vertreter des »Dritten Weges« (Achberger Kreis) für die Entkoppelung von sozialer (therapeutischer) Leistung und Bedürfnisbefriedigung des Therapeuten ein. Diese Theoretiker haben längst die entfremdende und destruktive Wirkung von Bezahlung auf die therapeutische Leistung dargelegt. »Geld ist unbrauchbar als Motivationshilfe für therapeutische Leistungen« – dieser Satz läßt sich auch für das Engagement des Patienten anwenden, wie die Therapiekatamnesen des Berliner Zentralinstitutes für Psychogene Erkrankungen der AOK zeigen.[6]

Eine alte psychoanalytische Lehrmeinung besagte, daß Patienten um so besser zur Therapie motiviert seien, je mehr sie sich finanziell daran beteiligten. Diese Meinung hat sich als Vorurteil herausgestellt; die Ergebnisse der psychoanalytischen Therapie bei Krankenkassenpatienten sind auf keinen Fall schlechter als bei Selbstzahlern.

Die therapeutische Beziehung muß frei sein von der finanziellen Bedürftigkeit des Therapeuten und *vice versa* von finanziellen Verpflichtungen des Patienten. Diese These läßt die Tatsache unberührt, daß gute Therapeuten mit ihren Patienten schon immer die Honorare unabhängig von der Leistung ausgehandelt haben: Die Armen bezahlten nichts, und die Reichen bekamen die Rechnung entsprechend ihrem Vermögen.

Wenn umgekehrt beim Patienten ungelöste Verpflichtungsgefühle vorhanden sind, sofern er selbst die Leistung des Arztes nicht bezahlt hat, so kann zweierlei vorliegen: Entweder hat der Patient während der Therapie selbst nicht genügend geleistet, hat sich nicht genügend eingesetzt und ist deshalb in seiner Selbstfindung hinter seinem immanenten Wunsch zurückgeblieben – dann liegt unter anderem ein ungelöstes Übertragungsproblem vor. Oder der Patient sitzt dem materialistischen Mißverständnis auf, wonach therapeutische Leistung als solche bezahlbar sei. Menschliche Begegnungsleistung ist nicht durch Geld bezahlbar – das einzige Äquivalent ist das Entgegenkommen des anderen. Unter diesem Aspekt kann man auch Geschenke des Patienten aus Dankbarkeit für die Leistung seines Therapeuten sehen: Der Therapeut hat ebensoviel (oder noch mehr) Grund zur Freude und Dankbarkeit über die Leistung seines Patienten und würde ihm deshalb noch eher Geschenke machen können; denn in gelungenen Therapien ist die Leistung des Patienten meist größer als die des Therapeuten.

Unkäuflichkeit der therapeutischen Beziehung hat aber noch einen sublimeren Sinn. Bei Saint-Exupéry heißt es: »Sie kaufen sich alles fertig in den Geschäften. Aber da es keine Kaufläden für Freunde gibt, haben die Leute keine Freunde mehr.« Der Therapeut, der lediglich mit allen Raffinements seines Handwerks spielt, ohne sich innerlich auf seinen Patientenpartner einzulassen, handelt an ihm wie ein Fertigwarenhändler: Er verkauft seine Ware technisch perfektioniert und mit gekonnter Manier. Häufig merken weder Therapeut noch Patient, was ihnen geschieht. Statt an sich selbst zu wachsen und zu leben, ist der Patient von einer neuen Schablone als Stützkorsett ummauert: die Ideologie seines Therapeuten. Von der Psychoanalyse sind diese sozial eingeschränkten Menschen – die »Durchanalysierten«, die alles über sich wissen, aber wenig mit ihrem Wissen anfangen können – inzwischen wohlbekannt.[7] Jedoch dürfte das kein Spezifikum der Psychoanalyse sein, sondern damit zusammenhängen, daß in Deutschland nach dem Zweiten Weltkrieg am längsten psychoanalytisch schulisch-systematisch gearbeitet wird. Wenn andere therapeutische Richtungen – Verhaltenstherapie, Psychodrama, Gestalttherapie et cetera – lange genug eingebürgert sein werden, wird man wahrscheinlich ähnliche iatrogene neurotische Fixierungen auch dieser Schulen studieren können.

Wenn Therapie käuflich wird, hat sie also den Charakter von Ware bekommen, die vom Patienten wie vom Therapeuten als Surrogat gehandelt wird.

c) *Sinnliche Feinhörigkeit* lauscht »dem Klang des Schrittes«, dem Schwingen von Stimme und Sprache, überhaupt von allen sinnlich wahrnehmbaren Details, die sich im Verlauf der therapeutischen Begegnung als bemerkenswerte Einzelheiten aufdrängen. Ob sie bemerkenswert sind, hängt vom grundsätzlichen therapeutischen Ansatz ab. Seidmann hat im Anschluß an Freuds Postulat (1926) den Versuch unternommen, Feinhörigkeit anthropologisch einzuordnen.[8] Feinhörigkeit ist noch etwas anderes als reine Sinnlichkeit, die sich genußvoll oder auch leidvoll dem vollen Eindruck der Wahrnehmung hingibt. Sie gründet in der Konfliktdialektik »zwischen der bewußten Lebenshaltung und den faktisch verdrängten potentiellen Lebenstendenzen. [...] Feinhörigkeit ist nicht einfach nur genaues Hinhören, sondern gliedernde Aufdeckung und Korrelierung von undurchschauten Gegensätzen und Widersprüchen.«

In bezug auf das Menschsein ist »Feinhörigkeit nur möglich wegen der eigentümlichen Fähigkeit des Menschen, sich in falschen Grundsätzen und Konflikten zu verstecken, sich mit falschen Antagonismen zu maskieren, statt den wahren Konflikt anzunehmen und ohne Flucht in Krankheit und Destruktion zu verarbeiten«. In der zwischenmenschlichen Beziehung »realisiert sich Feinhörigkeit nur, indem der zuhörende Mensch gleichsam durch Stimme und Sprache des Leidenden hindurch in die von verfehlten Widerständen abgeriegelte Tiefenseele hinabhört. Das bedeutet: Feinhörigkeit verwirklicht sich bei aller Beachtung von Distanz durch geistiges Hineingehen-in-anderes, in fremdes, widerständiges, unerhelltes, gequältes Leben. Sie konkretisiert damit auf ihre besondere Weise eine fundamentale

Seinsart des Menschen, der nur als ein Sein-in-Anderem sich selbst und nur als Sein-in-Nichteigenem sein eigenes Leben haben kann. Nur weil er immer schon in anderem ist, kann er sich feinhörig in den anderen und in das andere hineinversetzen.«[9]

Seidmann schließt seinen Aufsatz mit folgenden Abschnitten: »Nicht nur weiß etwa der Patient nicht, wie weiterleben, wie lieben, wie handeln und entscheiden. Auch der Helfer ›weiß‹ nicht; er ist angesichts ständig wechselnder, fließender situativer und psychischer Phänomene nicht ein bis ins konkrete Detail Immer-schon-Wissender mit vorweg gesicherten, vollgültigen Erkenntnissen. Er weiß nur – *wenn* er über sich Bescheid weiß –, daß er immer erneut ebengerade nicht ›weiß‹, sondern trotz aller seiner Kenntnisse, Einsichten und Vermutungen zuerst und immer wieder hören, zuhören, äußerst fein hören, äußerst schnell hören und zugleich scharf sehen muß im Wettlauf mit der verrinnenden Zeit, mit dem drohenden Selbstmord, mit dem Zerfall von Gemeinschaften, mit Gestalten des einbrechenden Nichts.

Feinhörigkeit ist Können in der Demütigung. Sie ist nicht vorweisbares Wissen, nicht Vielwissen oder Besserwissen. Sie wird mit dem Ohr gleichsam ständig auf den Boden der Realität gezwungen und mit ihr der Therapeut; ihr Ort ist gewissermaßen unten, nicht oben. Die Intentionalität der Feinhörigkeit ist, so verfeinert sie sein mag, an die grobe, schmutzige, schwer formbare Erdhaftigkeit menschlicher Existenz gebunden. Sie setzt aus kritischem Vorverständnis ihre Offenheit ans Verschlossene, ihre lichtende Differenzierungskraft an die klumpenhafte Schwere der sich in Neurosen und Lebensnot äußernden existentiellen Problematik. Sie *ist* nur in diesem Bezug; sie hat darin ihren Sinn.

Dieses anthropologischen Sinnkerns der Feinhörigkeit eingedenk, wird der Therapeut nicht einer inflativen Hybris verfallen und sich nicht über den Partner seiner Untersuchungen und Gespräche erheben. Er weiß, daß auch er immer erneut im Nichtwissen steht und von der Verführung durch Schein, Unbewußtheit und Irrtum bedroht ist und daher die Feinhörigkeit mit seinem dritten Ohr ständig gegen sich selbst richten muß.«

d) *Innewerden* hat zu tun mit dem treffenden Ausdruck von Saint-Exupéry: »Man sieht nur mit dem Herzen gut«. Martin Buber beschreibt in seinem *Dialogischen Prinzip* die drei Erfahrungsweisen von Beobachten, Betrachten, Innewerden; da Innewerden eine für die therapeutische Dialogik grundlegende Wahrnehmungsweise ist, sei Bubers entsprechender Abschnitt fast vollständig zitiert:

»Der *Beobachter* ist ganz darauf gespannt, den Beobachteten sich einzuprägen, ihn zu ›notieren‹. Er sucht ihn ab und zeichnet ihn auf. Und zwar ist er beflissen, so viele ›Züge‹ als möglich aufzuzeichnen. Er lauert den Zügen auf, daß ihm keiner entgehe. Der Gegenstand besteht aus Zügen, und von jedem weiß man, was dahintersteckt. Die Kenntnis des menschlichen Expressionssystems verleibt sich die neuerscheinenden individuellen Variationen stets im Nu ein und bleibt verwendbar. Ein Gesicht ist nichts als Physiognomie, Bewegungen nichts als Ausdrucksgebärde.

Der *Betrachter* ist überhaupt nicht gespannt. Er nimmt die Haltung ein, die ihm den Gegenstand frei zu sehen gibt, und erwartet unbefangen, was sich ihm darbieten wird. Nur zu Anfang darf bei ihm die Absicht walten, alles weitere ist unwillkürlich. Er notiert nicht drauflos, läßt sich gehn, er fürchtet sich gar nicht, etwas zu vergessen (›Vergessen ist gut‹, sagt er). Er gibt seinem Gedächtnis keine Aufgaben, er vertraut dessen organischer Arbeit, die das Erhaltenswerte erhält. Er fährt nicht, wie der Beobachter, das Gras als Grünfutter ein, er wendet es und läßt es von der Sonne bescheinen. Auf Züge paßt er nicht auf (›Züge‹, sagt er, ›führen irre‹). Am Gegenstand ist ihm das erheblich, was nicht ›Charakter‹ und nicht ›Ausdruck‹ ist (›Das Interessante‹, sagt er, ›ist nicht wichtig‹). Alle großen Künstler sind Betrachter gewesen.

Es gibt aber eine Wahrnehmung, die von entscheidend anderer Art ist. Dem Betrachter und dem Beobachter ist das gemeinsam, daß sie eine Einstellung haben, eben den Wunsch, den vor unsern Augen lebenden Menschen wahrzunehmen; sodann, daß dieser für sie ein von ihnen selber und ihrem persönlichen Leben abgetrennter Gegenstand ist, der eben nur deshalb ›richtig‹ wahrgenommen werden kann; daß somit das, was sie so erfahren, ob es nun wie beim Beobachter eine Summe von Zügen oder wie beim Betrachter eine Existenz ist, ihnen weder Tat abfordert noch Schicksal zufügt; daß das Ganze sich vielmehr in den abgeschiedenen Gefilden der Ästhesie begibt.

Anders geht es zu, wenn mir, in einer empfänglichen Stunde meines persönlichen Lebens, ein Mensch begegnet, an dem mir etwas, was ich gar nicht gegenständlich zu erfassen vermag, ›etwas sagt‹. Das heißt keineswegs: mir sagt, wie dieser Mensch sei, was in ihm vorgehe und dergleichen. Sondern: *mir* etwas sagt, mir etwas zuspricht, mir etwas in mein eigenes Leben hineinspricht. Das kann etwas über diesen Menschen sein, zum Beispiel, daß er mich braucht. Der Mensch selber in seinem Verhalten zu mir hat mit diesem Sagen nichts zu schaffen; er verhält sich nicht zu mir, er hat mich wohl gar nicht bemerkt. Nicht er sagt mir etwas, wie jener Einsame seinem Nachbarn auf der Bank schweigsam sein Geheimnis gestand: es sagt.

Wer hier ›sagen‹ als Metapher versteht, versteht nicht. Die Phrase ›das sagt mir nichts‹ ist metaphorisch verschliffen; aber das Sagen, auf das ich hinzeige, ist wirkliche Sprache. Im Haus der Sprache sind viele Wohnungen, und das ist eine der innern.

Die Wirkung dieses Gesagtbekommens ist eine völlig andere als die des Betrachtens und Beobachtens. Ich kann den Menschen, an dem, durch den mir etwas gesagt worden ist, nicht abmalen, nicht erzählen, nicht beschreiben; versuchte ich es, wär's schon aus mit dem Gesagtsein. Dieser Wunsch ist nicht mein Gegenstand. Ich habe mit ihm zu tun bekommen. Vielleicht habe ich etwas an ihm zu vollbringen; aber vielleicht habe ich nur etwas zu lernen, und es kommt nur darauf an, daß ich ›annehme‹. Es kann sein, daß ich sogleich zu antworten habe, eben an diesen Menschen hier hin; es kann auch sein, daß dem Sagen eine lange, vielfältige Transmission bevorsteht und daß ich darauf anderswo, anderswann antworten soll, wer weiß in was für einer Sprache, und es kommt jetzt nur darauf an, daß ich das Antworten auf mich nehme. Immer aber ist mir ein Wort geschehen, das eine Antwort heischt. Diese Wahrnehmungsweise sei Innewerden genannt.«

Innewerden meint existentielle Begegnung. Es würde aber ein Mißverständnis sein, diese Dimension von Begegnung zu verwechseln mit persönlichem Interesse, mit Sympathie oder bedeutsamer gefühlsmäßiger Beziehung – so wie es Kritiker des Begegnungsbegriffes in Anwendung in der Therapie tun[10], die zu Recht fordern, daß der Therapeut seinem Patienten auch dann helfen können muß, wenn er ihn persönlich uninteressant oder unsympathisch findet. Innewerden vollzieht sich jedoch jenseits von Antipathie und Sympathie.

Der Therapeut ist immer auch als er selbst betroffen; nur indem er *sich selbst* treffen läßt, kann er seinem Patienten die allein für ihn in dieser einzigartigen Situation treffende Antwort vermitteln und auch den Patienten als ihn selbst, ihn in seiner Personmitte erreichen. Läßt der Therapeut dieses Betroffensein seiner Personmitte nicht zu, wird er auch sein Gegenüber nicht erreichen.

Das paradoxe Phänomen, daß manche technisch-instrumentell unzureichend oder gar fehlerhaft arbeitenden Therapeuten dennoch eine heilsame Wirkung haben, könnte weniger mit ihrer Suggestivkraft als mit dem Prozeß des Innewerdens zwischen Therapeut und Patient zusammenhängen.

e) *Innere Zeit* braucht es, um den Prozeß des Innewerdens wachsen zu lassen. »Die Menschen haben keine Zeit mehr, irgendetwas kennenzulernen.« Zeit ist hier nicht in dem Sinn quantitativ zu verstehen, daß der Therapeut sich »viel Zeit« für seinen Patienten nehmen müsse. Vielmehr muß er ebenso geduldig wie schnellhörig sein, um im richtigen Moment das rechte Mittel anzuwenden, das passende Wort zu sprechen. Mit innerer Zeit ist das – auch blitzschnelle – Erfassen der Offenheit zwischen Ich und Du gemeint; in der griechischen Klassik nannte man es den *Kairos**, den richtigen Augenblick. Der Therapeut kann diesem Augenblick nicht auflauern, ebensowenig wie Therapie inszenierbar oder ein echtes Gespräch machbar ist.

Als ein Beispiel für die Verwechslung von therapeutischer Begegnung und Inszenierung führe ich die Entwicklung des Psychodramas an. J. L. Moreno wollte die von ihm in ihrer Ursprünglichkeit wahrgenommene Begegnung in seinem therapeutischen Theater inszenierbar machen, indem er die ausgefeilte Methode des Psychodramas entwickelte; dabei widerfuhr ihm unter der Hand der tragische Irrtum, daß instrumentalisierte, quantifizierte und geplante Zeit die Spontaneität und Kreativität der inneren Zeit verdrängte. Ulrike Pfau-Tiefuhr zeichnet die historischen und strukturellen Linien nach, wie Morenos ursprüngliches therapeutisches Konzept der »Begegnung als Ereignis« später durch seine positivistische Überzeugung von der »totalen Machbarkeit« der therapeutischen Beziehung ohne Rücksicht auf die individuellen und personalen Grenzen in Frage gestellt wurde. Diese Entwicklung Morenos zwischen dem ersten und vierten Jahrzehnt des 20. Jahrhunderts kann exemplarisch für die Entwicklung vieler therapeutischer Richtungen, wenn nicht sogar einer gegenwärtigen Grundströmung der Medizin und Therapie überhaupt sein.

Angst, Schuld und Leidensbewußtsein als Grundphänomene der Therapeutik werden durch diese Grundströmung eliminiert. Die Argumente und Begründungen für diese Eliminierung sind von Schule zu Schule verschie-

* *Kairos*, wie die alten Griechen ihn sahen, ist auf dem Umschlag abgebildet. José Döhrig schreibt dazu in *Die Griechische Kunst*: »Wie ein persönliches Bekenntnis mutet uns der Kairos Lysipps, die Verkörperung des flüchtigen Augenblicks, des günstigen Moments, an. Es handelte sich um ein vollplastisches Werk, das wahrscheinlich in Lysipps eigenem Hause aufgestellt war und das wir aus Reliefwiedergaben römischer Zeit kennen. Der vorüberhuschende Augenblick, den man am Schopfe packen muß, daß er einem nicht ungenutzt entgleite, ist als flinker, laufender Knabe dargestellt. Ob bereits das Originalwerk Lysipps geflügelt war, ob der ›Augenblick‹ schon mit dem ganzen erläuternden Ballast von Attributen behängt war, den ihm die erzählenden Reliefkopien geben – dem Rasiermesser, auf dessen Schneide er eine Waage balanciert, der Kahlheit des Hinterkopfes, die jedes Fassen völlig unmöglich machte –, muß ungewiß bleiben. Der Kairos erschöpft sich keineswegs in rückblickenden Bezügen auf das dem Zufall überlassene ›Beinahe‹, mit dem Polyklet die künstlerische Intuition charakterisiert hatte, er sollte nicht ein neuartiges Thema, einen bloßen abstrakten Begriff um jeden Preis zur plastischen Wirklichkeit erheben, sondern eine umfassende menschliche und künstlerische Erfahrung Lysipps zum Symbol verdichten. Er bedeutet für das Schaffen Lysipps, was der Kanon für Polyklet war: ein beispielhaftes Kernstück seines Denkens und Schaffens. Nicht das ewige Sein der Götter und Menschen beschäftigt Lysipp, sondern das augenblickhafte Aufleuchten des Ewigen in der Zeit trifft den Kern seines Werkes. Er selbst scheint Kairos den Schöpfer der Schönheit schlechthin genannt zu haben.«

den; bei Moreno ist es sein religiöses und kosmisches Vertrauen.[11] Angst, Schuld und Leidensbewußtsein scheinen mir notwendigerweise mit der inneren Zeit der Begegnung zusammenzuhängen. Werden sie eliminiert, so wird Begegnung zugedeckt. Sie verweisen beide, Therapeut wie Patient, auf ihre Grenzen und veranlassen sie zum Innehalten bei einer rastlosen Tätigkeit. Aus dem absichtsvollen Innehalten kann der Moment beziehungsweise die Bewegung entstehen, die zum absichtsfreien Innewerden der Grenzen zwischen Therapeut und Patient hinführt.

f) *Verantwortung zeitlebens* (»Du bist zeitlebens für das verantwortlich, was du dir vertraut gemacht hast.«) steht polar zum blitzhaften Moment der Begegnung – scheinbar. Derartige Pole kann nur konstruieren, wer Zeit als quantifizierbar ausgedehnte Linie ansieht, deren Punkte sich aus Begegnungsmomenten zusammensetzen; so wie im Sprechstundenbetrieb ein Patient nach dem anderen abgehakt wird (wobei es in diesem Zusammenhang nicht darauf ankommt, ob Therapeut und Patient 30 Sekunden oder 50 Minuten zusammen verbringen) und derselbe Patient nach zehnjähriger Pause wieder seinen Therapeuten aufsucht. Diese zerstückelte Zeit ist nicht gemeint, sondern die Loyalität, die innere Verpflichtung, welche aus der Begegnung des Innewerdens entspringt. Gemeint ist die Verpflichtung zur inneren Aufmerksamkeit, dem Patientenpartner wieder als Antwortender gegenüberzustehen, wenn er mir als Leidender erneut mit einer Frage entgegentritt. Verantwortung zeitlebens ist die Bereitschaft zum Antworten in der Weise des Innewerdens. Verantwortung zeitlebens hat nichts zu tun mit patriarchaler Therapiedisziplin oder matriarchalem Versorgungsbetrieb, wo der Patient seine Mündigkeit verliert; gemeint ist vielmehr Hilfe zur Selbsthilfe.

g) *Einander Aufgaben stellen.* Sie stellen *einander* Aufgaben: der Patient dem Therapeuten, der Therapeut dem Patienten. Es ist ein gegenseitiges Nehmen und Geben, bei dem die Rollen des Nehmenden und Gebenden, des Auftragnehmers und Auftraggebers ständig getauscht werden. Im Dialog steigern sich beide gegenseitig aneinander.

Im Originaltext des Dialoges zwischen Fuchs und kleinem Prinz wird augenscheinlich, wie mit jedem neuen Wortwechsel eine neue Stufe der Klärung dessen erreicht wird, was Freundschaft sei. Und dabei ist fast nicht zu unterscheiden, wer hier jeweils gibt oder nimmt: Mit jeder Frage des kleinen Prinzen ist dem Fuchs eine neue Aufgabe gestellt, und jede Antwort des Fuchses bedeutet eine neue Aufgabe für den kleinen Prinzen.

Diese dialogische Situation des Miteinanders, aber auch des Aufeinander-Angewiesenseins läßt sich in jeder therapeutischen Beziehung wiederfinden, keineswegs nur im Gespräch. Sie spielt sich genauso dort ab, wo nicht gesprochen wird. Jede psychotherapeutische Deutung, jede verordnete Übung – sei es in einer Sozial-, Farb-, Form-, Bewegungs- oder Musiktherapie –, jede rezeptierte pharmakologische Substanz und jedes Handanlegen – sei es das des Chirurgen, des Masseurs, der Krankenschwester – ist das Ergebnis einer Aufgabe, die dem Therapeuten ursprünglich vom Patienten gestellt wurde. Und je nachdem, wie der Patient seinerseits die ihm vom Therapeuten gestellte Aufgabe verarbeitet, ergibt sich für den Therapeuten eine Aufgabe auf neuer Ebene.

Stellt der Chirurg dem Patienten durch das operative Handanlegen, durch seinen Eingriff denn tatsächlich eine Aufgabe? Ist der Patient dem Chirurgen hier nicht passiv ausgeliefert? Schafft der Chirurg nicht vielmehr vollendete Tatsachen? Diese Fragen spiegeln einen häufigen Irrtum im Dienste der Bequemlichkeit wider, sich nicht auf den Dialog einzulassen. Der Schein gaukelt uns ein therapeutisches *fait accompli* und passives Ausgeliefertsein vor, wenn wir die instrumentelle Technik des Chirurgen gleichsetzen mit einer dialogischer Beziehung. Denn zwischen Chirurg und seinem Patienten, zwischen Patient und seinem Chirurgen existiert eine Dialogik ebenso wie zwischen Psychoanalytiker und seinem Patienten. Immer werden Eingriffe gemacht – hier mit dem Messer, dort mit dem Wort. Und immer ist es die Aufgabe des Therapeuten – des Chirurgen ebenso wie des Psychoanalytikers –, seinen Patienten so auf den Eingriff vorzubereiten, daß er leibseelisch in angemessener Weise darauf reagieren und den Eingriff mit Gewinn verarbeiten kann. Die leibseelische Bearbeitung des Eingriffs ist die vom Therapeuten für den Patienten gestellte Aufgabe – und es ist verhängnisvoll, diesen Akt als passives Ausgeliefertsein des Patienten umzudeuten. Damit wird der Dialog zunichte gemacht, und beide, Therapeut wie Patient, werden in die individualistische Isolation gedrängt: Der Therapeut verrichtet sein Handwerk, ohne zu ahnen, wie sein Gegenüber darauf reagieren könnte; der Patient lebt in dumpfer Unwissenheit auf den Eingriff hin, ohne sich für die Umstände und die Folgen rüsten zu können. Er »läuft leer«, denn sein Therapeutenpartner hatte ihm keine Aufgabe gestellt. Der Dialog ist abgerissen, denn es fehlte das Gegenüber.

Über die Schuldfrage ist damit nichts gesagt; keineswegs muß es nur Schuld des Therapeuten sein, wenn der Patient vor dem Eingriff keine Aufgabe gestellt bekam. Ebenso ist es Sache des Patienten, den Therapeuten auf seine dialogische Unterlassungssünde aufmerksam zu machen und ihn um die Aufgabenstellung zu bitten.

Wenn der Dialog abreißt, laufen therapeutische Aktionen im luftleeren Raum; so wie ein steuerloses Schiff vor dem Wind schlingert, auch wenn die Mannschaft mit voller Kraft arbeitet. Die folgenden Zeilen von Wolfgang Schütz sind konkret auf jeden minutiösen Schritt in der dialogischen Situation anwendbar:

> Indem wir durch den Nächsten gleichsam
> wie durch Luft hindurchschreiten,
> stürzen wir in den leeren Raum der Illusion.
> Der Nächste steht uns in Wahrheit nicht im Wege,
> sondern er steht am Rand des Abgrunds
> als Schutzengel, der uns hindert,
> aus den Realitäten des Lebens hinaus in die
> Illusion zu gleiten.

Der Dialog geht weiter. Indem der Patient sich an seine Aufgabe begibt, den Eingriff zu verarbeiten, können sich neue Aufgaben für den Therapeuten ergeben: Widerstände und Störungen bei der Verarbeitung. Im Interesse der Heilung muß der Therapeut diese Widerstände erkennen und so formulieren, daß der Patient sie wiederum als Aufgabe akzeptieren kann.

Dieses Wechselspiel findet seinen Abschluß, absichtlich oder unabsichtlich. Die unabsichtlichen Abschlüsse sind häufig die unbekömmlicheren. Die Partner oder zumindest einer von beiden merkt nicht, wie die Zwiesprache unterbrochen ist und auch nicht mehr angeknüpft wird. Wenn der Patient dann von seinem Therapeuten scheidet, hat er das mehr oder weniger deutliche Gefühl, nicht »richtig verstanden« worden zu sein – ohne aber diesen Mangel genauer benennen zu können. Der Therapeut wird von ähnlich unklaren Empfindungen belastet. Selten verlaufen die unabsichtlichen Abschlüsse für beide zufriedenstellend – nämlich dann, wenn das Problem bewältigt ist, ohne daß man es so recht gemerkt hat.

Zum absichtlichen Abschluß kommt es nicht nur, wenn das Leiden gelindert, die Störungen behoben, die Wunde verheilt ist, wenn ein Ersatzmittel beschafft oder Hilfe zur Selbsthilfe vermittelt wurde. Das ist sicherlich der ideale Fall. Wahrscheinlich immer häufiger aber werden die Fälle, in denen beide, Therapeut wie Patient, an eine Grenze ihres technisch-instrumentellen Könnens oder ihrer persönlichen dialogischen Fähigkeiten kommen. Dieses Grenzbewußtsein muß insbesondere der Therapeut besitzen. Soweit es sich um die persönlichen Fähigkeiten handelt, gilt der Satz, daß der Therapeut nur soweit heilsam wirken kann, wie er das Leiden seines Patienten (im Prinzip) selbst durchlitten hat; wenn der Therapeut um diesen Satz weiß, wird er auch seine persönliche Grenze richtig einschätzen. Es kommt darauf an, die eigenen Grenzen zu akzeptieren und sie rechtzeitig ins Spiel zu bringen. Je aufrichtiger der Therapeut seine eigene Unvollkommenheit im dialogischen Wechselspiel akzeptiert, um so leichter wird auch der Patient die Beendigung der therapeutischen Beziehung annehmen.

Verfehlt allerdings ist es, wenn der Therapeut – vom omnipotenten Heilerwahn besessen – seine eigenen Begrenzung übersieht und statt dessen projektiv beim Patienten die Ursache für den Abschluß der Therapie sucht. Ein einverständlicher Abschluß wird dann nicht zustande kommen.

Mit dem Abschluß, der die persönliche Grenze und Unvollkommenheit des Therapeuten in den Dialog miteinbezieht, erhält auch der Patient seine letzte dialogische Aufgabe gestellt: sich auf seine selbsteigenen Grenzen zu besinnen.

Tiefenpsychologie und der Prozeß der Begegnung

Begegnung kommt aus der Tiefe, und sie ist das Höchste; sie verbindet Menschen miteinander – ohne sie wäre menschliches Leben ein schales und chaotisches Geschäft. »Ich liebe, also bin ich« ist nur ein Teil dieser Wahrheit; vollständig heißt sie: »Ich liebe dich, also bin ich in uns« (nicht aber... »also bin ich in dir«) und zugleich: »Du liebst mich, also bist du in uns.«

Dieser Satz ist ein fundamentaler Gründungsprozeß auch für die Anthropologie der therapeutischen Beziehung. Nur in dem Maße, wie wir diesen Prozeß erleben können, wird uns auch die Unterscheidung von anderen, scheinbar ähnlichen, doch ganz andersartigen Prozessen gelingen.

Ich kann eine Begegnung annehmen, oder ich kann auf sie verzichten und sie verwerfen. Ich stehe nicht unter Zwang, ich bin nicht an sie gefesselt. Wohl kann ich unter dem Zeichen der Notwendigkeit eine Begegnung sich vollziehen lassen – aber auch dann habe ich die Freiheit der Annahme oder des Verzichtes.

Dagegen ist die Kollusion, die Übertragungs-Gegenübertragungsverflechtung oder die reziproke Latenzrepräsentanz der Tiefenpsychologie eine gefesselte Beziehung. Du »bist in dieser Beziehung für mich das alter ego«. Du »stehst für« verdrängte, ungelebte Anteile meines Selbst. Und insofern ist die Idee der reziproken Latenzrepräsentanz ein solipsistisches Modell, das noch immer nicht die Grenzen meines Selbst überschreitet. Ich habe auch nicht die Freiheit, diese gefesselte Beziehung anzunehmen oder zu verwerfen; ich stehe unter dem (unbewußten) Zwang, sie zu leben und von ihr gelebt zu werden.

Begegnung gehört zum Fundament im eigentlichen Sinn. Es ist gefährlich, ja es kann lebensvernichtend sein, sie mit dem Übertragungsprozeß der Tiefenpsychologie zu verwechseln. Der tiefenpsychologische Therapeut will ein Therapeut der zwischenmenschlichen Beziehung sein. Wenn er diesen Anspruch erhebt, so wird er zuallererst und wesentlich auch die fundamentale Kategorie der Begegnung zu klären, erkennen, bestimmen, berücksichtigen und als Orientierungsrahmen zu benutzen haben. Tut er das nicht, so handelt, denkt und fühlt er nach dem Prinzip des *pars pro toto*. Die bei der Begegnung auch immer mitschwingenden Elemente von Übertragung-Gegenübertragung werden als Kernelemente des Ganzen genommen, weil sie am »tiefsten« verankert seien; tatsächlich sind sie auch tief und zutiefst verankert.

Tiefe (des tiefenpsychologischen Übertragungsbegriffes) ist jedoch nicht gleich Tiefe (der Begegnung); unbewußt oder weitgehend unbewußt ist beides. Aber deshalb, weil beides unbewußten Tiefen im Menschen entspringt, ist es nicht der gleichen Natur.

Kein Tiefenpsychologe wird die Kollusion als lebensfördernd oder förderlich für menschliche Beziehungen ansehen, sondern als hemmende Fessel. Aber ich habe den Verdacht, daß mancher Tiefenpsychologe mit der Übertragung wie mit einem essentiellen, also wesenhaft konstituierenden Element der Begegnung umgeht. Dieser Umgang ist unreflektiert; er entspringt nicht bösem Willen, sondern einem Mangel. Es mangelt an Klarheit über die wesenhaft konstituierenden, essentiellen Elemente der Begegnung.

Die fesselnden, behindernden Elemente der therapeutischen Beziehung zu erkennen, beschreiben, zu handhaben, vielleicht sogar aufzulösen, haben Psychoanalytiker allmählich gelernt. Es gilt jedoch ebenso, die wesenhaft konstituierenden und lebensfördernden Elemente der Begegnung zumindest genau zu kennen, zu pflegen und zur Entfaltung kommen zu lassen, auch wenn es bisher nicht zum tiefenpsychologischen Handwerk und zur Wissenschaft zu gehören schien. Denn wenn wir sie nicht kennen, können wir sie unreflektiert, aus Unkenntnis, wie beiläufig bei unserem intensiven Tun zerstören.

Tiefenpsychologie ist das Handwerk und die Wissenschaft von der Befreiung von den Fesseln, die Menschen an einer wesenhaften Begegnung miteinander behindern. Damit hat sie zwar den Weg freigeschaufelt für eine Begegnung. Die *Entfaltung der Begegnung* ist jedoch ein anderes.

Die therapeutische Liebe läßt die Begegnung sich entfalten. Wenn mancher, der über das zarte, noch wenig reflektierte Pflänzchen von Elementen der Begegnung – und dazu gehört die Liebesfähigkeit des Therapeuten – nicht gern laut spricht, weil er mit Recht den technisch-manipulativen Mißbrauch fürchtet, so liegt darin vielleicht auch die Furcht vor *Verwechslung*: daß ein wesenhaftes Element unbedacht als Mittel der Entfesselung, nicht aber als Mittel der Entfaltung gebraucht wird. Wer die entfesselte Liebe neben der entfalteten Liebe in der therapeutischen Beziehung sieht, weiß, was damit gemeint ist.

3 Der Therapeut als Begegnender

Therapeut und Patient: Diener und Leiderfahrender

»Patient« heißt mehr als der »Duldende« und »Leidende«; die griechische Bedeutung von *páthos* ist tiefgehender und umfassender. *Páthos* ist Leid, Erlebnis, Erfahrung und Erscheinung (das griechische Verbum *páscho* heißt dementsprechend: ich leide, erfahre, befinde mich).

Aufgabe des Therapeuten ist es, den Patienten zur Erfahrung seiner wirklichen Befindlichkeit zu geleiten – zu seiner gegenwärtigen Realität im höheren und tieferen Sinn. Der Schmerz kann dabei ein Wegweiser sein. Seit zweieinhalb Jahrtausenden unterscheiden die abendländischen Sprachen zwischen Schmerz (griechisch: *álgos*) und Leid (griechisch: *páthos*). Beide stehen zueinander im Verhältnis der Wandlung. Erhart Kästner sagt darüber: »Schmerz bleibt in Willen und Körper gefangen; für den Schmerz aber, der Widerfahrnischarakter besitzt, also in Nehmen und Tragen eine Verbindung zum Transpersonalen hat, hat sich die Sprache das Wort Leiden gewählt.« Aus solchen Gründen möchte ich meine Therapie-Partner auch weiterhin als *Patienten* ansprechen – nicht aber als Klienten oder anders.

Wie das Ich in seiner Reinheit sich bildet gegen ein Du hin, so gewinnt der Therapeut immer nur mit seinem Patienten zusammen sein Leben – im Mit-Empfinden und Mit-Leiden, in der *Bewußtheit des Leidens*, wie man die »Pathosophie« Viktor von Weizsäckers übersetzen kann. Heilsam kann der Therapeut in dem Maße sein, wie er selbst das Leiden seines Patienten durchkostet hat oder ähnlich leidensfähig ist.

Der Therapeut ist Diener, Begleiter und Führer seines Patienten – ähnlich dem Dichter Vergil in Dantes *Göttlicher Komödie*. Vergil begleitet seinen Schützling Dante durch das »Inferno« und das »Purgatorio«, um im »Paradiso« seine Begleiterrolle an Beatrice abzugeben – so als sei die Gleichheit des Geschlechtes in den Phasen der Qualen und der Läuterung notwendig, während die Zeit der Verklärung und des Lichtes getragen werden müsse durch die verwandelte Gegensatzspannung der Geschlechter.

Begegnen

Hier geht es um die Begegnung zwischen dem Therapeuten und seinem Patienten. Das Thema soll unter sechs Aspekten behandelt werden:

a) Begegnen: sich selbst finden im Du,
b) Begegnen: ein Widerfahrnis,
c) Rückhaltlosigkeit,
d) Ankunft des Dritten,
e) Begegnen und Heilen,
f) Das Herz: Mitte der Begegnung.

Die Aspekte bedeuten keine zeitliche Folge – und vermutlich sind sie unvollständig.

a) Begegnen: sich selbst finden im Du

Begegnung – was ist das für ein eigentümliches Wort? Martin Buber hat zutreffenderweise den Dialog in seine Nähe gebracht. Aber wenn man sich dem Wortklang des griechischen *diálogos* oder gar des lateinischen *oppositio* hingibt und deren Ursprung nachgeht, so wird die Eigenständigkeit der Be-Gegnung unmittelbar deutlich. In der Tat ist die indogermanische Herkunft des Kernwortes »gegen« sprachwissenschaftlich unbekannt. Ist es eine germanische Eigenbildung?

In der Begegnung tritt mir nicht nur der Gegner entgegen, der den Kampf mit mir sucht – das Gegenübersein ist fundamentaler: Es ist der andere schlechthin.[12] Er ist anders als Ich. Aus diesem Anderssein wachsen Ich und Du. Begegnung geht immer auf das personale Gegenüber, den anderen als ihn selbst und als Du selbst. So gebiert Begegnung Selbstheit – auch Selbständigkeit, Alleinsein, Einsamkeit.

Im Wahrnehmen und Annehmen der Eigenart des anderen überwinde ich zwar die Einsamkeit von Ich und Du, aber die Begegnung kann nur dann erfüllte Wirklichkeit werden, wenn Ich und Du in ihrem vollen Alleinsein auch bestehenbleiben. So entsteht unerhörte Spannung.

Begegnung schafft keine Geborgenheit – eher Konfrontation, aber nicht die zerstörende, sondern die anerkennende, zutiefst verstehende. Die abendländische Geschichte mit ihren Krisen, Kämpfen, Revolutionen, ihren geglückten und verfehlten Sprüngen und Mutationen kann wie eine Vorbereitung auf die Begegnung wirken. Nur der echte Gegner, der sich mir in aller Deutlichkeit und Schärfe zeigt, kann mir auch Rede und Antwort stehen – und nur von ihm kann ich mich in die Ver-Antwortung nehmen lassen. Antwort und Verantwortung entspringen der Begegnung.

Zwei Begriffe, heute im Zusammenhang mit Therapie gebraucht, können durch ihren Gegensatz den Sinn von Begegnung verdeutlichen: Übertragung und Beziehung; beide Worte bezeichnen etwas, was nicht Begegnung ist.

Übertragung ist gefesselte Beziehung. Der andere wird unfrei gemacht, indem er in seiner Eigenart, seinem Anderssein, überhaupt nicht wahrgenommen wird. Übertragung bewirkt Isolation, die aber unbewußt bleibt. Es gibt nur ein unbewußtes Konglomerat (Kollusion), in dem Ich und Du noch nicht einmal vorhanden sind. Beziehung lebt vom Mit-Menschlichen, von der Schwingung und der Sympathie (oder auch Antipathie) der Lebens- und Erlebnisweisen. Beziehung lebt aus der Fühlung und Einfühlung von Gemeinsamkeiten. Sie lebt nicht aus der Mit-Menschlichkeit; Begegnung bringt vielmehr den Zwischen-Menschen hervor aus der dialogischen Spannung von Ich und Du.

b) Begegnen – ein Widerfahrnis

»Der Mensch ist zu einem großen Teil das, was ihm passiert ist.« (Dilthey) Das, was mir in den Therapien passiert, ist häufig das Unerwartete, wenn nicht Unerhörte – auch wenn es nahelag. Ich habe es weder gemacht noch absichtlich herbeigewünscht; es ist gekommen wie der Dieb in der Nacht. Wenn das Widerfahrnis schärfere Konturen trägt, liegt es häufig außerhalb der Regeln der Kunst und wird deshalb von den Therapieschulen als Ärgernis und Stein des Anstoßes betrachtet. Therapieprotokolle über Widerfahrnisse verschwinden nicht nur wegen dieser sozialen Unangepaßtheit in den Schubladen der Therapeuten. Die Intimität der Begegnung erfordert es und der Schutz vor der Sensationsgier. Widerfahrnisse eignen sich nicht zum Publizieren – sie werden fast immer mißverstanden, weil der Leser meist nur das Drumherum begreift, den Kern der Sache, die Begegnung, aber übersieht.

Wenn das Ereignis wider mich fährt, habe ich seine Stoßkraft und blendende Helle auszuhalten. Ihm standzuhalten erfordert Festigkeit und Stärke – sein Anprall kann voll Gewalt sein. Der Therapeut, der sich mit den technischen Instrumenten seiner Kunst als Schutzpanzer umgibt, läßt sich nicht auf das Widerfahrnis ein: Er benutzt seine notwendigen Instrumente als Abwehrmittel, damit ihm selbst nur ja nichts passiere. »Wer nur das Nahen der Liebe liebt, lernt nie die Begegnung kennen«, sagt Saint-Exupéry in *Stadt in der Wüste*. Das Widerfahrnis rückt uns unmittelbar auf den Leib; es kostet uns ein Stück Leben – und es *ist* unser Leben. Rilke sprach von der »Arbeit der Liebe«: Wer sich auf das Widerfahrnis der Begegnung einläßt, hat diese Arbeit der Liebe zu leisten.

Um ihm gewachsen zu sein, bedarf es des scharfen Blickes und rascher Entschlußkraft. Die griechische Antike prägte, wie schon erläutert, den

Begriff *kairós*, den »richtigen Augenblick«, für dieses Ereignis. Der Kairos ist wie gereinigte Zeit, durch die die Ewigkeit in die räumliche Welt hineinstrahlt. Erhart Kästner sagt es mit treffenden Worten: »Unsere Sehnsucht geht auf das Unwiederholbare, das nur einmal geschieht. Das wahre Ereignis kehrt niemals wieder, es geschieht unterm Prägdruck der Erstmaligkeit, wie der Tod, wie die Liebe. Ein Widerfahrnis kann immer nur einmal, solange die Sterne kreisen, geschehen; dann verzeichnen wir: erstes Mal, niemals wieder.«[13]

c) Rückhaltlosigkeit

Begegnung in der Therapie steckt voller Gefahren. Wer nicht sicher ist, der möge nicht den »schmalen Grat betreten, darauf Ich und Du sich begegnen«.[14] Wer auf dieser Gratwanderung Ballast mitnimmt, dessen Fuß wird stocken, und wer nach hinten schaut, der stürzt in den Abgrund. Nur wer ohne Rückblick und ohne gefesselte Rückbindung mutig dem anderen entgegenschreitet, ist begegnungsfähig.

Aber wehe, wenn sich der Therapeut zuvor nicht sichert. Er würde seinen Patienten und sich selbst fahrlässig den mannigfachen Gefahren ausliefern. Er muß vorher sein diagnostisches Wissen eingesetzt, muß seinen eigenen Schatten und dessen dunkle Regungen geprüft haben, und er muß sich selbst als Geschlechtswesen kennen; mit anderen Worten: Er muß sich selbst ebenso wie das Leiden seines Patientenpartners unbarmherzig zum Objekt gemacht haben. Das ist ein Akt des Tötens. Wissenschaft und Diagnose fixieren, legen fest, sie wecken kein Leben. Aber das stählt – auch gegen die Verführung der Macht, gegen den Höhenrausch der Lust und gegen die Versuchungen des Wunders, welche allemal der Begegnung in der Therapie auflauern.

In der Begegnung selbst aber hat der Therapeut sein Wissen hinter sich gelassen und vergessen – kein Seil der Erinnerung hindert ihn, den freien Raum zwischen ihm und seinem Patienten sich erfüllen zu lassen.

d) Die Ankunft des Dritten

Ich und Du, Patient und Therapeut, gehen ohne Rückhalt und ebenso ohne Vorbehalt aufeinander zu. Sie lassen sich aufeinander zukommen. Diese zielfreie und nicht zweckverhaftete Haltung ist weder aktivisch und passivisch, sie ist »medial«: vermittelnd und durchlässig. Als Mediale halten sie inne und werden gewahr, wie sich aus der Freiheit zwischen ihnen ein Neues, das Dritte, einstellt. Innewerden und absichtsfreies Waltenlassen läßt das Neue kommen, das jedoch niemals als Ziel angestrebt werden kann. Es ist gnädiges Geschenk der freien Begegnung. Es ist die Substanz, die wirkliche Zehrung, die den weiten Weg ermöglicht. Es gab sie zuvor nicht – und es ist auch sinnlos, sie in einem anderen Zusammenhang zu benutzen, denn sie entzieht sich der Nutzbarkeit und Ausbeutung. Begegnung ist kein Modell.

Die neue Substanz kann das rechte Wort zur rechten Zeit sein, die hilfreiche Geste oder der Ton, auf dem Cello gestrichen. Im Tanz und in der Bewegungstherapie ist es die einmalige Figur: Der Tanzende ist Gott am nächsten in diesem Augenblick.

Es ist gleichgültig, wer das Neue hervorbringt: Therapeut oder Patient. Wie oft habe ich erlebt, daß meine Patienten das erlösende Wort sprachen, an dessen Formulierung ich innerlich mühsam arbeitete! Und manchmal hatte die Liebe schon von seinem Herzen Besitz ergriffen, während ich mich noch mit den gemeinsamen Verstocktheiten herumschlug. Das Dritte ist reine Gegenwart – es ist die Gegenwart des lebendigen Christus: »Wo zwei in meinem Namen versammelt sind, bin ich mitten unter ihnen.« (Mt 18, 20) Es ist der Keim. Dessen Zukunft aus der Gegenwart der Begegnung wachsen zu lassen, bedarf behutsamer Pflege.

e) Begegnen und Heilen

Begegnen ist etwas anderes als Heilen – ich erwähne es hier, um Heilen und Begegnen gegeneinander abzugrenzen. Wer heilen will, muß mit *Macht und Gewalt* in richtiger Weise umgehen können; Macht und Gewalt gehören der magischen Dimension (Gebser) an.

Das Neue Testament schildert, wie Jesus von Nazareth selbstverständlich über magische Kräfte gebietet; ausdrücklich gebraucht der Evangelist Markus dabei das Wort Gewalt (griechisch: *ischýs*, Mk 1,22). Im Zusammenhang mit einer Heilung durch Jesus erwähnt der Evangelist Johannes Ansätze einer Dialogik: Jesus läßt seine Heilkraft nicht einfach ausströmen, er vergewissert sich zuvor über die innere Bereitschaft des Kranken. So ruft er am Teich Bethesda den 38 Jahre lang Gelähmten an: »Willst du gesund werden?« (Joh 5,6) Die Bereitschaft, Gesundung zu empfangen, muß zunächst deutlich werden. (Das Neue Testament spricht hier wohl vom Glauben.) Erst danach gesundet der Kranke. Jesus schließt diesen Dialog, indem er den Kranken in die Verantwortung nimmt: »Siehe, du bist gesund geworden; sündige nicht mehr, damit dir nicht etwas Schlimmeres widerfährt!« (Joh 5,14) Diese Warnung vor der Sünde könnte heute heißen. »Entfremde dich nicht von deinem wahren Selbst!« Johannes erwähnt hier ein wesentliches Moment christlicher Dialogik. Er läßt Jesus nicht sagen: »Ich habe dich gesund gemacht«, sondern: »Du bist gesund geworden«, mit anderen Worten: »Dir wurde Gesundheit.« Die Gesundheit ist nicht im persönlichen Besitz des Therapeuten wie eine schenkbare oder gar verkäufliche Ware, sondern sie ist das Dritte, das in der personalen Begegnung zwischen Therapeut und Patient geboren wird. Freilich kostet ihre Geburt den

Therapeuten Kraft (siehe auch Mk 5, 25), für deren Erneuerung er Sorge zu tragen hat.

So zeichnet Johannes, dieser zukunftsweisende und seherische Evangelist, drei wesentliche Strukturen der Begegnung: den Anruf, die Verantwortung und das Dritte.

f) Das Herz: Mitte der Begegnung

Die Rede ist vom Herzen nicht als Metapher, sondern als Wirklichkeit. Als Menschen sind wir in der Begegnung mit unserem ganzen Leib beteiligt. Das Auge späht aus der Distanz nach dem Gegenüber und ruht nachdenklich auf ihm. Das Ohr, Organ des Hörens und Zuhörens, läßt im Lauschen »zwischen den Zeilen das Unsagbare sagen«. (Rose Ausländer) Die Stirn ficht in der Konfrontation die Gegnerschaft durch. Der Bauch dagegen fühlt und schwingt mit, Solidarität und Sympathie strömten von ihm aus, oder die Wut bricht in ihm auf. Das Geschlecht, als Organ orgiastischer Verschmelzung, wo Ich und Du sich entgrenzen, entläßt ungeheure Lebenskräfte mit elementarer Gewalt.

Zwischen allen Organen ist das Herz der Vermittler und ihre Mitte. Es ist weder das Zentrum der Lebenskräfte noch die Zentrale der Steuerung, sondern der Mittler von Leben und Tod. In dieser Mitte finde ich mein eigenes Maß.

Wenn ich aufrecht auf den anderen zugehe, so lasse ich mich von meiner Mitte leiten – nicht vom Kopf und nicht vom Bauch her. Vertikale, zwischen meiner Höhe und Tiefe, und Horizontale, zwischen mir und dem anderen, treffen sich in der Herz-Mitte.

Bei Saint-Exupéry sagt, wie schon erwähnt (Seite 28f), der Fuchs zum kleinen Prinzen: »Hier ist mein Geheimnis. Es ist ganz einfach: man sieht nur mit dem Herzen gut. Das Wesentliche ist unsichtbar für die Augen.« Das Geheimnis ist offenbar und einfach, aber es muß doch geheim bleiben. Ebenso wie die Liebe des Schutzes bedarf – und sei es, daß sie sich heute durch ihren eigenen Verruf schützen muß. So ist es auch mit dem Herzen.

Das Herz ist Materialisation der Güte, einer tiefen und umfassenden Menschlichkeit, die ich in besonderer Weise bei Karlfried Graf Dürckheim erfuhr. Die Liebe des begnadeten Therapeuten kann sich mannigfacher Organe bedienen, so auch der Zärtlichkeit der Fingerspitzen, die den leidenden Leib des Patienten fest in ihre Hände nehmen.

Wandlung im Elend

Was hier über den Therapeuten, seinen Patienten und ihre Begegnung gesagt wurde, ist meist nur im Keim spürbar und in der harten Wirklichkeit oft nur als herbe Hoffnung vorhanden. Die Gegenwart ist von lebenstötenden Panzerungen in vielen Gestalten durchsetzt; und es gehört zum Alltag des Therapeuten, sich mit diesen quälenden Charakterpanzern zu konfrontieren, denen das Leiden in seiner Tiefe entfremdet ist. Einigen Zeilen von Nelly Sachs, die den Schmerz verwandelte, verdeutlichen das hier Gemeinte:

Ich kenne nicht den Raum
wo die ausgewanderte Liebe
ihren Sieg niederlegt
und das Wachstum in die Wirklichkeit
der Visionen beginnt
noch wo das lächeln des Kindes bewahrt ist
das wie zum Spiel in die spielenden Flammen geworfen wurde
aber ich weiß, daß dieses die Nahrung ist
aus der die Erde ihre Sternmusik herzklopfend entzündet.

4 Gefährte meines Leidens

Weine aus die entfesselte Schwere der Angst
zwei Schmetterlinge halten das Gewicht der Welten für Dich
und ich lege Deine Träne in dieses Wort:
Deine Angst ist ins Leuchten geraten.

Nelly Sachs

»Deine Angst ist ins Leuchten geraten.« – in diesem Wort von Nelly Sachs deutet sich das Geheimnis der Wandlung und gestaltenden Kraft des Leidens an. Zuerst aber ist einzugehen auf Gefährtenschaft und Leiden sowie auf einige Aspekte von verdrängten Leiden. Wir werden sehen: Patientien können berechtigterweise keineswegs immer im Therapeuten dem »Gefährten ihres Leidens« begegnen – diese Erfahrung gehört vielmehr zu den seltenen Geschenken im therapeutischen Dialog.

Was heißt Gefährte, und was heißt Leiden?

Wer ist der Gefährte? Was ist das Leiden? Wer kann sagen: Gefährte meines Leidens? Der Gefährte ist der Therapeut. Im Griechischen klingt im Worte *therápoon* noch die Dreiheit von Begleitung, Diener und Gefährte zusammen – in unserer Sprache ist dieser Klang auseinander gefaltet. Wenn ich »Gefährte« sage, so meine ich »Diener« und »Begleiter« mit. Der Therapeut begleitet seinen Patienten auf dem Wege des Leidens – am »Leitseil des kranken Leibes« gibt er ihm das Geleit. Als Gefährte macht er sich mit seinem Patienten zusammen auf den Weg der Erfahrung – das Leid zu erfahren mit seinen verschlungenen Pfaden und den Ariadnefaden im Labyrinth des Leidens aufzuspulen. Der Gefährte hat um die Fährnisse des Weges zu wissen. Sein diagnostisches Wissen ist ein notwendiges Mittel, um sich nicht in den Gefahren unnötig zu verstricken; aber das Wissen um die Gefahren ist ungenügend, um den Weg in seiner Länge durchzuhalten – denn ein Ende ist häufig nicht abzusehen.

Als Diener ist er der Schemelhalter seines Patienten – er braucht Gelenkigkeit, um niederzuknien, und er braucht Kraft, um dem Gewicht seines Patienten standzuhalten.

Was ist unter Leiden zu verstehen? Die Wortgeschichte kommt meinem Verständnis entgegen. Althochdeutsch *lidan* heißt gehen, fahren, reisen, *irlidan* heißt entsprechend erfahren, ergehen. Dem Leidenden des frühen Mittelalters ging es also um seine umfassende Erfahrung, sein Ergehen, um seine Befindlichkeit ganz allgemein. Erst um 1300 nach Chr. – also im späteren Mittelalter – spezialisierte sich das Wort Leiden zum Dulden – und Leid bezog sich nur noch auf Häßlichkeit, Unangenehmes, Widerwärtiges, auf Bedrückung, Schmerz und Krankheit, schließlich stand das Substantiv gar für Schande und Beleidigung. Diese Spezialisierung und Abspaltung einer ursprünglich umfassenden Wortbedeutung mag auf die Verengung des Zeitgeistes hindeuten: Leiden wird nicht mehr anerkannt als unbedingt notwendige Lebenserfahrung eines Menschen, sondern es wird zur schandbaren Widerwärtigkeit erklärt – die natürlich nicht zu erfahren, sondern auszurotten ist.

Neuerdings gibt es eine Wendung bei manchen Zeitgenossen – ich zähle mich zu ihnen. Sie betrachten Leiden auch in seinem Ekel und in seinem häßlichen Antlitz als Signal und Wegweiser – als Signal für eine tiefere Erfahrung, die herandrängt, und als Wegweiser, dessen Schrift allerdings in jedem Fall wieder neu zu entziffern ist.

»Gefährte meines Leidens!« – das ist der Anruf des Patienten gegenüber seinem Therapeuten. Der Patient muß sich entscheiden, ob er sich von diesem begleiten lassen will. Und der Therapeut muß sich entscheiden, ob er dem Anruf antworten kann und ob er sich auf den Patienten einlassen will. Heute wird diese Entscheidung nicht selten unterschlagen. Dann wird der Anruf zu einem anonymen Geschrei (eine Art breitgestreuter elektronischer Funkstrahl), und der Begleiter ist in der Gefahr, zu einem automatischen Echo zu werden.

Gefährte verdrängten Leidens

Gefährte verdrängten Leidens zu sein, ist eine der schmerzhaftesten Erfahrungen, denn hier herrscht eiskalte Beziehungslosigkeit – die Maske einer anonymen Bezugsperson im Fließbandbetrieb der rational gesteuerten Medizin [15] ist mir vor mein Gesicht gestülpt. Masken sind ebenso wie Bezugspersonen austauschbar. Wie wird in diesem Betrieb verdrängt?

Die moderne Tiefenpsychologie und Psychoanalyse hat auf diese Frage mannigfaltige Ordnungen formuliert von der *Unfähigkeit zu trauern* [16] und dem *Drama des begabten Kindes* [17] bis zum *Gotteskomplex* [18]. Anhand einer klassischen, nun fast zweitausend Jahre bekannten Dreiheit sei dieser Frage nachgegangen. Es sind die drei Versuchungen des Jesus von Nazareth: die Versuchung der Massenspeisung, die Versuchung der absoluten Macht und die Versuchung des Wunders. Die moderne Medizin (als ein hervorragender

Repräsentant unserer gesellschaftlichen Gegenwart) ist diesen Versuchungen zum Teil erlegen, und verdrängtes Leiden ist das Endprodukt dieses Versuchungsprozesses. Wie ist das zu verstehen?

Es heißt: »Gebiete, daß diese Steine Brot werden.« (Mt 4, 3) Wer aus Steinen Brot macht, füttert mit Schein-Nahrung, statt wirkliche Substanz zu vermitteln. Schein-Nahrung – das ist chemisch reines H_2O anstelle lebendigen Wassers, das sind Produktreihen unserer Pharmaindustrie, deren Nebenwirkungen inzwischen allgemein bekannt sind, ebenso wie die sterile, emotionslose Zuwendung in einer gekonnt trainierten Therapeutenrolle, welche die wirkliche Begegnung mit dem Patienten meidet. Ein Grundmotiv für die Produktion von Schein-Nahrung ist, das größte Glück für die größte Masse auszustoßen und zwar nicht auf arbeitsintensivem Wege, sondern durch größtmögliche Arbeitslosigkeit, das heißt durch umfassende Rationalisierung.

Ich möchte nicht mißverstanden werden: Wenn im Notfall bei einem schwerverletzten Verkehrsopfer Blutersatz, Nebennierenrindenhormone, Vitamine und künstlicher Zucker, Tranquilizer und Antischmerzmittel in die Vene geleitet werden und wenn der Arzt in kühler Distanz die notwendigen chemischen und physikalischen Daten mittels hochspezieller Meßinstrumente bestimmt und entsprechend mit rationalem Kalkül handelt, so ist diese Substitution vorübergehend notwendig, sofern ein Menschenleben gerettet werden soll. Wenn aber aus dieser substitutiven Nahrung die wissenschaftliche Grundlage einer rationalistisch eingeschränkten medizinischen Menschenkunde gemacht wird, dann wird aus der für den Notfall angemessenen Ersatznahrung die im Überfluß produzierte Schein-Nahrung für eine anonyme Menschheit. Aus Steinen Brot zu machen, das kann geschehen auf Art und Weise der körperlichen Heilung, der Psychotherapie und der Sozialtherapie – entscheidend ist der Geist, aus dem gehandelt wird. Der 1900 gestorbene russische Denker Wladimir Solowjew beschreibt in seiner meisterhaften *Kurzen Erzählung vom Antichrist*, wie der geniale Antichrist kurz nach seiner Übertölpelung durch eine nebelhafte, phosphorisch glänzende Scheingestalt mit seelenloser, metallisch klingender Stimme (dem Satan) kraft übernatürlicher Leichtigkeit sein berühmtes Werk schreibt: »Der offene Weg zu Frieden und Wohlfahrt der Welt«. Ähnlich wie Hitler sein Programmbuch *Mein Kampf* in die Weltgeschichte umsetzte, so erobert der Antichrist auf der Grundlage dieser Ideen die Weltherrschaft: Die Offenheit, der Weg, Friede, Wohlfahrt – diese Vokabeln sind heute klingende Münze. Voraussetzung dieses Geistes ist die totale Selbstentfremdung und Entpersönlichung, die totale Anästhesie, das heißt die Schmerzlosigkeit – denn Schmerz ist Herausforderung an den persönlichen Einsatz, den persönlichen Verzicht und an die persönliche Reifung.

Wie Solowjews Antichrist die absolute Macht anstrebt, ebenso steht die moderne Medizin in dieser Versuchung. Zum »herakleischen« Machtwahn (Seidmann) gehört es, alles machen zu können und das noch nicht Machbare in den Griff der Machbarkeit zu bekommen und zwar durch Zerstückelung nach rationalen Prinzipien. Zerstückelt wird der leidende Patient: Seine Beschwerden werden nach mathematisch-statistischen oder anderen rationalen Kategorien zerlegt, die analysierten Daten werden gespeichert, und schließlich erscheint in Form einer computerhaft fabrizierten Handlungsanweisung der sogenannte Therapieplan. Die Macht dieses in sich logischen Systems ist unangreifbar, verleiht ihren Funktionsträgern das Gefühl vollständiger Absicherung (wer etwas gegen bestimmte statistische Ergebnisse sagen will, muß erst in mühsamer Arbeit eine andersartige Statistik mit anderem Ansatz erstellen), und diese Pseudo-Absicherung bannt das Gefühl der eigenen Ohnmacht gegenüber dem Tode und einer unheilbaren oder chronischen Krankheit.

Die klare Konsequenz dieser zerstückelnden Medizin ist der doppelte Blindversuch. Dabei wird die persönliche Arzt-Patient-Beziehung durch systematische Verschleierung unterhöhlt. Weder Arzt noch Patient wissen, ob sie es mit einem oder mehr- beziehungsweise minder-wirksamen Medikament zu tun haben. Das Medikament als das therapeutische Vehikel der Arzt-Patient-Beziehung wird ferngesteuert durch einen alleswissenden Manipulator, den sogenannten Versuchsleiter. Verteidiger dieser Methode behaupten, die Methode sei ein notwendiges Verfahren, um objektive Medikamentenwirkungen zu testen. Der Zweck heiligt also die Mittel. Dabei übersehen sie aber die Tatsache, daß die Mittel den Sinn der Zwecke bestimmen.

Ein anderer Aspekt des Machtwahnes ist die Überzeugung des Arztes, gegenüber dem Patienten alles zu wissen, zumindest aber das bessere Wissen zu haben. Von dieser arroganten Form der Omnipotenz sind heute besonders therapeutische Außenseitergruppen bedroht: Nachdem das Versagen der traditionellen Schulmedizin auf bestimmten Gebieten immer offensichtlicher wird[19], kommen Außenseitermethoden im Sog dieses medizinischen Vakuums in Gefahr, sich jetzt ihrerseits den Totalitätsanspruch überstülpen zu lassen.

Die Verführung echter humanitärer Anliegen durch den Herakleismus ist tragisch. Dazu gehört die nicht nur in Mediziner-, sondern auch in Kirchenkreisen verbreitete Kreuzzugsstimmung, die Entwicklungsländer durch medizinische Großmachttaten zu beglücken: »In Schwarzafrika muß die Poliomyelitis (Kinderlähmung) ausgemerzt werden – das ist eine Kulturschande!«, »Infektionskrankheiten sind überflüssige Leiden der Menschheit!« – so lauten vordergründige Parolen. Sie wachsen auf einem Bewußtsein, das ausschließlich das Machen im Sinn hat. Dieses Bewußtsein fragt nach keinen Hintergründen. Einer davon könnte beispielsweise sein: Die Sozialmedizin und medizinische Epidemiologie lassen erkennen, daß bestimmte Krankheiten zu bestimmten historischen Zeiten bei bestimmten Völkern oder Volksgruppen heimisch sind – unabhängig davon, wie stark der entsprechende Krankheitserreger (Bakterien, Viren) verbreitet ist. Auch jetzt noch gibt es bei uns genügend Poliomyelitis-Viren; sie würden zur Ansteckung der Krankheit ohne weiteres ausreichen. Jedoch ist sie praktisch ausgestorben, auch bei den Menschen, die nicht geimpft sind. Ganz allgemein gehören fieberhafte Infektionskrankheiten bei uns zur Rarität; so etwa stehen die berühmten Sanatorien für Tuberkulose-Kuren aus der ersten Hälfte des 20. Jahrhunderts (*Zauberberg*) entweder leer, beziehungsweise sie beherbergen jetzt Herz-Kreislauf-Kranke oder psychosomatische Patienten. Es ist ziemlich unwahrscheinlich, daß Infektionskrankheiten nur deshalb verschwunden sind, weil es eine medizinische Prävention (Seuchenhygiene, Impfungen) gab; dagegen spricht, wie erwähnt, daß auch weiterhin die entsprechenden Krankheitserreger existieren. Viel wahrscheinlicher ist ein soziopsychosomatischer Konstitutionswandel der Menschen zwischen der ersten und zweiten Hälfte des vergangenen Jahrhunderts, der nicht Folge der medizinischen Prävention ist, sondern eher ist die (womöglich überflüssige) medizinische Prävention Ausdruck jenes Wandels der Menschen. Die Gesellschaft hätte sich das Geld für diese Art Prävention somit sparen können. Die Krankheiten sind nicht wegen der prophylaktisch medizinischen Maßnahmen verschwunden, sondern weil der menschliche Gesamtorganismus einschließlich der Sozialstrukturen sich wandelte. Da die Wissenschaften nur wenige oder gar keine allgemeinverbindlichen Begriffe für ganzheitliche Prozesse haben, hat sich unser Bewußtsein am Fetisch der Präventivmedizin festgehalten – und der herakleische Machtwahn feiert den Triumph einer illusionären Ausrottung der Infektionskrankheiten! Dagegen besagt die nüchterne kulturepidemiologische Phänomenologie: Bestimmte Krankheiten sind typisch für bestimmte Epochen und Menschen. Oder anders: Eine bestimmte Zeit braucht eine bestimmte Krankheit. Brauchen womöglich bestimmte Völker zu diesen Zeiten deshalb jene Krankheiten, weil sie nur durch deren Verarbeitung – aber nicht durch Ausrottung – einen notwendigen Reifungsschritt vollziehen können?

Die subtilste Versuchung ist das mechanisierte Wunder im Dienste subjektiver Willkür. Die jesuanischen Versuchungsberichte bei Lukas und Matthäus schildern den Vorgang genau: Jesus möge sich von der Zinne des Tempels stürzen und er werde von den Engeln getragen werden, so daß sein Fuß an keinen Stein stoße. Jesus soll sich an einem hervorragenden Ort überweltlicher Mächte dienstbar machen – und zwar so, daß er mit ihrer

Hilfe die natürlichen Gesetze dieses Welt ausschaltet. Treibendes Motiv dieser Ausschaltung ist nicht Not oder Notwendigkeit, sondern schwindelerregende Willkür und nach Spektakel gierender Narzißmus. Bekanntlich sagt Christus wenig später: »Ich bin nicht gekommen das Gesetz aufzulösen sondern zu erfüllen« (Mt 5,17) – zu erfüllen durch Wandlung. Man fragt sich schaudernd, ob bestimmte raffinierte Medizin-Techniken, mit deren Hilfe heute die Natur überlistet wird, in diese Kategorie gehören: sei es der Embryo-Transfer (das sogenannte Retortenbaby)[20] oder die Herztransplantation. Denn zwingt hier eine höhere Notwendigkeit den Arzt dazu, die biologische oder biographische Natürlichkeit auszuschalten? Zwar ist der Wunsch nach längerem und schmerzlosem Leben ebenso wie derjenige nach einem eigenen Kind berechtigt und verständlich, aber wird hier nicht Wunsch zu subjektiver Willkür ohne tiefere Not?

Es gibt da auch ganz andere Therapiegebiete, wo heute mit dem Wunder gespielt wird: in undurchsichtigen Kreativitätstherapien oder spirituellen Therapien. Nachdem die materialistische Medizin außer Mode gekommen ist, könnte uns demnächst eine spiritualistische Heiltechnik beschert werden.[21] Kennzeichnend für diese sogenannten Geist-Heilungen ist: »Das Symptom kann für einige Zeit verschwinden, aber allzu oft ist die tiefliegende Matrix der Krankheit nicht verändert worden. Der Mensch allein kann eine Heilung von innen heraus bewirken.«

Wenn ich diese Therapietechniken unter dem Aspekt verdrängten Leidens betrachte, so ist zu betonen: Ich halte sie möglicherweise für berechtigt – unter der Voraussetzung von Lauterkeit der Gesinnung und der Motivation bei Therapeut und Patient sowie bei Einsicht in die höhere Notwendigkeit des Handelns.

Ich habe die Verdrängung des Leidens auch deshalb übergreifend eingeordnet, weil damit gesagt sein soll: Die Personen dieses verhängnisvollen Spiels sind wir alle – es spielt sich in jedem ab. Natürlich ist es am bequemsten, den »Halbgöttern in Weiß« die ganze Verantwortung für die Gesundheitsmisere zuzuschieben. Aber dann übersehen oder verdrängen wir unsere eigenen geheimen Sehnsüchte nach einer Medizin ohne jede eigene Anstrengung, nach der Tendenz zur absoluten Unterwerfung und totalen Auslieferung, und wir übersehen den in uns schlummernden kindlich-blinden Wunderglauben.

Gefährte verdrängten Leidens? Wie soll ich mich angesichts eines stahlharten, anästhetischen Machtpanzers, der beispielsweise mittels geeigneter chemischer Medikamente jede sensible Regung bei meinem Patienten abgeschottet hat – wie soll ich mich hier zur Gefährtenschaft einer computerhaften Marionette einstellen? Wenn ich mich emotional auf diesen Menschen einlasse, werde ich bald mit verletztem Kopf und blutendem Herzen zurückgeschleudert. Ohnmächtige Wut und Verzweiflung über das System verdrängten Leidens, Trauer und Schmerz über diesen Menschen, dem jedes bewegende Gefühl und jede Beziehungsfähigkeit abgewöhnt wurde, Verzweiflung und Trauer können den hilflosen Therapeuten überschwemmen. Es ist der Schmerz der eigenen Ohnmacht – nicht der Macht der Krankheit gegenüber, sondern der Übermacht und dem gleißenden Schein einer glänzenden Medizin, die Menschen nur noch wie Roboter herumlaufen läßt, wie reparierte Computer, ohne Gefühle. Es geht ja auch nicht mehr: Der Blutdruck ist nivelliert, es gibt kein Widerlager des Leibes für den Schmerz mehr, es gibt nur noch ein gleichmäßiges Lustgefühl, das Leben ist funktionabel gemacht. Der Therapeut ist dieser Verzweiflung der Vereinsamung womöglich mehr preisgegeben als der Patient. Als Gefährte verdrängten Leidens wird er vermutlich immer wieder diese schmerzensreiche Erfahrung seiner völligen Hilflosigkeit machen – aber es kommt darauf an, mehr und mehr das System subtiler Verdrängungen zu durchschauen und zunächst für sich selbst durchsichtig zu machen. Erkenntnis hilft; Bewußtheit verdrängten Leidens ist dann keine kühle Diagnose allein, sondern ein Akt, der von Mitleid gespeist wird. Allerdings ist das Mitleid verhalten – womöglich ausdrucksarm, so wie Lieder ohne Worte.

Als Therapeut kann ich angesichts dieser Verdrängung weder einen offenen noch einen unmittelbaren Kontakt herstellen, ich kann mich nicht auf die Person einlassen, die vor mir im Raum sitzt. Deshalb kann ich ebensowenig von »meinem« Patienten sprechen wie der Patient von dem »Gefährten meines Leidens«; denn das wirkliche Leiden ist weder bewußt noch gehört es zum inneren Eigentum der Person. Aber ich kann eine intuitive Beziehung zu jener Person in mir wachsen lassen, von der ich ahne, daß mein Patient sie zukünftig werden könnte. Als Gefährte verdrängten Leidens lenke ich meine Aufmerksamkeit auf eine Gestalt, die manche Menschen als ihr besseres Selbst ansprechen. Der spanische Dichter Juan Ramón Jiménez schildert diese unsichtbare Person in einem Gedicht:

Ich bin nicht ich.
Ich bin jener,
der an meiner Seite geht, ohne daß ich ihn erblicke,
den ich oft besuche,
und den ich oft vergesse.
Jener, der ruhig schweigt, wenn ich spreche,
der sanftmütig verzeiht, wenn ich hasse,
der umherschweift, wo ich nicht bin,
der aufrecht bleiben wird, wenn ich sterbe.

Gefährte umkämpfter Bewußtheit

Wie ich Leiden bekämpfen soll, ohne daß es auf Verdrängung hinausliefe, kann ich mir nicht vorstellen. Wohl weiß ich jedoch: Wir sind herausgefordert, um die Bewußtheit des Leidens zu kämpfen. Aber wie?

Der verführerische Schlachtruf »Kampf dem Krebs!« – zielt er nicht auf die Totalausrottung des Krebses? Geht es dabei nicht um die Ausmerzung der biologischen Wucherungen, der seelischen Expansivität oder der sozialen Wachstumsideologie (Winter), die alles Leben eines Menschen oder einer Gemeinschaft erdrückt? Liegt in der euphorisierten und jetzt allmählich desillusionierten Stimmung beim »Kampf dem Krebs!« nicht der Wille zum totalen Sieg über diese Krankheit, entpuppt sich hier nicht wieder die verzerrte Larve des Allmachtsstrategen? Muß jene Larve nicht rücksichtslos heruntergerissen werden? Und was geschieht bei diesem demaskierenden Kampf?[22]

Helfe ich den Patienten, wenn ich sie wegen ihrer naiven oder vorsätzlichen Zugehörigkeit zum Verdrängungssystem anklage? Helfe ich meinen Kollegen, wenn ich mit messerscharfen Argumenten ihr Ausgeliefertsein an eine inhumane Medizintechnik entlarve? Und schließlich: Helfe ich mir selbst mit dem Vorwurf, in diesem System zu arbeiten und damit das System zu stützen? Anklagen, Vorwürfe und Entlarvungen sind peinlich, sie wecken Schuldgefühle, rufen falsche und richtige Rechtfertigungen hervor, und am Ende provozieren sie Gegenanklagen über die blinden Flecke des Anklägers. Damit verhärtet man letztlich das System verdrängten Leidens und schwächt die eigene Kraft. Solange man aus der Position des Anklägers und Entlarvers spricht, erreicht man das Gegenteil dessen, was das eigentliche Ziel ist. Auch hier gilt: Die Mittel bestimmen den Sinn der Zwecke; der Zweck heiligt hier eben nicht die Mittel.

Allerdings: Verdrängungen müssen erkannt und beim Namen genannt werden, und Erkenntnis und Transparenz tun not. Doch wie läßt sich die notwendige Durchsichtigkeit erreichen?

Das tiefe Verletztsein von der Kälte, der widerlich lächelnden Maske und der gleißenden Scheinheiligkeit des Verdrängungssystems kann zum Haß hinreißen. Haß ist tödlich – er tötet auch das Mitleid. Dem Antichrist bei Solowjew ist Mitleid verhaßt. Als sich ihm auf dem kritischen Höhepunkt seiner Verzweiflung eine Gestalt voll Sanftmut und Trauer nähert (die Gestalt des Auferstandenen), als er Mitleid spürt, wirft er sich in selbstmörderischer Absicht in die Schlucht des Satans.

Das Ringen geht um die *Fähigkeit zum Mitleiden* – nicht zum sentimentalen Jammern oder überprotektiven Beschützen, sondern zum Leiden am eigenen Verletztsein durch das anonyme System. Man kann den Kampf um die Bewußtheit des Leidens nur dann umsichtig führen, wenn man immer wieder anerkennt, daß die Mächte der Verdrängung auch ein Teil von einem selbst sind. Ohne ihren kränkenden Stachel bildet sich keine Bewußtheit. Insofern ist diesem Stachel zu danken.

Wenn es bei Nelly Sachs heißt: »Deine Angst ist ins Leuchten geraten«, so läßt sich hier sagen, Gekränktsein hat sich zu Mitleid gewandelt. Dieses Mitleiden ist von Wärme erfüllt, aber es durchschaut das System in radikaler Klarheit. Der Kampf geht dann nicht mehr um Ausrottung (wie bei Herakles), sondern um Bändigung und Einordnung des Gegners (wie bei Michaels Kampf mit dem Drachen).

Der gewandelte Blick des Kämpfers sieht auch in der Häßlichkeit des verzerrten Antlitzes die verborgene Schönheit – in dem vernichtenden Sog der Seele eines Krebskranken spürt er die Sehnsucht nach menschlicher Begegnung. Die Kälte des künstlichen Scheines einer lügenhaften Statistik läßt sich nur dann wirklich transparent machen, wenn ich dem Gegner respektvoll zubillige, daß er den Kampf letztendlich aus den gleichen Motiven des Mitleids führen will wie ich.

Für diesen Kampf ist wahrlich ein gewandeltes Bewußtsein notwendig. Aber Wandlung kann niemals heißen, sich abzukoppeln vom verdrängten Leid. Zwar führt sie immer in ein neues, unbekanntes Land, aber das Neue kann immer nur mit dem Alten werden, nicht losgelöst von ihm, nicht absolut neu. Eine abgekoppelte Transformation ist keine Wandlung leidverdrängender Kräfte – da steckt ein verhängnisvoller Irrtum.

Mit großem Interesse las ich Fergusons *Die sanfte Verschwörung – persönliche und gesellschaftliche Transformation im Zeitalter des Wassermanns.*[23] Sie beschreibt die Geschichte der alternativen Bewegung in den USA vor dem Hintergrund jahrhundertealter humaner Strömungen. Ihrer These, die Menschheit befinde sich in einer fundamentalen Mutation, einem Sprung, stimme ich zu. Aber daß dieser Sprung in die Zukunft sich vom vergangenen Bewußtsein komplett ablöst, daß Transformation die Schöpfung eines neuen Menschen ohne Bindung an den alten bedeutet, dieses Mißverständnis halte ich für eine gefährliche Wahnidee.

Leiden wird Gestalt zwischen Dir und Mir

Hier begegnen Therapeut und Patient einander als Partner, aber nicht auf der gleichen Ebene, sondern auf dem gleichen Grat.[24] Dort gibt es kein Ausweichen – weder für den Therapeuten noch für den Patienten. Sie müssen einander als Gegner und ohne Rückhalt in die Augen sehen. Gefährtenschaft ist Kampfgefährtenschaft, aber auch Gegnerschaft – nicht um den anderen niederzumachen, sondern um der Klärung und Wandlung willen, um im Zwischen-Raum zwischen Ich und Du das Leiden Gestalt gewinnen zu lassen. Ein ausgebildeter Therapeut hat natürlich seine geschliffenen Instrumente, die er in den Zwischen-Raum einbringt: die Krankengymnastin die Bewegung, der Arzt das Messer und die pharmakologische Substanz, der Psychotherapeut das Wort, der Musiktherapeut den Ton. Der Therapeut weiß immer, was er tut. Aber welche Gestalt sein Tun im Zwischen-Raum der Begegnung gewinnt, das können weder Therapeut noch Patient vorher wissen. Wissenschaft findet hier ihr Ende. Wenn beide helle Sinne haben, so läßt sich eine konkrete Zukunft ahnen. Hoffnung kann sich anmelden. Dazu die Lyrikerin Verena Rentsch:

Zwischenräume

Zwischen Ton und Ton
die Hoffnung,
Mitschwingendes erzeuge Klang.

Zwischen den Zeilen,
manchmal auch zwischen uns,
die unendliche Strömung.

Tätigsein des Therapeuten und seines Patienten ist notwendig; ob es ihnen gelingt, die unendliche Strömung zu erreichen, ist kein zwangsläufiges Produkt des Tätigseins und keine machbare und keine kausale Wirkung ihres Tuns. Es ist Geschenk.

Damit sei natürlich keiner weltfremden Philosophie oder abgehobenen Ästhetik das Wort geredet. Aber wir müssen genau hinsehen, um Klarheit über die therapeutische Wirklichkeit zu gewinnen. Dazu ein Beispiel:

> Ich wurde auf die Intensivstation gerufen. Der Arzt teilte mir am Telefon den desolaten Zustand einer jungen Frau mit: Nach einer komplizierten Operation und schweren Vergiftung ihres Körpers war eine Lungen-Rippenfell-Entzündung und später eine Luftlunge (Pneumothorax) dazugekommen. Sie mußte seit etwa drei Monaten künstlich beatmet und ernährt werden. Aber sie sei bei vollem Bewußtsein, jedoch ließe sie sich völlig apathisch hängen; sie wolle keine Übungen mehr machen. Wenn sie nicht mehr übe, würden auch ihre körperlichen Funktionen mehr und mehr erlahmen.
> Nachdem auf dieser Station in der letzten Zeit schon etliche Patienten mit ähnlich schweren Krankheitsbildern gestorben waren, waren Krankenschwestern und die Krankengymnastin mit ihrer Hoffnung am Ende, und diejenige Krankenschwester, welche die Patientin am meisten betreut hatte, sagte, sie würde ihren Beruf als Intensivschwester aufgeben, wenn auch diese Frau sterben würde. Auf dem Wege zur Station beschäftigte mich der Gedanke, welchen

Sinn die Tätigkeit der Krankengymnastin, Krankenschwester und Ärzte jetzt noch haben könnte; denn es schien mir die gegenwärtige Existenz dieser Frau ein Leben zum nahen Tode zu sein. Ich sagte mir schließlich: Auch wenn sie bald stirbt, so kann es für sie sinnvoll sein, sich in dieser verbleibenden Lebenszeit kleinste Fähigkeiten durch Übung selbst erworben zu haben. Im darauffolgenden Gespräch mit den Therapeuten sprach ich diesen Gedanken zwar nicht aus, aber er war für mich leitend. Das Ergebnis unserer gemeinsamen Überlegung war unter anderem, der Patientin möglichst viele Freiräume für eigene Aktivitäten zu öffnen: Tranquilizer, Opiate wurden weggelassen, damit die gedämpften seelischen Funktionen besser einspringen konnten – um den Preis, daß die Patientin mehr Schmerzen auszuhalten hatte; Cortison, das ebenfalls seelisch labilisieren kann, wurde reduziert, auch hier um den Preis des Risikos einer verstärkten Lungenverhärtung (Fibrose). Die Therapeuten teilten der Patientin mit, es käme jetzt alles auf eigene Tätigkeit an.

Die junge Frau hatte eine schlaffe, feuchte Hand, das Gesicht war blaß, etwas gedunsen, sie konnte sich wegen der dauernden künstlichen Beatmung nur schriftlich verständigen; aber in ihrem aufmerksamen, klaren Blick begegnete sie mir. Das machte mich nachdenklich und etwas hoffnungsvoll.

Wider Erwarten hörte ich nach drei Tagen, es ginge ihr nicht schlechter; und nach einer Woche wurde zum ersten Mal diskutiert, wann man es wagen könne, die künstliche Beatmung wegzulassen – auch das war ein Risiko wegen der sich immer wieder rasch bildenden Luftlunge, an der die Patientin zuvor fast erstickt wäre. Bereits nach fast fünf Wochen, atmete, aß und sprach die Patientin wieder, sie lief einige Minuten lang im Stützwagen und konnte später auf eine Rehabilitationsstation verlegt werden.

Die Meinung, die Tätigkeit der Therapeuten oder gar mein Dabeisein hätten diesen Wandel bewirkt, wäre ein Irrtum. Das ergibt sich schon daraus, daß die Therapeuten prinzipiell das gleiche taten wie schon zwei Monate zuvor – im Gunde genommen sogar weniger, indem sie die Medikamente wegließen. Es ist auch nicht anzunehmen, daß eine bestimmte seelische Einstellung hier etwas in Gang gesetzt hat, denn es war für die Therapeuten gar nicht abzusehen, daß sich der Zustand zum Tode in einen Prozeß zum Leben wandeln würde. Hoffnung hatten sie nicht, und ich hatte auch keine Hoffnung zu machen. Wir hatten nur eines getan: die Lage illusionslos geklärt, uns damit konfrontiert, und wir waren auf unserem Posten geblieben. Wir waren auf der Gratwanderung nicht ausgewichen, allerdings haben wir auch die Seile nicht weggeworfen.

Das, was den Wandel zwischen uns und der Patientin Gestalt werden ließ, waren nicht wir. Auch die Patientin *machte* ihre Aktivität nicht. Jedoch ließ sie offensichtlich Kraft in sich einströmen und gebrauchte sie. Es ist das Geheimnis des Zwischen-Raumes, daß sich unter dem therapeutischen Dialog zwischen Therapeuten und Patient ein Zu-Stand in einen Vor-Gang verwandeln kann – der therapeutische Prozeß[25] kann sich in Bewegung setzen.

Die Begegnung des Patienten mit seinem Gefährten ist etwas anderes als Heilung. Diese geschieht aus anderen Sphären. Aber die dialogische Zeit der Therapeuten ist womöglich eine notwendige Voraussetzung dafür, daß sich in diesem Zwischen-Raum ein heilsamer Prozeß entfalten kann. Wir können staunend und aufmerksam beobachten, wie ein heilsamer Prozeß abläuft; und wir können seine Phasen[26] beschreiben sowie die förderlichen instrumentellen Bedingungen.[27] Hier ist noch ein weites Feld für die zukünftige Forschung. Wir können die heilsamen Kräfte nicht zwingen, Gestalt anzunehmen. Wir müssen aber alle Kräfte anspannen, um Leid, Schmerz und Angst in diesem Prozeß auszuhalten – dann kann geschehen, was Nelly Sachs ausspricht: »Deine Angst ist ins Leuchten geraten.«

5 Strukturen therapeutischen Handelns: Manipulation und therapeutischer Dialog

In meinen alltäglichen Erfahrungen – sei es als Therapeut oder als Experte für neuere Befruchtungstechnologien (wie zum Beispiel In-Vitro-Fertilisation, also Retortenbefruchtung) – steht für mich die *Beziehungsfrage* zur Diskussion: Welche Beziehung entspannt sich zwischen Therapeut und Patienten? Oder einfacher: Wie begegnen Ich und Du sich im therapeutischen Dialog? Aber auch ganz kühl: Welche Beziehung läßt sich konstatieren zwischen mir als Manipulator und dem Objekt, der Krankheit und dem Kranken? Wie Ich und Du miteinander handeln, sich be- und mißhandeln, darüber wird hier zu erörtern sein. Im Mittelpunkt der folgenden Überlegungen stehen daher nicht die Werkzeuge des Therapeuten (wie Sprache, Musik, Bewegung, Farbe, pharmakologische Substanz oder das Messer des Chirurgen) und ebensowenig die Menschenbilder, die anthropologischen Konzepte, aus denen heraus Therapeuten heute handeln.

Die Welt ist heute angefüllt mit einem Chaos von außerordentlicher Destruktivität. Dieses Chaos brandet täglich an den Therapeuten heran, von außen in Gestalt der Beschwerden und Schmerzen seiner Patienten, von innen in Form seiner Gefühle – sofern er den Mut hat, sich seine eigenen chaotischen und destruktiven Gefühle einzugestehen, sie präzise wahrzunehmen und sie in diesem Sinne wahrzuhaben. Um dieses destruktive Chaos zu steuern, sind zunächst einmal zwei Strömungen wahrzunehmen, die heute von Therapeuten benutzt werden und auch sonst in unserer Zivilisation in vielerlei Spielarten hervorragen. Diese Strömungen bezeichne ich erstens als Manipulation und Veränderung im Gewande des Fortschritts und zweitens als Regression zur Natur im Gewande der Tradition.

Regression zur Natur erscheint bei Konservativen als der Wunsch, die Ursprünglichkeit der menschlichen Natur zu bewahren: Zu bewahren gilt es die heile Familie und die gewohnte Sozialstruktur, die harmonische Innerlichkeit und die Natürlichkeit des Leibes. So gesehen kann der Mensch zum Naturschutzgebiet und zum Museum werden: Das Altbewährte wird gehegt und gepflegt, oder längst Gestorbenes wird wieder zum Leben erweckt, so wie man aus alten Heilkräuterbüchern neue Tränke braut. Wie ein Gegenschlag gegenüber dem rasanten Fortschritt lebt dieses Naturbewußtsein wieder auf; und in dieser Naturströmung unterscheiden sich Konservative von manchen Tendenzen alternativer Bewegungen nur durch Nuancen der Etikettierung. So berechtigt das Bewahren der Natur und der Natürlichkeit des Menschen ist, so fragwürdig ist die traditionalistische Flucht »zurück zur Natur«, das Festhalten an einer grünen Idylle, die bei einer tieferen Regression allzuleicht zur grünen Trutzburg werden kann: Das Vergehende muß mit Macht zusammengehalten werden.

Die Regression zur Natur sei hier nicht weiter verfolgt, aber ich halte ihre Erwähnung deshalb für notwendig, weil sie nicht selten mit dem therapeutischen Dialog verwechselt wird: Man glaubt, der Dialog in der Therapie sei etwas Althergebrachtes, etwas Natürliches und Selbstverständliches, das nur wiederum aufgewärmt zu werden braucht. Ich glaube dagegen: Der therapeutische Dialog als Hinweis auf ein neues Bewußtsein wird gerade erst geboren.

Der Manipulator in mir

Wie der Manipulator in mir denkt, das sagt Bertolt Brecht in einer seiner Kalendergeschichten:

> Frage an Herrn K.: »Was tun Sie, wenn Sie einen Menschen lieben?«
> »Ich mache einen Entwurf von ihm«, sagt Herr K.,
> »und sorge, daß er ihm ähnlich wird!«
> »Wer? Der Entwurf?«
> »Nein«, sagt Herr K., »Der Mensch.«

Hier ist in aller Kürze klargestellt, wie sich der Liebende vom Manipulator, der liebende vom manipulativen Therapeuten unterscheidet. Der Manipulator entwickelt sein menschenkundliches Bild von Therapie und paßt den Patienten diesem anthropologischen Konzept an – der Liebende läßt sich auf den Dialog mit seinem Patienten ein, und dabei muß er ständig sein menschenkundliches Konzept, den Entwurf, neu entstehen lassen.

Der Therapeut als Manipulator sitzt auf einem Sockel. Von dort aus hat er genügend Weitblick. Und zugleich schützt ihn ein gehöriger Abstand. Diese Distanz verleiht ihm die nötige Objektivität. Der Manipulator kennt nur die Sache, Gefühle prallen an ihm ab, bestenfalls reagiert er auf Selbstmitleid. Objektivität geht ihm über alles, Subjektivität ist ihm verdächtig, wenn nicht gar verhaßt. Objektivität läßt ihn nicht straucheln. Sie gibt dem Therapeuten die perfekte Sicherheit, die er braucht, um seinen Patienten gezielt behandeln zu können.

Behandeln und Behandlung sind deutsche Ausdrücke für das latinisierte Wort »Manipulation«. *Manipulus* (lateinisch) heißt: »eine Hand voll, ein

Bündel, ein Bund«; es setzt sich aus dem lateinischen Substantiv *manus* (die Hand, die Faust, das Handgemenge, aber auch die Hand des Künstlers) und dem lateinischen Verbum *pleo* (Stammwort von *compleo* = vollfüllen, und *impleo* = anfüllen) zusammen.* Manipulation im ursprünglichen Sinn von »Be-Handlung« heißt also: Die Fülle des Herzens strömt in die Hand, um dort gebündelt und kunstvoll zu wirken und um aus der Fülle der eigenen Hand den Mangel des Patienten zu beheben.

Diese Be-Handlung hat ihren guten Sinn, solange die Fülle der Hand sich aus der Fülle des Herzens speist; deren Reflexion ist das anthropologische Konzept in der Vorstellung, im Kopf des Therapeuten. Solange Kopf, Herz und Hand des Therapeuten eine Einheit sind und er den Dialog von seiner Mitte zur Mitte des Patienten fließen läßt (in Gegenseitigkeit), solange ist die Be-Handlung eingeordnet. Diese Ordnung ist zerspalten, wenn das Gefühl, das fühlende Herz des Therapeuten als Zentralorgan fehlt. In der Manipulation ist das Gefühl grundsätzlich und systematisch ausgeschaltet – die Folge ist die Spaltung, die Schizoidisierung: Kopf und Hand werden kurzgeschlossen. Dieser Kurzschluß mechanisiert die therapeutischen Abläufe, und das Prinzip der mechanischen Kausalität ist das Bindeglied dieses Kurzschlusses.[28] Der Mensch, als komplizierte bio-psychosoziale Maschine vorgestellt, ist nach diesem Prinzip der mechanischen Kausalität konstruiert. Welche Auswirkungen dieses Prinzip auch auf die gesellchaftliche Wirklichkeit hat, kennzeichnete Walther Rathenau schon 1912.[29] Und wie perfekt diese Maschine repariert werden kann, wissen wir jüngst aus der Reproduktionsmedizin. Ein Kind kann auch bei einem schweren Defekt der Fortpflanzungsorgane seiner Eltern zur Welt kommen. Der Defekt wird nach dem Prinzip der mechanischen Kausalität durch eine Prothese ausgeglichen. Da diese mechanische Manipulation heute meist der einzige Bewußtseinsakt bei der künstlichen Befruchtung des Menschen ist, trifft auch hier das bereits eingangs zitierte Wort von Stanislaw Lec zu: »Seit der Erfindung des Menschen vervollkommnet man ihn lediglich mit Prothesen.« Die Prothese als Erscheinungsform mechanischer Kausalität ist ein wichtiges Erkennungsmerkmal (ein Kainsmal) der manipulativen Medizin.

Was die rationale Wissenschaft ersinnt und deren Handlungsgehilfin, die Ethik, für wertvoll erklärt, wird ohne Rücksicht auf das fühlende Herz in Handlung umgesetzt. So wird Manipulation zur rational gesteuerten

* Sprachverwandt mit dem griechischen Substantiv *pläthos* und *plärooma*: die Fülle, die Menge, das Anfüllen, der Reichtum.

Medizin ohne Herz. Erich Fromm beschreibt in seiner *Anatomie der menschlichen Destruktivität* sehr genau die Züge dieser zunehmenden Schizoidisierung, der Spaltung unserer Zivilisation. Der vorgestellte Handlungsentwurf aufgrund des anthropologischen Konzeptes im Kopf des Therapeuten wird automatisch umgesetzt in kunstgerechte Verfahrensweisen. Der Kopf weiß immer genau, was für den Patienten gut ist.

In der Heileurythmie wird das »L« gezielt bei Asthma eingesetzt – weil die fließende Bewegung des »L« die erstarrte Atmung in der mittleren Region des Leibes lösen kann.[30] Was in diesem Sinn für die Heileurythmistin die Drei- oder Viergliederung des Menschen sein kann, kann für den Gentechnologen die molekularbiologische Struktur der Chromosomen mit den menschlichen Erbanlagen darstellen. Auch der Gentechnologe weiß in seinem Kopf, was für das körperliche, seelische und soziale Wohlbefinden der Menschheit (so die Gesundheitsdefinition der WHO) gut ist. Durch pränatale Diagnostik kann vor der 20. Schwangerschaftswoche ein genetischer Defekt des schon vollständigen Menschen im Mutterleib erkannt werden; wenn die Eltern ein mongoloides Kind als nicht zumutbar für sich empfinden, wird dieses Kind daraufhin legal abgetrieben. Es bleibt abzuwarten, wann der Sozialstaat seine finanzielle Unterstützung zur Erziehung solcher mongoloiden Menschen einstellt – mit dem Argument: Da die Eltern das Kind nicht abtreiben ließen, sollten sie auch die finanzielle Verantwortung für die Erziehung dieses Kindes voll tragen. Auch wenn diese Form von sozialer Manipulation des Menschen unterbleiben sollte, so ist doch nach dem Urteil der von der Bundesregierung eingesetzten Arbeitsgruppe über Reproduktionsmedizin und Gentechnologie, der sogenannten »Benda-Kommission« (Arbeitsgruppe für In-Vitro-Fertilisation, Genomanalyse und Gentherapie), die genetische Manipulation eines mongoloiden Menschen erlaubt: Wenn eines zukünftigen Tages den Gentechnikern der gezielte Eingriff in die Chromosomenstruktur des Menschen gelungen sein wird, werden angeborene Krankheiten schon während der ersten Tage der Menschwerdung ausgemerzt werden können – mongoloide Menschen gehören dann möglicherweise zu den Raritäten, und in heilpädagogischen Dörfern wird man sich auch deshalb nach ihrem ausgleichenden Gemüt sehnen, weil dann autistische Kinder mit ihrer Gespaltenheit die Atmosphäre zu erdrücken drohen.

Gentechniker haben die besten humanitären Absichten. Sie wollen eine von Erbleiden befreite Menschheit. Und so wollen auch sie die »Zukunft schaffen«. Es ist aber die Frage: Können wir überhaupt die Zukunft schaffen? Liegt dabei im Unterton nicht immer schon eine im Kopf befindliche Vorstellung von Zukunft? Dann aber legen wir die so geschaffene Zukunft ebenso fest, wie ein irgendwie definiertes anthropologisches Konzept die

Zukunft festlegt! Könnten wir uns damit zu Manipulatoren der Zukunft aufschwingen?

Ich habe es mir in bitteren Erfahrungen mit Patienten abgewöhnen müssen, an deren Zukunft zu schaffen – im Sinne eines von mir definierten Menschenbildes. Denn mein Menschenbild und meine Zukunftsvorstellung können ein hervorragendes Blockierungsinstrument im Gespräch zwischen dem Patienten und mir sein.

»Mein einziges Modell Zukunft ist der Selbstmord« – das ist der Ausspruch einer Patientin, mit der ich einige Jahre lang gearbeitet habe. Dieser Ausspruch hat Gewicht. Sie hatte bei Beginn der Psychoanalyse fünf Suizidversuche hinter sich, einen sechsten unternahm sie während der Therapie. Als ich diesen Satz zum ersten Mal von ihr hörte, fuhr mir der Schreck in die Glieder. Offensichtlich konservierte sich der Schreck seither; denn mehr oder weniger bewußt versuchte ich immer wieder, die Patientin von diesem Modell Zukunft abzubringen. Ist doch mein Modell Zukunft das Leben – so lautet mein anthropologisches Konzept. Aber wenn ich mein Modell Zukunft gegen ihres eingesetzt hätte, dann hätte sie sich (natürlich) als Defektwesen vorkommen müssen, denn der Suizid als Lebensziel ist nihilistisch, destruktiv und defizitär; womit ich sie mit meiner inneren Haltung noch mehr in den Suizid getrieben hätte. Ich hatte eine harte Lektion zu lernen. Mein lebensbejahendes Menschenbild erwies sich als weltanschauliche Waffe, die gerade das bewirkte, was sie ausrotten wollte. Ich wollte das Beste für meine Patientin, nämlich ihr Leben ermöglichen durch Austilgung ihres Suizidzieles – und ich erreichte ihre Verzweiflung, weil sie sich unverstanden fühlte. (Diese Aussage trifft nur für eine einmalige, zudem aus Gründen der Anonymisierung verfremdete Therapiesituation zu. Denn grundsätzlich gilt für jeden Therapeuten der ethische Grundsatz: Jeder suizidale Patient muß vor dem Suizid bewahrt werden; das ist die Verantwortung des Therapeuten.)

Das war ebenfalls der Manipulator auf dem Thron. Karl Popper spitzt es zu in dem Satz. »Wer das Paradies auf Erden will, schafft die Hölle.«

Ein anderes Ereignis in dieser Therapie war für mich ebenso erschreckend. Nachdem ich meinen inneren Manipulator, den lebensbejahenden Positivisten, in seiner verständnisblockierenden Bedeutung erfühlt und erkannt hatte, begann ich ihr Modell Zukunft, den Selbstmord, zu akzeptieren – was praktisch so viel heißt, den Plan einer psychiatrischen Hospitalisierung in einer geschlossenen Station fallen zu lassen. Ich entsagte meinem Wunsch nach Sicherheit – der Sicherheit des Manipulators.

Sicherheit, Stabilität, Kontinuität, der Wunsch nach einer dauerhaften Basis, auf der sich etwas »aufbauen« läßt, all das sind ebenso bequeme wie fromme Wünsche des Manipulators angesichts einer chaotischen Welt, die ständig in Bewegung ist. Die Erwartung dauerhafter Sicherheit blockiert jedoch die präzise Wahrnehmung im Chaos des Hier und Jetzt: Für den wachen Therapeuten gibt es kein ruhiges Plätzchen mehr; der Manipulator mag sich auf dem Ruhekissen seiner unveränderlichen Weltanschauung ausruhen. *Chronos* herrscht im ehernen Reich der Manipulation[31]; *Kairos*, der jähe Gott der Geistesgegenwart, ist der Begleiter des dialogischen Therapeuten.[32]

Ich kämpfte nicht mehr für meine Sicherheit und gegen ihren geplanten Suizid, sondern ich versuchte, ihr Modell Zukunft mit ihr zusammen zu erkunden. Die Folge dieses Sinneswandels war für mich deshalb so erschreckend, weil daraufhin ein noch nie dagewesener Strom gegenseitigen Verstehens zwischen uns floß. Die Patientin ließ im Schutze dieser Geborgenheit unter heftigen Tränen zum ersten Mal erschütternde Szenen ihrer Kindheit in der Erinnerung aufsteigen – Szenen, die sie aufs Tiefste verletzt hatten.

Es seien einige Erkennungszeichen des Manipulators nochmals zusammengefaßt, denn es kann überlebenswichtig sein, ihn richtig zu erkennen.

1) Dem therapeutischen Manipulator ist es um eine bestimmte Art von Objektivierung zu tun: Er homogenisiert die individuelle Beschwerde des Kranken zum klassifizierbaren Symptom und schließlich zur chemischen Störung; in diesem durch einen bestimmten methodischen Zugriff definierten Störungskomplex ist der Kranke als individueller Mensch verloren gegangen. Dagegen läßt sich der Störungskomplex verfügbar machen – sei es nun das Asthma, der Mongolismus oder die Suizidalität.

2) Die als Abweichung vom Durchschnitt definierte Störung wird verändert und zwar in Richtung auf eine Norm. Diese Veränderung wird gesteuert durch rationale, womöglich computergerechte Programme, wie sie sich heute überall finden, ob Therapeuten nun mit dem Skalpell, der chemischen Substanz, dem Wort (Psychotherapie), der Musik, der Bewegung oder der Farbe hantieren. Diese Veränderung befreit den Patienten von seiner Beschwerde – er fühlt sich glücklich. Es ist die Befreiung von seinem Defekt durch Austilgung dieses Mangels, und diese Trumpfkarte des Manipulators (Befreiung durch Veränderung von außen) sticht fast immer: Der Manipulator beseitigt das Unglück, er bringt das Glück.

Allerdings fragt der Manipulator nie nach den langfristigen Folgen seiner herakleischen Befreiungstat. Denn langzeitig kann sich das Glück als schwer erträglich erweisen:

»Denn schwer ist zu tragen
das Unglück, aber schwerer das Glück.«

*Hölderlin**

Alle psychotherapeutische Erfahrung spricht dagegen, daß das in der Retorte erzeugte, heiß ersehnte Wunschkind – der Inbegriff des Glücks für seine Eltern und einer der letzten Gipfel der manipulativen Medizin – ein Dasein in Freiheit haben wird; ein Dasein in der Fessel der Neurose dagegen ist ziemlich wahrscheinlich.[33] Eher schafft Manipulation Hülsen-Menschen, die zwar noch fühlen, aber sie fühlen in einer Hülse, wie in einer Glasglocke; die Hülse ihres Leibes kann nicht Werkzeug ihres eigenen Fühlens sein, weil Leib und Seele von einander gespalten sind.

3) Der Manipulator spaltet die Einheit von Zweck und Mittel. Er sagt: Der Zweck heiligt auch unheilige Mittel. Dafür muß er den Satz zudecken: Die Mittel bestimmen den Sinn des Zweckes – unheilige Mittel verfälschen die Heiligkeit des Zweckes. Wenn die erwünschte Geburt eines Menschen auch immer ein heiliger Zweck ist, so kann seine Erzeugung durch gewalttätige Mittel einer mechanisierten Medizin doch die Heiligkeit der Menschwerdung, seine Menschenwürde verletzen. Ein schädliches Mittel, auch in der besten therapeutischen Absicht angewandt, verfälscht die Güte der Absicht selbst.

4) Der Manipulator fragt nach Gründen, die kausal (mechanisch) die Beschwerden bestimmen. Solche Gründe können im Gewand von naturwissenschaftlichen Kausalitäten, von seelischen oder sozialen Determinanten oder von moralischer Schuld auftreten. (Der Manipulator fragt auch deshalb nach den Gründen, weil er die individuellen Beschwerden durch Reduktion auf die Gründe in den Griff bekommen will – Gründe lassen sich eliminieren oder zudecken.)

Bei der Frage nach den Gründen bedient sich der Manipulator häufig des rationalen Schlusses nach dem Muster: Das Kind hat Konzentrationsstörungen, weil es einen bösen Vater hat. Dieses Schlußverfahren – ein im Abendland seit der griechischen Antike entwickelter Denkvorgang – hat für den Manipulator auch einen Vorzug: Er kann sich von den individuellen Beschwerden des Kranken in legitimer Weise abwenden und muß sich nicht in ein individuelles Schicksal vertiefen.

* In dem Gedicht *Der Rhein*.

Die Frage nach den Gründen enthebt ihn der Frage nach dem Sein des Kranken. Jesus, der nie als Manipulator auftrat, sieht auf das umfassende Sein und auf den Sinn der Krankheit, seine Jünger dagegen fragen nach den Gründen. So überliefert es uns der Evangelist Johannes (9, 1–3):

»Und im Vorübergehen sah er einen Menschen, der von Geburt an blind war. Und seine Jünger fragten ihn: Rabbi, wer hat gesündigt, dieser oder seine Eltern, daß er blind geboren ist? Jesus antwortete: Weder dieser hat gesündigt, noch seine Eltern, sondern die Werke Gottes sollen an ihm offenbar werden.«

Der häßliche Mensch – mein Leiden als Begleiter

»Ich habe das Negative meiner Zeit, die mir ja sehr nahe ist, die ich nie zu bekämpfen, sondern gewissermaßen zu vertreten das Recht habe, kräftig aufgenommen.«

So schreibt Franz Kafka in den *Hochzeitsvorbereitungen auf dem Lande* (1909). Dieses Wort – »Ich habe das Negative meiner Zeit [...] kräftig aufgenommen« – klingt ermutigend für den Therapeuten. Wenn er seinen Patienten aufmerksam begleitet, so wird er das Negative seines Patienten ebenfalls kräftig aufnehmen müssen – und er wird daran leiden.

Der häßliche Mensch ist das Lebensthema des Therapeuten, nicht der schöne. Der schöne, gute und wahre Mensch mag Thema des Pädagogen sein. Wer sich auf Therapie einläßt, muß sich auf den häßlichen einstellen. Denn Therapie heißt nicht heilen in dem Sinn, daß das Häßliche aufgehoben oder beseitigt wird. Der Therapeut ist der Begleiter und der Gefährte des Leidenden. Aber Begleiter sein für den Leidenden, den häßlichen Menschen kann ich nur dann, wenn ich selbst die Fähigkeit zum Leiden erworben habe. Leiden heißt auch, den häßlichen Menschen in mir erfahren können. Das alles ist hier leicht gesagt – das Erfahren selbst ist äußerst schmerzhaft; es zehrt an den Kräften, vor allem braucht es Zeit, innere Zeit für einen selbst und Zeit für den Patienten.

Üblicherweise wird ein anderes Bild vom Therapeuten und dem Patienten vermittelt: Der Patient ist der Leidende, der mit Häßlichkeit geschlagene, der mit Schmerz beladene Mensch, und der Therapeut hilft ihm über sein Leiden hinweg. »Über das Leiden weghelfen« – darin verrät sich wieder das Wegmachen-Wollen des Manipulators! Denn wenn der Schmerz beseitigt worden ist, muß der Therapeut sich nicht mit ihm auseinandersetzen. Bei den meisten modernen Krankheiten, vor allem den chronischen Krankheiten und Behinderungen, ist Weg-Manipulieren nicht mehr möglich. Aber doch bleibt die Vorstellung bestehen: Die Krankheit ist das Übel, die Sünde und in jedem Fall der Feind des Menschen. Mit dieser Vorstellung könnte man als Therapeut ganz gut leben, denn sie würde einen nicht belasten: Der böse Feind wäre nicht bei mir, er säße ja meinem Patienten auf – und dort würde ich ihn auch bekämpfen. Indem ich aber den Feind nur bei meinem Patienten suche, hätte ich ihm schon meine Gefährtenschaft, meine Begleitung aufgekündigt: Wir würden dann nicht mehr gemeinsam die Erfahrung der Feindschaft machen.

Es gilt ganz anderes für den Therapeuten: »Wie soll man sich den Feind vorstellen? Am besten wäre es, wenn man ihn von sich selbst überhaupt nicht unterscheiden könnte«.[34] Der Feind, die Häßlichkeit, die Krankheit ganz in sich aufzunehmen, das allerdings ist auch wiederum eine Idealvorstellung. Realistisch daran ist aber: Therapeuten werden ihre Patienten um so verständnisvoller begleiten, je bewußter sie eigene Krankheiten in sich selbst erfahren und durchlitten haben.

Den häßlichen Menschen in sich zu erfahren heißt nicht, sich ihm bedingungslos auszuliefern. Aber man muß ihn empfinden und fühlen können, ihn spüren und abtasten, ihn in sich hochkommen lassen, ohne ihn zu vernichten oder panikartig die Flucht zu ergreifen; man muß lernen, wie im Spiegel das Gorgonenhaupt, ihn so im Spiegel seines zerebralen Bewußtseins zu betrachten, nachdem man ihn zuvor gespürt hat.

Ein Aufbruch ins 21. Jahrhundert ist nur denkbar mit möglichst genauer Kenntnis apokalyptischer Bilder und destruktiver Häßlichkeit in einem selbst. Die Bilder der Apokalypse des Johannes, die Imaginationen des gefährlichen, menschenverschlingenden Drachen und die Imaginationen der zwei weltunterjochenden scheußlichen Tiere im 12. und 13. Kapitel sind dabei hilfreich: Diese Bilder habe ich in mir aufzusuchen, um meine therapeutischen Aufgaben mit der notwendigen Klarheit zu erfüllen.*

Wie sehr es darauf ankommt, die Häßlichkeit *in sich selbst* aufzusuchen, ist im Abendland schon lange bekannt. Der im 12. Jahrhundert in Chartres lebende Theologe Alanus ab Insulis (1120-1203) sagt in seiner uns überlieferten Aschermittwochspredigt:[35]

> »Mensch ist, wer sich in sich sucht, wer
> sein Leben liebt, sein Elend versteht, seine Schuld
> erkennt, wer Vergangenheit beklagt,
> wer Zukünftiges fürchtet. Wer sich *über* sich
> sucht, wird Teufel, wer sich *bei* sich sucht,
> wird Pharisäer, wer sich *unter* sich sucht,
> wird Viehmensch. Wer sich *in* sich sucht, wird
> Geistmensch.«

* Die mittelalterlichen Illustrationen der Buchmalerei in der *Bamberger Apokalypse* (Harnischfeger) können einem diese Bilderwelt verdeutlichen.

Erkennen und Er-Fühlen der eigenen Destruktivität ist der Prozeß einer intensiven Engführung. Diese geht durch den eigenen Nullpunkt. Hier bekommt die Heilkunst einen heute allzu häufig vergessenen, aber doch seit Jahrtausenden bekannten Aspekt. Paul Celan sagt das gleiche für die Dichtkunst: »Die Kunst erweitern? nein. Sondern geh mit der Kunst in deine allereigenste Enge. Und setze dich frei«.[36] Natürlich ist es gut, wenn sich der Therapeut während seiner Ausbildung anleiten ließ, diese Destruktivität in sich aufzusuchen.

> Wer den häßlichen Menschen in der Literatur kennen lernen will, lese Dantes *Göttliche Komödie*, die beiden Walpurgisnächte in Goethes *Faust, lieben* von Karin Struck oder *Kassandra* von Christa Wolf. Die Tiefenpsychologie nach Sigmund Freud in ihren zahlreichen Ausgestaltungen (Wyss) ist ebenfalls eine hervorragende Lehre über die Strukturen der Häßlichkeit in unserer Zeit. *

Der häßliche Mensch – wie ist er zu erfahren? Bis vor einigen Jahren galten Angst und Schuld in ihren vielfältigen Ausfächerungen als Grundprobleme der Therapie: die Angst vor dem Alleingelassenwerden, ebenso die Angst vor der Bindung. Seit den 70er Jahren des vorigen Jahrhunderts erscheint eine neue Dimension der Häßlichkeit von größerer Tiefe: die Totalvernichtung, die Entwürdigung und der Ekel. Totale Vernichtung und Entwürdigung der Person kommen in KZ-Träumen zum Ausdruck, in Weltuntergangsszenen, im Gefühl eines unheimlichen und höchst gefährlichen inneren Soges. Häufig sind diese tiefgehenden Gefühle von Vernichtung und Entwertung zugedeckt, so daß dann bei scheinbar nebensächlichen Anlässen schwere Panikreaktionen erscheinen: Als ich einmal einer Patientin meine sorgend-väterlichen Gedanken mitteilte, blieb ihr fast der Atem stehen, und sie wollte fluchtartig das Zimmer verlassen – sie war geprägt durch ihren neurotischen Vater, der sie mittels eines ausdrucksvollen Gefühls an sich ketten wollte.

Eine andere Erscheinungsform der Totalvernichtung ist die Ungeborgenheit. »Ich bin überhaupt nicht anwesend – ich bin nirgends«, sagt eine Patientin. *Kein Ort. Nirgends* – so verleiht Christa Wolf dieser Ortlosigkeit in einem Buchtitel Ausdruck.

Der Ekel ist bisher viel zu wenig als wichtige Reaktion des Menschen auf die gegenwärtige innere und äußere Bedrohung erkannt worden. Günter Grass symbolisiert ihn in seinem Roman *Die Rättin* durch die Qualle und die Rättin; der Ekel ist die spontane Abwehr gegen Umwelt-

* Ausführliche Therapiegeschichten, in denen bei schwersten seelischen Störungen eine Wandlung der Häßlichkeit möglich wird, finden sich zum Beispiel bei *Boyer, Elrod, Sechehaye, Zwiebel.*

zerstörung, politischen Betrug und das Mediengeschäft mit der Zukunft.[37] Dieser Ekel ist eine Notwendigkeit – gegen die grassierende Gleichgültigkeit. Er erscheint für den Psychotherapeuten in vielfacher Form, sei es als rein seelischer Ekel oder sei es in vielfältigen psychosomatischen Reaktionen wie Erbrechen, Übelkeit, Schwindel.

Schließlich ist der Haß eine wesentliche Erscheinungsform von Entwürdigung und Totalvernichtung – in etwas längerdauernden Therapien richtet sich der Haß gegen den Therapeuten. Das Wort »Haß« heißt seiner Herkunft nach nicht nur Vernichtung, Elend, Trauer, Sorge (griechisch: *kädos*), im Sanskrit heißt *kadanam* schon die Vernichtung, darüber hinaus hat es im Germanischen die Bedeutung von »Hetzen«, »Verfolgen«. Wer je die Stürme des Hasses erlebt hat, kennt seine entfesselte Hetze. Es ist dann nicht nur mehr die vernichtende Enttäuschung über das Alleingelassensein, wenn der Therapeut beispielsweise in den Urlaub fährt, oder die wütende Empörung über eine Schwäche des Therapeuten; es ist aktive Entwertung des Therapeuten, wenn – wie geschehen – eine Patientin schreibt: »Ich habe noch nie jemanden als ›naives Monstrum‹ und ›Schwein‹ beschimpft – für Sie finde ich keine anderen Worte.«

Als Therapeut habe ich zunächst einmal diesen Haß auszuhalten, denn jeder Haßausbruch ist zugleich eine Gestaltung der Häßlichkeit, es ist ein Entgiftungsprozeß. »Wenn du nicht hervorbringst, was in dir ist, wird das, was du nicht hervorbringst, dich töten.« (Barbara Frischmuth) Dieses Bewußtsein kann zwar eine Hilfe zum Aushalten für den Therapeuten sein, ebenso wie die Erfahrung, daß der Haß ein negativer Aspekt der Liebe ist – oft arbeitet sich die Liebe erst mittels des Hasses bis an die Oberfläche vor. Diese Bewußtseinshilfen sind aber gewiß nur starre Krücken in dem Augenblick, wenn man den unglaublichen Vernichtungskräften konkret ausgesetzt ist. Ich habe sie im oben genannten Fall erst dann bei meiner Patientin akzeptieren können, als ich sie in mir selbst kennenlernte: Die Vernichtungsgefühle in sich selbst kommen zu lassen, sie anzuschauen, sie zu spüren, mit ihnen umzugehen und dem kalten Haß, der tödliche Wut, dem sentimentalen Selbstmitleid, der Resignation und dem Ekel geistesgegenwärtig angemessene Worte zu verleihen – das ist erforderlich. Und es bedarf der Übung. Ohne sie wird der Therapeut durch diese vergiftende Inflation des Hasses selbst vergiftet.

In diesem Sinne ist ein Ausspruch Martin Walsers zu verstehen: »Eine Schmähung muß man willkommen heißen wie etwas Wärmendes.« Schmähung und Erniedrigung als dialogische Brücke zwischen dem Therapeuten und seinem Patienten: Die Schmähung ruft zunächst immer auch Erkältung hervor; erst die tiefer verarbeitete Schmähung kann auch wärmen.

Beziehen und Begegnen

Der therapeutische Dialog lebt aus der Begegnung zwischen Ich und Du. Um die Begegnung klarer zu erkennen, müssen zwei hiervon völlig verschiedenartige Kommunikationsweisen abgegrenzt werden: Beziehen und Übertragen.[38] Die Begriffe Begegnen, Beziehen und Übertragen werden nicht selten verwechselt – in der therapeutischen Praxis ebenso wie im alltäglichen Leben.

Bei der Übertragung stülpe ich das eigene unbewußte Inbild meinem Partner über; ich verwechsele ihn mit anderen, häufig kränkenden Personen meiner Biographie, deren Verletzungen ich nicht verarbeitet habe. Das ist der Prozeß seelischer Projektion. Diese Beziehung ist ungelöst; sie ist gefesselt. Der andere wird unfrei gemacht, weil ich ihn in seiner Eigenart und Andersheit nicht sehen kann. Übertragung schafft somit Isolation, die aber nicht erkannt wird. In der Übertragung sehen Patienten häufig in ihrem Therapeuten nicht den Menschen, sondern den *Übermenschen* – den Super-Heiler, zumindest aber den Heiler. Sie werden fragen: Ist der Therapeut denn nicht ein Heiler? Aber auch das Bild des Heilers ist eine Übertragung, denn der Therapeut heilt nicht selbst, er begleitet. Heilung kommt aus der Begegnung, nicht aus dem Therapeuten. Das Gegenteil vom Übermenschen galt im Falle meiner haßerfüllten Patientin: Sie sieht den *Untermenschen* im Therapeuten. Immer aber gebiert die Übertragung den *Unmenschen*. Welche Gefahren darin liegen, konnte bei der Totalvernichtung und Entwertung des häßlichen Menschen gesehen werden.

Es gilt, Übertragungen hervorkommen zu lassen, sie zu klären, sie in Klarheit zu durchleben, so daß sich Patient und Therapeut davon trennen können. Diese Trennung ist ein Abschied von liebgewordenen und vor allem bequemen Lebensgewohnheiten. Der Manipulator in mir als Therapeut kann nur so lange wirken, wie mein Patient das unbewußte Bild des großen (übermenschlichen) Heilers auf mich überträgt.

Dagegen ist Beziehen ein bewußter Umgang miteinander. Wenn in der Übertragung Ich und Du gar nicht vorhanden waren, weil sie in einem undurchschaubaren Knäuel verfilzt sind, so waltet dagegen in der Beziehung Mit-Menschlichkeit, Solidarität, einander tragende Brüderlichkeit. Ich und Du schwingen in der Sympathie gleichen Erlebens. »Er erweist mir ein viel, viel größeres Vertrauen, er macht mich zu seinem Bruder, er spricht mir von seiner Not.« (Rilke) Diese Mitmenschlichkeit ist in der Therapie meist mit Wärme verbunden – der Patient vertraut sich seinem Therapeuten hingebungsvoll an. Allerdings erwartet der Patient dabei, daß dieser ihn aus seinem Leiden herauszieht. Der Therapeut zieht den Patienten – nie umgekehrt: Das ist das Wesen von Beziehung in der Therapie. Bei diesem Ziehen und Ziehenlassen herrscht völlige Klarheit zwischen Therapeut und Patient, es gibt keine blinde und verdeckte Kommunikation wie beim Manipulator. Der Therapeut teilt dem Patienten das Ziel und den Weg (die Methode) des gemeinsamen Zuges, ihrer Be-Ziehung mit. Der Patient seinerseits erklärt sich damit einverstanden. Ziel und Weg, erhoffter Erfolg und die Heilmittel liegen fest oder werden jeweils durch den Therapeuten festgelegt. Durch die Festlegung des Erfolges ist diese Beziehung abgeschlossen – ihr fehlt die Offenheit. Die kommunikative Richtung ist auf diese Art einseitig; es ist eine therapeutische Einbahnstraße. Diese Art Beziehung ist heute in allen therapeutischen Berufen gebräuchlich, sie gilt als normal.

Begegnung dagegen (als Urquell des therapeutischen Dialoges) ist ungebräuchlich. Es bedarf eines Sprunges aus dem Reich von Übertragung (Manipulation) und Beziehung, um ins Reich der Begegnung zu gelangen. Dieser Sprung verlangt einen tiefgehenden Bewußtseinswandel – er verlangt Mut. Denn man muß die altvertrauten Sicherungen von distanzierter Manipulation ebenso aufgeben wie die Sicherheit einer methodisch festgelegten Zielfixierung. Nicht mehr das Ziel, die programmierte Wiederherstellung der Gesundheit (was auch immer das sei) ist wesentlich, sondern der Weg. Es ist der Weg ins eigene Offensein – ins Unbekannte. Der Weg ist die gemeinsame Arbeit.

Begegnung hat nichts zu tun mit dem Mitmenschen, der mit oder gar neben mir lebt; Begegnung hat zu tun mit dem Gegen-Menschen, der mir gegenübertritt, mir entgegenkommt, mir entgegnet – der mir antwortet und dem ich antworte. Antwort ist nur möglich auf ein Gegenüber hin, auf einen Menschen hin, der mir von Antlitz zu Antlitz gegenübersteht.

Wenn Ich und Du als Gegner aufeinander zukommen, dann gibt es kein Ineinanderfließen, es gibt auch kein Ziehen und Ziehenlassen; hier gibt es klare Grenzen, auch Abgrenzungen. Oft kommt es in der Übertragung und auch in der Beziehung zu einer gefährlichen Vermischung, zu unbewußten und unbefugten Grenzüberschreitungen zwischen Therapeut und Patient. Begegnen können Ich und Du einander aber nur, wenn sie sich klar gegeneinander abgrenzen. Deshalb gehören auch gegenseitige Kritik ebenso wie gegenseitige Antipathie zum Dialog – auch so kann sich Grenzbewußtsein bilden. Begegnung schafft deshalb auch häufig keine Geborgenheit, eher Konfrontation; jedoch ist es die anerkennende, zutiefst verstehende Konfrontation, nicht die zerstörende. Diese »Grenzen sind nicht Trennungslinien, sondern Prozesse der Durchlässigkeit«.[39]

Indem Therapeut und Patient sich gegenübertreten, erleben sie mit großer Intensität ihr Anders-Sein. Dieses ist abgrundtief – man denke an den Suizid als Zukunftsmodell. Die Geburt des Anders-Seins kann sich nur in der Einsamkeit des Ich vollziehen. Es ist aber ein gefährlicher Irrtum, der

Therapeut brauche bei dieser Einsamkeit seines Patienten nicht anwesend sein; es kommt vielmehr darauf an, daß er nicht eingreift, stattdessen schweigt und still dabei ist. So wie die Begegnung aus der Einsamkeit und dem Alleinsein möglich wird, so wird die mögliche Isolation des einzelnen im gegenseitigem Wahrnehmen und Annehmen überwunden.

Begegnung ist nicht machbar, Dialog läßt sich nicht organisieren. Begegnung und therapeutischer Dialog ist ein Widerfahrnis. Es kommt blitzhaft auf uns zu, es fährt wider uns. Wir müssen alle Sinne wach sein lassen, um dieses Ereignis wahrzunehmen. Begegnung ist nicht aktivisch, ebenso wenig, wie sie dem Passiv zugehört. Sie verlangt eine mediale Haltung. Zwar müssen wir das Widerfahrnis erleiden, indem wir es auf uns zukommen lassen; zugleich brauchen wir unsere innere Aktivität, um es bewußt zu erfahren. Absichtsvolle Machbarkeit und absichtsfreies Waltenlassen kämpfen hier miteinander.

Ich und Du steigern sich in der Begegnung zu ihrem wahren Selbst, in klarer Bewußtheit, nicht in der Dämmerung einer Ekstase. Das wahre Selbst ist zwischen den Menschen, zwischen Ich und Du. Martin Buber spricht vom Zwischen-Menschen, der dann geboren werde. Und höchste Klarheit des Ich ist vorausgesetzt, wenn Paul Celan in aller Kürze sagen kann: »Ich bin du, wenn ich ich bin.« Wenn ich meiner Selbst ganz gewiß bin, so lebe ich die sensible Wahrnehmung, auch Dich so sein zu lassen, wie Du bist.

Dich denken und mich nach dir sehnen
dich sehen wollen
und dich lieb haben
so wie du wirklich bist.

So endet ein Liebesgedicht Erich Frieds.[40] Man glaube aber nicht, das zwischen Ich und Du entstehende wahre Selbst sei ein unsichtbares Abstraktum. Es ist vielmehr höchst konkret. Auf dieses wahre Selbst zwischen Ich und Du wird im folgenden noch einzugehen sein.

Wandlung – ein Geschenk

Wandlung entspringt der Begegnung. Etwas vom Geheimnis der Wandlung erscheint in dem Wort »Dialog«: das »Zwischen-Wort«, das Wort, das als ein Neues, als Drittes zwischen Ich und Du entsteht.[41] Welche Erscheinungsform dieses Dritte im Dialog hat, richtet sich nach dem therapeutischen Handwerkszeug: Für den Musiktherapeuten ist es der passende Ton, für die Heileurythmistin die richtige Geste, für den Psychotherapeuten der treffende Begriff und für den Sprachtherapeuten das lösende Gedicht. Ebenso können wir »in dem Angesicht des Häßlichen die innere Schönheit« (Stifter) erkennen, im stakigen Gang eines Gelähmten die innere Kraft erspüren. Immer ist dieses Dritte aus der Notwendigkeit des Augenblicks, des Hier und Jetzt geboren; nie ist es kalkuliert und geplant, auch wenn der Therapeut eine möglichst reiche Fülle von Heil-Mitteln zur Verfügung haben sollte. Gewiß: Ich muß als Therapeut eine möglichst große Zahl von therapeutischen Rezepten gelernt haben – die Therapie-Lehrbücher jeglicher Couleur sind voll davon; und es ist die Aufgabe therapeutischer Schulen, die exakte Anwendung von Therapietechniken zu lehren. Der Therapie-Künstler (*Téchne* = Kunst) muß Könner und Wissender sein.[42] Jedoch kann ich niemals exakt planen, welches Therapiemittel ich tatsächlich anwende, dann besteht die Gefahr, daß Therapie zur Manipulation wird. Jedes Gespräch erstarrt, wenn es geplant ist. Der Therapeut ist immer auch ein Entsagender. Er muß seinen vorgefaßten Plänen entsagen können, um dem Raum zu geben, was da kommen will aus dem Zwischen-Raum zwischen seinem Patienten und ihm. Wandlung wird möglich durch Entsagung, nicht durch Machen. – Es gilt, das Neue sich einstellen zu lassen aus der ungeheuren Spannung zwischen Ich und Du. Therapie ist nicht inszenierbar, ebenso wenig wie ein Gespräch machbar ist.

Die amerikanische Therapeutin Mary Dalmage faßt das in die Worte:

Those who part the waters are holy
Those who wait for the waters to part
are devine.

Die das Wasser teilen, sind heilig;
göttlich sind die, die warten, bis das Wasser
sich teilt [43]

Die Unterscheidung zwischen »heilig« und »göttlich« bezeichnet hier den Unterschied zwischen Manipulation und Wandlung.

Das, was sich als Neues und Drittes einstellt, hat die äußerst feine Qualität des Unsagbaren, des für unmöglich Gehaltenen. Von diesem unsagbaren Zwischen-Wesen spricht Rose Ausländer:

Lauschen

Es heißt
zwischen den Zeilen
das Unsagbare
sagen

Sonne Sterne und Traum
erzählen
was vor deiner Geburt geschah
was nach deinem Tod sich ereignen wird

Es heißt
sie belauschen

Lauschen ist Zuhören – Hören mit dem dritten Ohr. Das Dritte ist das Organ der Mitte. Wenn der Therapeut sich beim Lauschen ganz auf den Leidenden einstellt, so hört er mit seiner Mitte. Pascal sagt das Gleiche: »Es ist das Herz, das Gott spürt, und nicht der Verstand.«

Wandlung entsteht aus den Kräften der Mitte. Wird diese ausgeschaltet, so ist Manipulation am Werk. Und weil das Dritte der Wandlung und das Produkt der Manipulation sich häufig verblüffend ähnlich sind, gilt es, scharf hinzusehen. Von Wandlung ist hier die Rede – nicht von Wende in der Maske grinsender Betulichkeit.[44]

Wir haben somit Unterscheidungsmerkmale kennengelernt. Der Manipulator schaltet immer den häßlichen Menschen aus, ebenso wie er sein Leiden als Begleiter ausschaltet, Begegnung im Dialog findet nicht statt, die Heilung entstammt seinem Plan, und: Der Erfolg ist sein Werk. Dagegen läßt der Therapeut seine häßlichen Patienten durch das Nadelöhr der Krankheit gehen, statt die Krankheit zu eliminieren;[45] er strebt auf den Dialog zu, auch wenn der Dialog nur selten möglich wird, und er empfängt die Wandlung der Krankheit als Geschenk eines Dritten, nicht als sein eigenes Werk. So schreibt Viktor von Weizsäcker:

»Die Krankheit des Menschen ist
nicht, was sie schien, ein Maschinendefekt –
sie ist nichts als er selbst, besser:
seine Gelegenheit, er selbst zu werden.«

Das ist wörtlich zu nehmen: Die Krankheit des Menschen ist seine Chance, er selbst zu werden; noch kürzer: In seiner Krankheit erscheint sein wahres Selbst.

Freilich trägt diese Inkarnation des wahren Selbst ein höchst irdisches Gesicht; es ist alles andere als ein Ausflug ins Reich der Geister. Unsere Erde, mit all ihren Widerspenstigkeiten, mit der Häßlichkeit ihrer Massenvernichtungswaffen und der Tödlichkeit der Atomkraftwerke, ist der Ort der Handlung, ebenso wie wir in unserer Krankheit immer auch dem Tod und der Häßlichkeit des Bösen begegnen. Es bedarf unserer konzentrierten

Willenskräfte, vor diesen tödlichen Mächten nicht in panikartige Flucht zu geraten – auch wenn es notwendig sein kann, sich vor ihnen durch Abstand zu schützen.

Der Gedanke an den irdischen Charakter therapeutischer Wandlung spricht auch aus den folgenden Zeilen der Neunten *Duineser Elegie* Rilkes:

... Erde! unsichtbar!
Was, wenn Verwandlung nicht, ist dein drängender Auftrag?
Erde, du liebe, ich will ...[46]

Pfauenschlag und Salz der Erde – Isolation und Integral

Welche Beziehungen entspinnen sich zwischen den einzelnen Therapeuten? Wie steht es um die kollegiale Beziehung? In welcher Gesinnung bilden sich Gemeinschaften von Therapeuten? Bei diesen Fragen geht es mehr um die innere Haltung in der Kollegialbeziehung, nicht um die äußerlich-soziale Gestaltung.

> »Nur die Hilfe von Mensch zu Mensch – die Begegnung von Ich zu Ich – das Gewahrwerden der anderen Individualität, ohne des Nächsten Bekenntnis, Weltanschauung und politische Bindung zu erfragen –, sondern einfach das Auge-in-Auge-Blicken zweier Persönlichkeiten, schafft jene ›therapeutische Gesinnung‹ [im Original: ›Heilpädagogik‹], die der Bedrohung des innersten Menschseins heilend entgegentritt.«

Diese Zeilen schrieb der Heilpädagoge Karl König in seinem *Camphill-Brief* Weihnachten 1965, drei Monate vor seinem Tod.[47] Karl König spricht vom Salz der Erde; nüchtern und unscheinbar, scharf und kantig, universal befruchtend in dosierter Form. Dieser christliche Geist von Begegnung und Wandlung erscheint meines Erachtens in vielerlei Formen und Begriffen – in Sigmund Freuds Gang ins Inferno ebenso wie in Rudolf Steiners Eröffnung geistiger Welten.*

Die Begegnung von Ich zu Ich, das Gewahrwerden der Persönlichkeit des anderen Therapeutenkollegen, ohne seine Weltanschauung, seine Bindung an eine Methode, Schule oder Profession zum entscheidenden Maßstab der Begegnung zu machen – das ist heilsames Element einer therapeutischen Kultur des 21. Jahrhunderts. Der Dialog zwischen dem Therapeuten und seinem Patienten setzt sich hier fort in einen universalen Dialog von Therapeut zu Therapeut, von Mensch zu Mensch. Dieser Dialog ist niemals ein kollektives Netzwerk, er gründet sich immer auf das individuelle Zwiegespräch.

Es wird somit Zeit, sich auf den Weg zum Dialog mit dem ganz anders Denkenden zu begeben, ohne die eigene weltanschauliche und menschenkundliche Heimat, die professionelle und methodische Herkunft zu verleugnen und zu verlassen. Sonst kann es uns nur allzu rasch geschehen, daß wir uns im Ghetto unserer eigenen Monokultur abkapseln. Ein besonderer Fall ist die professionelle Monokultur. In manchen Kreisen hält sich hartnäckig noch immer die altertümliche Vorstellung, Therapie könne nur stattfinden, wenn ein Arzt dabei mit einbezogen ist – als ob ein Arzt der Garant therapeutischer Gesinnung wäre. Das erstaunt. Denn wer die Ausbildung an den heutigen Medizinschulen kennt, der weiß, wie viel manipulative und wie wenig therapeutische Haltung dort vermittelt wird. Die Monopolisierung der Therapie durch einen bestimmten (spezialistischen) Beruf, den Mediziner, ist nur ein Beispiel für eine verbreitete Tendenz, die ebenso bei anderen beruflichen Kompetenzen und ihrer Monopolmacht zu finden ist, zum Beispiel der zunehmenden Juridifizierung des politischen Lebens.

Weltanschauungen und weltanschauliche Gemeinschaften, wenn sie sich innerlich von der universalen Entwicklung abschotten, haben heute eine erstaunlich kurze Lebenszeit: Wenn sie noch heute die Spitze der ideellen Entwicklung darstellen, so können sie schon zehn Jahre später verkrustet sein, es sei denn, sie erneuern und wandeln sich ständig. Ihr Dasein gleicht dann dem Pfauenschlag: Die wirklichkeitsgemäße und universale

* Auf den berechtigt erscheinenden Einwand, es könne doch bei Sigmund Freud nicht von einem »christlichen Geist« die Rede sein, ist zu antworten: Natürlich hat Freud niemals irgendeine Form eines christlichen Bekenntnisses abgelegt, und natürlich hat er verschiedentlich gegen Religion polemisiert. (Dabei meinte er jedoch die verzerrten Formen von Religiosität einer dekadenten Bürgerlichkeit.) Mit christlicher Gesinnung sind hier auch nicht die psychoanalytischen und metapsychologischen Konstruktionen seiner anthropologischen Theorie gemeint, aufgrund derer er mancherorts als Repräsentant eines materialistischen Positivismus angesehen wird. Gemeint ist mit Freuds »christlichem Geist von Begegnung und Wandlung« vielmehr seine therapeutische Geisteshaltung, wie sie sich am intensiven Engagement seinem Patienten gegenüber ausdrückt und in seinem Glauben an die therapeutische Wandlung. Etwa in seinem wichtigen Aufsatz *Erinnern, Wiederholen, Durcharbeiten* (Gesammelte Werke, Bd. X) kommt der Prozeßcharakter seiner therapeutischen Anschauung hervor. Daß Wandlung und Versöhnung ein wesentliches Motiv seiner therapeutischen Liebe waren, läßt sich auch aus den religiösen Wurzeln seiner Geisteshaltung verstehen – so wie sie Peter Seidmann in *Freuds Glaube* (erschienen in *Volkshochschule*, 2. Jahrgang, Heft 4, 1968) herausgearbeitet hat. Psychoanalyse ist in ihrem wesentlichen Gehalt immer ein innerer Weg zur rückhaltlosen Wahrheit. So haben sich seither viele Christen an dieser Wahrheitsliebe orientiert und ihre eigene innere Haltung daran geläutert.

menschengerechte Idee, die am Anfang alle begeisterte, ist unversehens zur glänzend vorgetragenen und faszinierenden, zur arabesk anmutenden Ideologie erstarrt – selbstgenügsam schlägt der Pfau sein Rad, er möchte öffentlich bewundert und bejubelt werden: So bestärkt sich das Selbstbewußtsein in seiner gesicherten Isolation.

Im Laufe meiner therapeutischen Arbeit als Psychoanalytiker habe ich eine Fülle befruchtender Begegnungen in der Zusammenarbeit mit anders denkenden Therapeuten erfahren, wie marxistisch orientierten Sozialarbeitern, tiefenpsychologisch denkenden Musiktherapeuten, anthroposophischen Plastiziertherapeuten und Heileurythmisten.[48] Entscheidend dabei war, daß wir ein konkretes therapeutisches oder gesellschaftliches Problem von verschiedenen Aspekten (Positionen) aus gemeinsam angingen.[49] Ein *konkretes* gesellschaftliches Problem (wie etwa der Schwangerschaftsabbruch[50]), war immer der Ausgangspunkt und auch das Thema der gemeinsamen Arbeit: Die drängende Kraft des konkreten Problems scheint ein notwendiges Integral für verschiedenartige weltanschauliche Strömungen zu sein. Dagegen bleibt das heute nicht selten geübte »Gespräch zwischen Vertretern verschiedener Positionen« (seien sie nun kirchlich-religiöser, politischer oder wissenschaftlicher Provenienz) meist nur bei der Selbstdarstellung der eigenen Position stehen, wenn es nicht gar zum Schlagabtausch abgleitet; bestenfalls kommt es zur Klärung der Positionen ohne verbindliche gemeinsame Folgen.

Diese Erfahrungen haben bei mir die Überzeugung geweckt, daß das integrale Bewußtsein einer universalen therapeutischen Kultur nicht nur möglich, sondern sogar notwendig ist; es ist das notwendige Gegengewicht gegen spezialistische Abschottung und Monopolbildung, seien es weltanschaulich-anthropologische, methodische oder schulisch-technische Positionen. Quellpunkt dieses integralen Bewußtseins ist das Gespräch, in dem jeder Partner seine eigene Position einbringt, so daß aus der Spannung zwischen ihnen eine neue gemeinsame Mitte wachsen kann.

Das Urbild dieses Gespräches einer Gruppe ist der Kreis: Er ist offen in der Mitte. Es hängt von der Lebendigkeit, der Verwandlungskraft der Menschen dieses Kreises ab, ob die Offenheit der Mitte zur Fülle (*Pleroma*) wird oder ob sich ein saugendes Loch (der Sog der Destruktivität) auftut.

In der Geistesgeschichte der Menschheit gibt es zwei Vorbilder für diese beiden Kommunikationsformen. Im alttestamentlichen Patriarchat offenbarte sich der göttliche Geist dem Mose auf dem Berg Sinai – das Volk war entfernt vom Zwiegespräch Gottes mit Mose. Am Ende dieses langen Gesprächs »übergab Gott dem Mose die beiden Tafeln des Gesetzes, steinerne Tafeln, vom Finger Gottes beschrieben.« (2. Mose 31,18) Die Gott-Einsamkeit des Patriarchen auf dem Berg, weitab von seinem Volk, sowie genaue, festlegende Gesetze in Stein verewigt beschreiben diese Bewußtseinsform: Zwei sind im Gespräch, die anderen sind Empfänger von Handlungsanweisungen. Als Jesus dagegen vor seiner entscheidenden Stunde mit seinen Jüngern zum letzten Mal das Brot brach, saß er mit ihnen im Kreis – der Geist weilte in ihrer Mitte, auch der häßliche Mensch, Judas der Verräter, gehörte mit zu diesem Kreis.

Zweiter Teil

Der therapeutische Prozeß

Phasen der Wandlung und Strukturen integraler Therapie

Im wesentlichen beschäftigt sich dieser Teil mit dem therapeutischen Prozeß. Die Kapitel 6 und 7 sind ihm ganz gewidmet, das 8. Kapitel bringt außerdem, etwas schematisch, einen Überblick über die wichtigsten Begriffe integraler Therapie. Insofern kann es auch als eine Zusammenfassung des ganzen Buches gelten.

In der Idee des therapeutischen Prozesses können sich die Methoden verschiedenster Therapieschulen eingebettet finden; freilich wird die Besonderheit der einzelnen Schulen dadurch nicht verwässert, sondern ihre Gestalt kann schärfer hervortreten. Dies im einzelnen aufzuzeigen, ist noch Zukunftsaufgabe. Für den Kenner dürfte es aber deutlich sein, welche Phase des therapeutischen Prozesses jeweils stärker durch welche Schule betont wird; so dürfte etwa das psychoanalytische Vorgehen eine Domäne in der Konfrontation, Erschütterung und, etwas weniger ausgeprägt, im bewußten Verzicht haben, während die verhaltenstherapeutischen Methoden vermutlich mehr in der Phase der neuen Kommunikation anzusiedeln sind.

Zentrum des therapeutischen Prozesses sind der bewußte Verzicht und die Wandlung. Allgemein wird der bewußte Verzicht als Opfer begriffen. »Der Weg von der Innigkeit zur Größe geht durch das Opfer.« (Rudolf Kassner) Jeder Patient, wenn er den therapeutischen Prozeß bewußt durchschritten hat, verkörpert für den Therapeuten ein Stück menschlicher Größe. Wie oft können wir als Therapeuten vor unseren Patienten den Hut abnehmen – so wenn es einer chronisch Rheumakranken gelang, ihrem entnervenden Schmerz den Adel des Leides zu schenken. Und ebenso ist es mit dem rein seelischen Schmerz. Wenn der Therapeut nicht selbst den Schmerz einer leiblichen oder seelischen Krankheit durchlitten hat, wird er die Hölle des Schmerzes seines Patienten oft nur ahnen können. Der Schmerz modernen Leidens kann so extrem sein, daß Stanislaw Lec mit seiner Ironie recht haben mag: »Was nur die Menschheit an diesem Dante fand. In Sachen Hölle war er ein Dilettant.« Die Gewalt des Schmerzes in der ersten Phase des therapeutischen Prozesses zerreißt die Identität des

Patienten; das ist ein notwendiger Akt, bei dem der Patient aktiv-passiv beteiligt ist. Er muß es nicht nur zulassen, er muß auch daran arbeiten, so wie die innere Arbeit überhaupt eine wesentliche Triebkraft des therapeutischen Prozesses ist. »Das Wesentlichste der Krankheit ist nicht der Übergang von einer Ordnung zur anderen, sondern die Preisgabe der Identität des Subjektes (des Kranken). Das Ich des Kranken wird in diesem Riß oder Sprung vernichtet, wenn es sich nicht *wandelt* – nachdem der Kranke durch seine Krise gezwungen ist, das ›Unmögliche‹ zu vollziehen.« (Modifiiert nach Viktor von Weizsäcker.)

Die hier beschriebenen sechs Phasen des therapeutischen Prozesses beanspruchen keine Originalität. Sie ordnen sich anderen Modellen zu. Elisabeth Kübler-Ross schildert fünf oder sechs Phasen bei ihren auf den Tod zugehenden Patienten – Nichtwahrhabenwollen, Zorn, Verhandeln, Depression, Zustimmung, Hoffnung[51]. Verena Kast hat vier Phasen des Trauerprozesses dargestellt – Nichtwahrhabenwollen, Aufbrechen der Emotion, Suchen – Finden – Sich-Trennen, Neuer Selbst- und Weltbezug[52] –, und Dieter Wyss hat die Bewältigung einer Störung unter einem etwas andersartigen Aspekt mit seinen Kommunikationsmodi (Erkunden, Entdecken, Erschließen, Sich-Auseinandersetzen, Binden/Lösen, Aufzeigen/Aufweisen, Bewältigen) herausgearbeitet.[53] Es bleibt einer zukünftigen Arbeit vorbehalten, die Ähnlichkeit und Unterscheidung der Phasenmodelle zu differenzieren.

6 Aspekte integraler Therapie

Ich möchte diesem Kapitel den Anfang der Eichendorffschen Novelle *Aus dem Leben eines Taugenichts* voranstellen. Man möge sich trotz der Ungewohntheit der Situation dieser Sprache ruhig hingeben; das Wesentliche liegt nicht im Inhalt, sondern in der Konfiguration der Worte.

> Das Rad an meines Vaters Mühle brauste und rauschte schon wieder recht lustig, der Schnee tröpfelte vom Dache, die Sperlinge zwitscherten und tummelten sich dazwischen; ich saß auf der Türschwelle und wischte mir den Schlaf aus den Augen; mir war so recht wohl in dem warmen Sonnenschein. Da trat der Vater aus dem Hause; er hatte schon seit Tagesanbruch in der Mühle rumort und die Schlafmütze schief auf dem Kopfe, der sagte zu mir: »Du Taugenichts! Da sonnst du dich schon wieder und dehnst und reckst dir die Knochen müde und läßt mich alle Arbeit allein tun. Ich kann dich hier nicht länger füttern. Der Frühling ist vor der Tür, geh auch einmal hinaus in die Welt und erwirb dir selber dein Brot.« – »Nun«, sagte ich, »wenn ich ein Taugenichts bin, so ist's gut, so will ich in die Welt gehen und mein Glück machen.«

Über die Zärtlichkeit dieser Worte brach einmal ein 45jähriger Patient, ein Musiker, überraschend in Tränen aus, als er diese Textstelle bei seiner Stimmtherapeutin laut vorlas. Er konnte seit 30 Jahren zum ersten Mal wieder weinen. Sein Charakterpanzer war an einer Stelle geschmolzen, und seine schizoid-narzißtische Glaswand war ein wenig durchlässig geworden.

Wesentlich ist zunächst folgendes: *Die Eichendorffsche Sprache des Taugenichts wirkt als ein Heilmittel.* Die verdichtete Sprache in der Hand des Stimmtherapeuten wirkt so wie die pharmakologische Substanz des Internisten, das Skalpell des Chirurgen oder die Interpretation des Psychotherapeuten[54] – vorausgesetzt natürlich, daß diese Dichtersprache zur rechten Zeit, am rechten Ort und beim richtigen Menschen angewendet wird. Diesen *Kairos* (modisch gesprochen: das *hic et nunc*) intuitiv zu erfassen, gehört zur Heilkunst des Therapeuten, neben seinem Repertoire an technischen Hilfsmitteln.

Wenn behauptet wird, daß verdichtete Sprache ein Heilmittel sein kann, so soll wenigstens anhand einiger Details erläutert werden, inwiefern *möglicherweise* gerade diese Sprache bei diesem Menschen so tief erschütternd wirkte.

Die zarte Beseeltheit und Sanftmut des Textes hebt einen höchst ernsthaften und schmerzlichen Vorgang (den Hinauswurf des faulen Sohnes durch den erbosten Vater) in die Sphäre merkwürdiger Zuversicht und Hoffnung. In dieser Sphäre der Beseeltheit wird die Härte der Fakten weder verleugnet noch verbrämt. Vielmehr wird sie überhöht und überwunden – man kann auch sagen: bewältigt, eingeordnet, integriert.

Solche Überwindung der Grausamkeit und Brutalität des Daseins durch Humanität entspricht einer Erlebnisbearbeitung des Patienten im Anschluß an diese tiefgehende Erschütterung durch ein Medikament, den Eichendorffschen *Taugenichts*. Nach einer zweieinhalbjährigen Psychotherapie, die parallel zu einer Stimmtherapie[55] gelaufen war, erzählte er zum ersten Mal von seinem verstorbenen Vater, von dem er seit seinem sechsten Lebensjahr durch unbewußte Heimtücke seiner Mutter emotional getrennt, entfremdet war: Dieser Vater, ebenfalls Musiker, war ein weicher, gutmütiger Mensch. Da er zum waffentragenden Soldaten nicht taugte, tat er seinen Dienst im Zweiten Weltkrieg als Sanitäter. Er muß im Kugelhagel unter Einsatz seines Lebens vielen Kameraden das Leben gerettet haben; das erfuhr die Familie des Patienten aber nur indirekt dadurch, daß diese Geretteten in der deutschen Hungerszeit 1945-1948 dem ehemaligen Sanitäter Lebensmittelpakete ins Haus schickten.

Meine Vermutung ist: Die Struktur der Prozesse ist bei allen drei Lebensvorgängen ähnlich, vereinfacht gesagt: Grausame Härte der sogenannten Realität wird durch sanfte Stärke überwunden, und damit eröffnen sich neue, humane Perspektiven. Die drei Lebensvorgänge sind: Eichendorffs Novelle aus dem Jahre 1826 als das Medikament; die Humanitas des väterlichen Sanitäters im neuen Erleben seines Sohnes; die Öffnung des Charakterpanzers durch liebevolle Zuwendung der Therapeuten.

Auf zwei weitere Elemente der Eichendorffschen Sprache sei noch aufmerksam gemacht. Es heißt: »Das Rad an meines Vaters Mühle brauste und rauschte« – die Sprache ist hier vorsätzlich offen, es fehlt etwas, nämlich das Wasser. Denn nicht das Rad »rauscht«, sondern das Wasser über dem Rad rauscht. Aber hören wir die unvollendete »fehlerhafte« Leseart im Vergleich zu einer fiktiven kompletten Perfektheit. »Das Rad an meines Vaters Mühle brauste und rauschte« – dies ist die Offenheit der Novelle. Demgegenüber ein rational-korrekter Stil: »Das Wasser über dem Rad an meines Vaters Mühle brauste und rauschte« – in diesem Sextanerdeutsch, steril nach Duden, ist die Poesie völlig verloren gegangen; ich höre nichts mehr rauschen und brausen. Das gleiche passiert im nächsten Halbsatz: »[…], der Schnee tröpfelte emsig vom Dache« – in der sogenannten Realität tröpfelt natürlich das Schneewasser vom Dach. Jedoch gewinnt die Sprache durch ihr Imperfekt, durch ihre Unvollendung an Offenheit, setzt die Phantasie des Hörers in Bewegung: Die Sprache löst Eigendynamik im Hörer aus. Ein weiteres Kunstmittel ist ihre Paradoxie: Paradoxe Situationen stimulieren, machen wach und hellhörig. Der Text sagt. »Nun, wenn ich ein Taugenichts bin, so ist's gut, so will ich in die Welt gehen und mein Glück machen« – so spricht der Sohn zum Vater, obwohl doch die Logik den Satz hätte lauten lassen müssen. »Wenn ich ein Taugenichts bin, so ist es schlecht, und ich lasse den Kopf hängen.« Logische Rationalität glättet, dagegen wecken Spannung der Gegensätze und Paradoxien auf und schärfen den Spürsinn.

Offenheit unseren Patienten zu ermöglichen, ist ein Weg integraler Therapie. Einige für diesen Weg benutzte Hilfsmittel sind aber vorsätzliche Imperfektheit und bewußt gehandhabte Paradoxien. Viktor E. Frankl hat schon vor Jahrzehnten über *Paradoxe Intention* publiziert; C. G. Jung erkannte das Aushalten der Gegensatzspannung im lebendigen (imaginativen) Symbol als therapeutisches Element, und Sigmund Freud wies in Verbindung mit seiner Traumlehre auf die Vereinigung der Gegensätze in einer bestimmten Sprachschicht hin.* Solche technischen Elemente einer integralen Therapie stehen im Gegensatz zu einem ausgeprägten Trend unserer heutigen Medizin und des vorherrschenden Zeitgeistes: Auf Perfektionismus gegründete Sicherheit und rationale Einlinigkeit des Denkens und Handelns sind hier Trumpf.

Hoffnung, Mut, gesunde Widerstandskraft, ein scharfblickender kühler Kopf und ein warm empfindendes Herz wünscht jeder Therapeut seinem Patienten als Ergebnis der Therapie, auch wenn diese Qualitäten nicht immer erreichbar sein mögen. Ich glaube aber nicht, daß sie erreichbar sind durch technologischen Perfektionismus und rationale Einlinigkeit; dagegen kann der Therapeut solche Qualitäten aktivieren, wenn er seinen Patienten begleitet in risikoreichen, imperfekten, spannungsreichen und paradoxen Lebenssituationen.

Noch ein weiterer integraler Aspekt sei an diesem Beispiel hervorgehoben: die Versöhnung mit dem verstorbenen Vater, eine neue Form der Kommunikation. Versöhnung mit dem toten Vater hat eine grundsätzlich andere Bedeutung als der (von der Psychoanalyse und Tiefenpsychologie so stark betonte) Vatermord, der schließlich zur Idee von der vaterlosen Gesellschaft führt.[56] Die Phantasie des Vatermordes entspricht einem steckengebliebenen Therapieverlauf, der zudem noch in eine Sackgasse mündet. Der Verlauf im integralen therapeutischen Prozeß dagegen mündet in eine Beziehung auf neuer Ebene: den anderen mit seinen Stärken und Schwächen so zu akzeptieren, wie er ist. Dieses Konzept der Versöhnung wird von manchen Familientherapeuten vertreten.[57]

* Zum Beispiel heißt lateinisch *sacer* »heilig« und »frevlerisch« zugleich.

Abschließend möchte ich auf zwei Grundfragen von integraler Therapie blicken, um damit den offenen Charakter dieses Konzeptes zu unterstreichen. Sie lauten:

- Wie gliedern sich verschiedene Therapiemethoden dem Konzept ein?
- Lassen sich Regelmäßigkeiten im Verlauf von Therapie erkennen? Diese Frage betrifft den therapeutischen Prozeß und die therapeutische Zeit.

Wie gliedern sich verschiedene Therapiemethoden in das Konzept von integraler Therapie?

Integrale Therapie ist *keine Methode*, noch weniger eine Technik. Die sozialpsychiatrischen und psychotherapeutischen Methoden und Techniken, ob es nun die tiefenpsychologisch oder behavioristisch orientierten sind, wachsen heute wie junge Pilze nach dem Regen im Therapiewald. Die große Hoffnung, sie könnten zur Vertiefung und Humanisierung der Medizin beitragen, hat sich inzwischen als Illusion erwiesen. Die Psychoanalytiker, Psychodramatiker oder Verhaltenstherapeuten haben sich zu eben solchen Spezialisten oder Subspezialisten entwickelt wie Nephrologen oder Handchirurgen. Die babylonische Sprachverwirrung in der Medizin hat sich durch diese neueren Methoden und Techniken nur noch verschärft. Die Väter der Tiefenpsychologie, wie Sigmund Freud und C. G. Jung, gaben ursprünglich einen energischen Anstoß zu einem integralen Denken. Durch Viktor von Weizsäcker und Dieter Wyss wurden diese Impulse aufgenommen und weitergeführt, aber es gibt in Deutschland nur wenige Wissenschaftler, die sie pflegen – man kommt sich gelegentlich wie ein Rufer in der Wüste vor, wenn man dergleichen Gedanken äußert. Denn die Methodikspezialisten können fast nur noch in den Begriffen ihrer eigenen Nomenklatur denken.

Integrale Therapie ist auch *kein System*. Systeme sind (nach einer häufig gebrauchten Definition) geschlossene Ganzheiten. Techniken und Methoden münden heute mit ihrer begrifflichen Festlegung und Absicherung – zuerst theoretisch-wissenschaftlich, zum Schluß juristisch durch Krankenkassen- und Ausbildungsgesetzgebung abgesichert – in geschlossene Systeme ein. Das integrale Konzept dagegen ist prinzipiell offen. Wegen seiner Offenheit fehlen ihm auch die absichernden Verankerungen; es ist risikoreich und leitet seine Sicherheit nicht aus der Fixierung, sondern aus dem dynamischen Wandel her. Das integrale Denken lebt von der Originalität und Ursprünglichkeit der Phänomene; nicht die rationale Definition, die immer zur Zerstückelung der Wirklichkeit führt, ist der entscheidende wissenschaftliche Akt, sondern der forschende Therapeut stellt sich in die Wahrnehmung der Phänomene hinein und läßt ihre Ursprünglichkeit Struktur werden. Statt sich auf rationale Definitionen und geschlossene Systeme auszurichten, geht es dem integralen Forscher und Therapeuten um *Wahrnehmung der Phänomene*, deren Wesen bei intensiver Betrachtung durchscheint, transparent wird. Die bei dieser Arbeit durchscheinenden *Strukturen* haben häufig die Eigenschaft von Prozessen. (Eine Struktur des therapeutischen Prozesses wird weiter unten beschrieben.)

Dem integralen Konzept gliedern sich völlig verschiedene Therapiemethoden und -gebiete ein. Zunächst muß das als offenbarer Widerspruch erscheinen: Wie können verschiedenartige Therapiemethoden, die auf gegenseitige Abkapselung nach autistischem Muster hin systematisiert sind, sich einem integralen Konzept einfügen, das auf gegenseitige Zuordnung hin angelegt ist? Dieser Widerspruch löst sich auf, wenn an die Stelle von rationaler Definition die Anschauung und Wahrnehmung des ursprünglichen Phänomens und an die Stelle vom geschlossenen System eine offene Struktur tritt. Dann ordnen sich die Techniken verschiedener methodischer Ansätze einander zu, und sie werden in ihrem ursprünglichen Anliegen durchsichtig. Statt sich gegenseitig zu bekriegen und zu zerfleischen, ergänzen sich Tiefenpsychologen und Verhaltenstherapeuten: Beide Parteien sehen, daß Übertragung-Gegenübertragung in jeder Verhaltenstherapie eine Rolle spielt und daß lernpsychologische Gesetze nach dem Muster von Konditionierung und Dekonditionierung (um das alte Freudsche Wort von Gewähren und Versagen modisch zu formulieren) in jeder Psychoanalyse wesentlich sind. Aus Parteigängern, Abgespaltenen, werden Partner, die verschiedenen Aspekten der therapeutischen Wirklichkeit besondere Aufmerksamkeit zollen. Über dieses mehr pragmatische Verständnis verschiedener therapeutischer Schulen hinaus wird das Wesen der therapeutischen Beziehung jedoch durch integrales Denken noch vertieft und überhöht. Die therapeutische Beziehung erfährt eine Intensivierung durch die Aspekte, wie sie Dieter Wyss niedergelegt hat[58], und durch die Idee der Begegnung.[59] Übertragung-Gegenübertragungen haben vor allem einen technisch-instrumentellen Sinn, und sie beschreiben die Pathologie einer menschlichen Beziehung; Mitteilung und Antwort oder Begegnung schildern eine allgemeine und nicht pathologische Struktur menschlicher Beziehung – wenn man so will: die Norm der Individualität gegenüber dem Durchschnitt einer Typologie für das Pathologische.

Am Beispiel der therapeutischen Beziehung und therapeutischen Dialogik ist bereits darauf hingewiesen worden, wie sich verschiedenartige Therapiemethoden im integralen Konzept zusammenfinden. Dieses fügt nicht additiv (nach dem Baukastenprinzip) eine neue Methode des

Denkens den schon vorhandenen Methoden hinzu. Es gilt vielmehr, eine neue Bewußtseinsstruktur zu erringen, die den vorhandenen Methoden einen sinnvollen Ort im Konzert der Therapien zuweist.

Therapeutische Dialogik ist nur ein Bereich von Therapie. Ein anderer Bereich beschreibt die *Sinne und die Sinnlichkeit als Qualitäten unserer Wahrnehmung*. Die Medizin der Gegenwart ist auf dem besten Weg, die Fülle unserer Sinne auf einen einzigen zu reduzieren, nämlich das optische Gebiet – und dazu noch die Seh-Wahrnehmung ihrer Qualität zu berauben, indem das Sehen quantifiziert wird. (Beispiel: In der wissenschaftlichen Medizin gilt ein Wert fast nur dann, wenn er mit Hilfe eines Meßzeigers oder einer Zahl abgelesen wird.) Auch die Psychotherapie konnte dieser Entleiblichung und Entsinnlichung der Krankheitslehre und Heilkunde kaum wirkungsvoll entgegentreten.

Soviel zur Diagnose der Destruktivität. Was aber läßt sich konstruktiv und konkret sagen? Im Laufe der Jahrhunderte – neuerdings auch wieder in der Gegenwart – hat sich eine Fülle von Therapieformen entwickelt, die durch Gestaltung unserer Sinne heilsam wirken. Nicht selten haben sich diese Therapiemethoden in der Nähe von Künsten angesiedelt oder sich zusammen mit solchen Künsten entwickelt, die heute an Kunsthochschulen (Musik, gestaltende und bildende Künste) gelehrt werden. Sie haben deshalb den Namen »künstlerische« Therapie bekommen. Das führt insofern in die Irre, weil jede wirkliche Therapie auch Heilkunst ist. Kunst nach meinem Verständnis ist gestaltetes Leben, Kunst ist tiefe Notwendigkeit – nicht aber Zierat oder verschönernde Zutat.

Beispielhaft seien einige Therapieformen angeführt: Eutonie sensibilisiert für das Leibempfinden; Heil-Eurythmie und bestimmte Atem- und Bewegungstherapien[60] schulen die Wahrnehmung für die Feindynamik des Körpers und der Körperbewegung; Formempfinden und Getast wird durch Zeichnen und Plastizieren geschult (Töpfern, Schnitzen, Bildhauern); das farbige Wahrnehmen durch Malen und das rhythmisch-musikalische Empfinden durch musikalische Gestaltung. Durch eine gekonnte Diätetik wird der Geschmack geformt; in außereuropäischen Kulturen gibt es noch heute eine differenzierte Gestaltung des Geruches – in Japan war bis in das letzte Jahrhundert der Duftmeister bekannt, der seine Schüler auf die feine Wahrnehmung von Düften trainierte.

In diesem therapeutischen Orchester der Sinnlichkeit hat die sinnvertiefende Psychotherapie ihren Platz dort, wo sie durch das Erhellen von biographischen Zusammenhängen den Sinn für das eigene menschliche Leben weckt und schärft. Ob Bewegung, Form, Farbe, Musik, Getast, Geruch, Geschmack oder Biographie – jeweils Sinnesgebiete verschiedenartiger Qualität und Komplexität – immer geht es um die *Gestaltung der*

Sinneswahrnehmung, der ästhetischen Dimension. Es geht darum, die mit Hilfe der Sinne wahrgenommenen *Phänomene zur Selbsteigenheit** zu bringen und sie sich auf diese Weise selbst verwirklichen zu lassen. An die Stelle der Entfremdung und Fremdsteuerung treten die Eigentümlichkeit des Ursprungsphänomens und die Selbststeuerung. Man prüfe einmal durch Beobachtung seine Befindlichkeit und auch medizinisch meßbare Größen (Blutdruck, Puls, Atmung), wie die Wirkung folgender Musikdarbietungen auf uns ist: Wir hören die perfekte Reproduktion eines Musikstückes auf CD, Kassette oder Tonband; wir lauschen dem gleichen Stück in einem ordentlich, aber nicht überzüchtet perfekt gespielten Konzert; und wir spielen das Stück selbst, vorausgesetzt, daß wir die Technik des Instrumentes einigermaßen beherrschen. Es geht hier darum, den Dingen zur Selbsteigenheit zu verhelfen – und ich habe den Eindruck, daß durch noch so perfekte Musikaufnahmen der Ton und die Musik als solche mehr fremdgesteuert sind, als wenn die eigene Aktivität des Zuhörers bei Originalmusik und Selbstmusizieren angesprochen wird. Das Entsprechende gilt für die Psychotherapie. Wenn ein gestörter Mensch ein anschaulich geschriebenes Psychotherapiebuch liest und dabei erschütternde Erlebnisse hat, so hebt sich dieses kathartische Erlebnis erheblich ab von der Arbeit in einer dialogischen Psychotherapie, wo er sich den Sinn für seine Lebenskonstellation hart erarbeiten und einverleiben muß - Erschütterung gehört natürlich auch hier dazu.

Die Phänomene in der Sinnesfülle zu sich selbst bringen, die Sinne sich selbst verwirklichen zu lassen, ist fundamental anders als ein Sinnesgebiet zu benutzen als *Ausdruck* für Emotion – wie es heute teilweise unter der Überschrift Kreativität und Gestaltungstherapie geschieht. Dann wird mit Fingerfarben geschmiert oder in Ton gematscht, mit Orffschem Instrumentarium gelärmt oder die eigene Stimme als Urschrei gebraucht, um etwas ganz anderes als Farbe, Form, Musik oder Stimme auszudrücken: etwa den Haß auf die Mutter oder die Verzweiflung über das inhumane System oder die Sehnsucht nach Zärtlichkeit. Solange das sinnliche Organ – die Stimme, das Gehör, das Auge – Mittel für den Ausdruck von etwas anderem, fremden ist, wird es fremdgesteuert. Es kann allerdings wohl geschehen, daß durch die sogenannte Schreitherapie ein Mensch wieder zu seiner ureigenen Stimme findet und die urtümliche Macht der Töne neu in und bei sich empfindet – dann drückt er aber nicht (mehr) seine Angst aus, sondern er bringt die Dinge (hier die Töne) durch seine Stimme zur Selbst-

* Selbsteigenheit im Sinne von: dasjenige, was den Dingen selbst zu eigen ist.

gegebenheit. Aber ich weiß nicht, ob diese phänomenale Selbstverwirklichung mit dieser Form von Ausdrucks- und Gestaltungstherapien beabsichtigt ist.

Was hat die Schulung der Sinnesempfindung dann mit Therapie zu tun? Möglicherweise gibt es ein tiefes Bedürfnis des Menschen nach ästhetischer Ordnung der Dinge, sei es innerhalb oder außerhalb seines Leibes. Wenn dieses Bedürfnis geweckt und geschult wird, könnte die Übung heilsam wirken. Ein Beispiel: Der anfangs genannte Patient hat nach seiner kathartischen Erschütterung durch den Eichendorff-Text spontan begonnen, den *Taugenichts* in Ruhe zu lesen; er lag nämlich wegen einer schweren hypertonischen Krise (Blutdruck bis 270/150 mm/Hg) mit sekundärer Nephropathie (Clearanswerte bei 9% der Norm) in der Medizinischen Klinik. Während dieser Krankheit hatte er Muße, und er war erpicht darauf, sich diesen Text zu beschaffen. Er mobilisierte seine geschiedene Frau, ihm das Buch aus ihrem Bestand auszuleihen. Und er beobachtete, daß während der Lektüre die diastolischen Werte auf 100 mm/Hg sanken, demgegenüber sie trotz massiver Dosen von Antihypertonika (Nepressol 6 Tabl., Katapressan 150 2 Tabl., Katapressan Periongetten 1 Tabl., Lasix 40 6 Tabl.) bei der Produktion eigener emotionsgeladener Gedanken auf diastolisch 150 mm/Hg kletterten. Wer den *Taugenichts* kennt, weiß: Das ist keine sedative oder entspannend wirkende Novelle, sondern eine spannend geschriebene Story, eine Kriminalgeschichte des frühen 19. Jahrhunderts. Man wird nicht sagen können, Eichendorffs Text sei ein Tranquilizer. Aber man kann vermuten: Hier kommt Biographie und Sprache durch Gestaltung zu sich selbst – und diese Form der objektiven Selbstfindung wirkt heilsam. Selbstfindung, so verstanden, ist nicht Willkür subjektiver Emotion, sondern Gestaltung objektiver Sinnqualitäten.[61]

Welche Regelmäßigkeiten im Verlauf von Therapien lassen sich bei verschiedenen Therapiemethoden beobachten?

Der *therapeutische Prozeß*: Die Idee zum therapeutischen Prozeß entstand aus der Zusammenarbeit mit Psychotherapeuten verschiedener Schulen (Verhaltenstherapie, Psychoanalyse, Psychodrama, Gestalttherapie, Gesprächstherapie, TZI von Ruth Cohn), Gemeinschaftstherapeuten (vor allem Sozialarbeiter), Bewegungstherapeuten verschiedenster Schulen, Atemtherapeuten, Schauspielern, Ärzten, Beschäftigungstherapeuten. Insofern ich bei so unterschiedlichen Therapeuten den Prozeß als gemeinsames Grundmuster fand, ist er ein *integrales Element*. Der therapeutische Prozeß gliedert sich in sechs Phasen:

– Störung,
– Benennen (Konfrontation, Diagnose),
– Katharsis (Chaos),
– freiwilliger Verzicht,
– Wandeln, Ankunft des Neuen,
– neue Kommunikation.

1) Bei der *Störung* herrscht unsichere Angst. Kein Mensch weiß, was los ist. Man weiß noch nicht, wo der Unruheherd eigentlich liegt. Die Störung kann soziale Gemeinschaften (zum Beispiel Familien), die Seele, den Körper oder auch alle drei betreffen. Mein Patient klagte bei Therapiebeginn über Kopfschmerzen, Müdigkeit, Konzentrationsstörungen; er war menschlich desorientiert und fühlte sich »am Ende«. Seine Empfindungsfähigkeit für den eigenen Leib, sein Gefühl für andere Menschen waren unästhetisch; seine Ehe war so zerrüttet, daß er voller Verzweiflung aus der gemeinsamen Wohnung ausgezogen war und mit seiner Frau keine drei Minuten sprechen konnte, ohne daß beide sich mit destruktiven Vorwürfen entsetzlich verletzten.

2) Mit der *Konfrontation* wird die frei flatternde Unruhe durch Benennung festgemacht – den Namen gibt häufig ein Fachmann. Diese Diagnose kann den Charakter von Symptombeschreibungen haben; im allgemeinen kann man vom wissenschaftlich gebildeten Therapeuten eine Strukturdiagnose erwarten; sie gibt den strukturellen Hintergrund wieder. Je nach seiner Schule und Ausbildung spricht der Fachmann von Strukturlücken, strukturellen Gleichgewichts- und Systemverschiebungen oder rhythmischen Ungleichgewichten in der Zuordnung von Grundelementen. Die Diagnosen bei meinem Patienten lauten: essentielle Hypertonie mit sekundärer Nephropathie infolge Arteriolosklerose; schizoide Neurose mit massiven Charakterpanzer und entsprechenden Abwehrformen (Verleugnung, Entfremdung, Verschiebung, Rationalisierung); Mischform von narzißtischer und oraler Kollusion in der Ehe, die jetzt in der Krise zerbrach. Mit dieser Phase der Konfrontation verläßt der Therapeut wissenschaftlich gesichertes Terrain, denn ob

3) die *Erschütterung* (Katharsis und Chaos) erfolgt, ist wissenschaftlich nicht mehr vorhersehbar. Ob sich der Patient tatsächlich in seiner Personmitte durch die Wirklichkeit einer Neurose erschüttern läßt, sich in die Konfrontation wirklich hineinbegibt, hängt allein von ihm ab. Er muß sich (ein Stück weit) der Verzweiflung und dem Chaos ausliefern. Erschütterung heißt, seine eigene Krankheit und Schwäche zu akzeptieren, nicht sie zu eliminieren. Bei meinem Patienten hing die zum Teil bekannte Erschüt-

terung unter anderem zusammen mit der Konfrontation seiner Vaterbindung. Diese pathologische Struktur hatte er erlebt als Glaswand, aus der jegliches Leben gewichen war. Beziehungen zu Männern waren bar jeder freundschaftlichen oder zarten Empfindung, und seine länger dauernden Beziehungen zu Frauen erlebte er als ausschließlich lustbetont-animierend oder Geborgenheit gebend, aber ohne tiefere Verantwortung für den anderen als Menschen – Elemente des Don-Juan-Schicksals lagen in dieser Konfrontation. Im zeitlichen Zusammenhang mit dieser Erschütterung entstand bei ihm die nephrotische und hypertonische Krise.

4) Der *freiwillige Verzicht* bringt Klarheit und Festigkeit. Man weiß, was man herzugeben hat. Aber was der Patient bekommt, das weiß er nicht. Das ist unwißbar. Er trauert – doch seine Trauer ist ohne Verzweiflung; es ist trockene Trauer. Er muß durch die Trauer und durch den Schmerz hindurch. Marie-Luise Kaschnitz sagte es in einem Fünfzeiler:

Halte nicht ein bei der Schmerzgrenze
halte nicht ein
geh ein Wort weiter
einen Atemzug
noch über Dich hinaus.

Zu verzichten hat der Schwerkranke auf seinen bisherigen Lebensplan. Bertolt Brechts »Und wie man sich bettet, so liegt man« trifft hier gerade nicht zu. Denn wie das Bett aussehen wird, hängt nicht von ihm selbst ab. Mit dem Verzichten müssen wir die mit unseren berechtigten Erwartungen gefüllten Krüge entleeren.

Leere Krüge

Die Hochzeit
zu Kana
kann erst wieder
stattfinden,
wenn wir
unsere Krüge
mit Schaumwein
gefüllt
ausgeschüttet haben. [62]

Der Schaumwein ist für den hagestolzenden Narzißten eine sichere Burg, die ihm mit ihrem inneren Phantasiereichtum immer genügend Schutz vor der angriffigen Welt bietet.

Mit dem Verzicht geben wir uns preis, ohne den Preis zu kennen, der uns zukommt. Verzicht ist Arbeit, keine passive Hingabe an das unabwendbar scheinende Schicksal. Mein Patient erwog zum ersten Mal in seinem Leben vollbewußt eine Trennung, den Verzicht auf das Zusammenleben mit einer Frau. Während er seine Ehescheidung passiv über sich ergehen ließ, überdachte er jetzt die Trennung von seiner fast zwanzig Jahre jüngeren Freundin, von der er sich verwöhnen ließ und bei der er sich sehr wohl fühlte. Trennung im höheren Interesse von ihr und von sich selbst, weil zwischen ihr und ihm auf Dauer schwere Enttäuschungen vorauszusehen sind, die allerdings nur seinem Blick erkennbar waren. Trennung auch in eine ungewisse Zukunft hinein, weil er als zutiefst unpraktischer Mensch bisher immer seine Frauen lebenspraktische Probleme für sich bewältigen ließ.

5) *Wandeln – das Neue kommen lassen*: »Man muß wirken auf das, was noch nicht da ist«, sagt Laotse. Es hat keine Existenz und kein Dasein. Deshalb ist es ungreifbar. Es entzieht sich unserer Begrifflichkeit. Für uns, die wir die Dinge in den Griff bekommen wollen, ist diese Form des Seins unheimlich. Sie ist wie ein Loch – das bestätigt wiederum Laotse:

Dreißig Speichen treffen die Nabe
aber das Leere in ihnen erwirkt das
Wesen des Rades;
aus Ton entstehen Töpfe,
aber das Leere in ihnen wirkt das
Wesen des Topfes.

Die Speichen sind uns bekannt – und deshalb hat auch das Leere eine bestimmte Vertrautheit für uns, wenn wir uns ganz auf das Neue eingelassen haben. Freilich entzieht es sich unserer spekulativen Erkenntnis. Nur der geduldigen, vertrauensvollen Anschauung ist es zugänglich.

Es ist zunächst wie ein ungewisser Lichtschein, der urplötzlich in blendende Helle umschlagen kann, so daß er uns umwirft, wenn wir nicht für das Unerwartete gerüstet sind und ihm standhalten wollen. Es kann uns Angst und Schrecken einjagen, weil wir für das Neue noch keine Sprache haben. Das Neue und Kommende kann nicht angestrebt werden. Es gibt Therapeuten, die Therapie mit Anpassung an bestimmte Normen, an Ziele, Ideale oder Menschenbilder verwechseln. Darin liegt die Gefahr des therapeutischen Schematismus, der beispielsweise vorliegt, wenn der Psychotherapeut sagt: Dieser extrem abhängige Mensch muß lernen, autonomer zu leben; oder dieser Extravertierte hat ein Defizit an Innerlichkeit – dazu muß ich ihm verhelfen. Daß ein so simpler Schematismus wirklichkeitsfremd ist, bewies ein bekannter psychoanalytischer Theoretiker, indem er dargelegt hat, daß bei narzißtischen Persönlichkeitsstörungen, die sich symptomatisch durch Depression, Abkapselung, soziale Isolation und strukturell durch Phantasien der eigenen Überlegenheit und Größe (Motto: »I am the king«) kennzeichnen, das Ergebnis der therapeutischen Umwandlung ein äußerst merkwürdiges ist: Denn Einfühlung, Kreativität, Weisheit und Humor sind das Resultat der therapeutischen Wandlung. Rational ist es nicht einzusehen, warum gerade diese Talente bei einer Wandlung des Narzißmussyndroms zum Vorschein kommen sollen.[63]

Bei meinem Patienten war mir schon lange vor dem kathartischen Erlebnis mit dem Eichendorff-Text folgendes aufgefallen: Er experimentierte mit der deutschen Sprache, ohne daß wir im einzelnen verstanden, wohin das führen könnte. Ich habe ihn in seinen Experimenten bestärkt – er hatte eine merkwürdige Zuversicht bei diesen Untersuchungen, dagegen kein rauschhaftes oder beglückendes Erleben. Gelegentlich sagte er auch, es sei ihm unheimlich.

6) *Neue Kommunikation* ist Vollzug und Übung der neuen Sprache. Die neue Sprache läßt mich mit Krankheit, Schicksalsschlägen, mit gestörten Verhältnissen, mit eigener und fremder Schuld ausgesöhnt sein. Die Familientherapeuten sprechen zum Beispiel vom Schuldkontenausgleich zwischen den Generationen. Der Sohn versöhnt sich mit der Schuld seines Vaters und umgekehrt. Neukommunizieren heißt, veränderte Beziehungen zu den Mitmenschen meiner Umgebung zu pflegen und zu üben. Das erfordert Tatkraft und Durchhaltevermögen – zumal wenn die anderen überrascht sind und wieder die alten, gewohnten Bahnen einschlagen wollen.

Neukommunizieren heißt, die neue Beziehung mit meinem Körper auszubauen in den Grenzen der Krankheit. Wenn der Gelähmte im mühevollen Üben seinen neuen Rhythmus und die ihm eigene Bewegungsgestalt gefunden und errungen hat, so befriedigt diese neue Körperkommunikation nicht nur ihn selbst, sondern sie wirkt auch auf den aufmerksamen Betrachter schön – weil Rhythmus und Bewegung hier zur Selbsteigenheit gebracht wurde.

Neue Kommunikation kann auch die Sprache eines neuen Selbstverständnisses sein. »Ich bin geworden, der ich bin – während ich zuvor vor mir selbst auf der Flucht war.« Es gibt Menschen, die nach einer tiefgehenden Lebenskrise einen neuen Stil zu leben und zu arbeiten fanden – die produktiver sind, ohne den Erfolg zu suchen, und die Erfolg haben, ohne dem Glück nachzujagen.

Das Leben ist erfüllt von tiefer Freude, zu der Lust und Unlust ebenso gehören wie Angst und Spannung; die Freude ist gepaart mit Vertrauen in die Zukunft, die immer voller Ungewißheit ist. »Nicht wissen, wohin du gehst – das heißt, recht wissen, wohin du gehst.« (Martin Luther)

Mein Patient konnte die Freude nur getrübt erleben. Sein körperlicher Zustand war schlecht, bedrohlich und ungewiß. Dagegen hat er eine mußevolle Beziehung zu sich selbst und zur deutschen Sprache gefunden. Als Musiker konnte er die tiefere Verbindung seiner Stimme und seines Atems mit seinem Leib in seinem Beruf verwenden: Er berichtete glaubhaft, sein Chor habe davon profitiert. Und die destruktiv-narzißtische Abkapselung in der Beziehung zu seiner Frau wich einer schmerzlich verhaltenen Trauer: Ein paar weise Gedanken über eine fast zwanzig Jahre währende Beziehung voller Enttäuschungen kamen wieder über seine Lippen, ohne Vorwurf gegen die Frau, gegen sich selbst oder gegen das Schicksal.

An dieser Idee des therapeutischen Prozesses lassen sich einige allgemeine *Aspekte über den Prozeß* ablesen:

1) Gesundheit ist weder ein Konsumartikel noch ein Genußmittel. Sie kostet »Opfer an Zeit, Reichtum und Leben«. (Rosenstock-Hussy) Und Gesundheit ist nicht Abwesenheit von Krankheitsbeschwerden – wie es das heutige Mißverständnis der wissenschaftlichen Medizin will –, sondern Gesundheit ist einverleibtes Kranksein.

2) Der Prozeß hat weder Zweck noch Ziel, sondern er ist ein Weg, der durchschritten und durchlitten wird. Er ist weder planbar noch herstellbar; er liegt jenseits des rationalen Kalküls. Lapidar schreibt der frühverstorbene Lyriker Hermann Kükelhaus zur Kriegsweihnacht 1941:

[…]
Der Stunden kommen viele
sie jagen sich im Übermaß
Ihr kauft sie Euch für Zweck und Ziele –
ich kann es nicht, verzeiht mir das. [64]

3) Der Prozeß ist Arbeit – man könnte ihn auch nennen: das Tagewerk des Therapiearbeiters. Arbeit aber ist prinzipiell nicht käuflich, sondern nur vollziehbar. Nur wer sich auf die Sache (hier die Krankheit) einläßt, wer die Sache durchlebt ohne auszusteigen und wer die Sache zu Ende kommen läßt, kann diese Arbeit leisten.

4) Diese Arbeit kann nur mit der *Sache selbst* geleistet werden, zum Beispiel mit der gestörten Funktion, dem kranken Körper, der kranken

Familie. Wer sachfremde Mittel benutzt, etwa fremde Personen bei einer kranken Familie ungerufen ins Spiel bringt, manipuliert und bricht den Prozeß ab. Die Sache muß sich in sich selbst umwandeln können; eine Veränderung von außen scheidet aus. Das Symptom wird durch Fremdmittel zwar beseitigt, aber es ist fraglich, ob damit der Prozeß gefördert wird. Von daher ist beispielsweise die Strahlentherapie von Krebskranken als Fremdmittel problematisch. Kenner behaupten, der Verlauf sei ohne und mit Bestrahlung der gleiche. In diesem Sinn ist der Prozeß auch Selbstfindung, Selbstbestimmung und Selbstverwirklichung – jedoch nicht als subjektiver Willkürakt, sondern in strenger Bindung an die Krankheit und an den Prozeß.

5) Der Prozeß ist nicht evolutionär, und er gleicht nicht einer Entwicklung; vielmehr erscheint er in Sprüngen[65], Mutationen[66], und er gleicht insofern einer Revolution[67] – allerdings nicht im Sinne der Zerstörung des Alten, sondern in einem Sinn, der das Alte verwandelt und zu neuem Leben führt.

6) Die Zeit ist nicht extensiv, ausgespannt wie die Uhren-Zeit; deshalb ist sie auch weder zerstückelbar noch reproduzierbar. Das schützt den therapeutischen Prozeß. Er ist weder per CD, Tonband, Fotografie, Videorecorder noch durch Printmedien wieder herstellbar. Denn er ist ganzheitlich. Die Zeit ist vielmehr intensiv und implosiv. »Zeit spielt keine Rolle«, das heißt Zeit im meßbaren Sinne: Der Sprung von einer Phase zur anderen kann Jahre dauern, oder er kann sich in Minuten durchsetzen. Die Zeitintensität läßt sich auch darin erkennen, daß in einer tatsächlichen Therapie einzelne Phasen scheinbar gar nicht vorhanden sind: Als Phänomene nehmen Therapeuten wie Patienten manchmal nur die erste und die letzte Phase wahr.

7) Die seelische Haltung der Betroffenen und Beteiligten, des Patienten wie des Therapeuten, ist weder aktiv noch passiv, sondern medial: Sie lassen den Prozeß zu und lassen ihn kommen; dazu gehört sensible Wachheit, ein lebendiges Herz und zielsichere Tatkraft. Jedoch werden sie nicht vom Geschehen überwältigt, noch vollbringen sie herakleische Taten. Die Dinge auf sich zukommen und sie Gestalt werden zu lassen, ist eine Haltung, die zwischen Passivität und Aktivität liegt.

Die integrale Therapie fasse ich wesentlich auf als eine Kunst des Heilens, weniger als eine Wissenschaft von der Heilkunde. Wenn ich den Therapeuten einen *Poeten des Leides* nenne, so ist damit nicht gesagt, er sei ein Liebhaber oder gar Techniker angewandter Lyrik. (Es gibt bereits ein Institut für Lyriktherapie in den USA.) Noch weniger möchte ich den Therapeuten in die begriffliche Nähe des Kreativitätsrummels bringen. Mit Poesie therapieren heißt, den Leidenden so in seiner Schwäche und seinen Gebrechen begleiten, daß er die notwendigen und schmerzlichen Prozesse seines Menschenlebens geschützt vollziehen kann. Dieser Schutz des Therapeuten entzieht sich der begrifflichen Definition und Verwissenschaftlichung. Die Heilkunst entströmt ebenso der Herzmitte wie die Poesie – beides liegt in der Sphäre des offenbaren Geheimnisses, das nicht machbar ist, ebensowenig wie der therapeutische Prozeß manipulierbar ist. Wir, Patient wie Therapeut, können es kommen lassen und es als Geschenk empfangen, nicht mehr und nicht weniger.

7 Zwei integrale Therapiebegriffe – dargestellt an der Therapie eines psychosomatisch Kranken

Zur Veranschaulichung der vorhergehenden theoretischen Ausführungen werden jetzt einige Ausschnitte aus einer kombinierten Parallelbehandlung angeführt, die ambulant durch eine Atem-, Stimm- und Bewegungstherapeutin* und durch mich als Psychoanalytiker durchgeführt wurde. Die Klärung zweier Therapiebegriffe, die der therapeutischen Verständigung dienen, sei der Kasuistik vorangestellt. Dabei ist zu betonen, daß beide integrale Begriffe in der Zusammenarbeit zwischen uns genauer erprobt wurden und sich dabei als außerordentlich hilfreich erwiesen haben. Darüber hinaus entsteht jedoch der Eindruck, daß sie außerdem auch für andere, wenn nicht sogra für alle Therapieverfahren, als methodisch-therapeutische Grundlage dienen können.

Bei Beginn der Therapie herrschte eine fast unüberwindlich scheinende Kluft in der therapeutischen Kommunikation: Jeder arbeitete nicht nur mit seiner Technik, sondern dachte auch in seinem theoretischen Bezugssystem: hier Psychoanalyse, dort Atem-, Stimm-, Bewegungstherapie. Es war in dieser Situation zweifellos hilfreich, daß beide Therapeuten nicht nur Lehrbuchwissen, sondern auch einen gewissen Teil Selbsterfahrung vom Fachgebiet des therapeutischen Partners besaßen. Dieses gegenseitige Wissen um die therapeutische Gegenposition reichte aber keineswegs aus, um die Kluft zwischen beiden Systemen zu schließen: So war es zwar möglich, mitzuhören, was der Partner in einer jeweiligen Sitzung »gemacht«, also welche Techniken er angewendet hatte und welche vermeintlichen Wirkungen dabei eingetreten waren. Jedoch blieb die Frage offen, wie denn das therapeutische Geschehen insgesamt zu verstehen sei. Beim Suchen nach grundlegenden Begriffen, die beiden therapeutischen Bezugssystemen gemeinsam sind, Wesentliches über die Therapie aussagen und insofern inte-

* Frau I. Reese, Hannover, danke ich zugeich für kritische Anregungen bei der Abfassung des Manuskriptes. (Literatur siehe bei Schlaffhorst/Andersen, *Atmung und Stimme*, und Vogler, *Physiotherapie*.)

gralen Charakter haben, bildeten sich zwei Begriffskomplexe heraus: a) das *schwingende Gleichgewicht*, b) der *therapeutische Prozeß* und seine Phasen.

a) Das *schwingende Gleichgewicht* ist definiert als *selbststeuernde und selbstbildende* Bewegung; als selbstbildendes Prinzip liegt es jenseits der Mechanik maschineller Regelkreise, die sowohl ihre energetischen Impulse wie auch die intelligente Kraft ihrer Bildung und Erfindung von Quellen außerhalb ihrer selbst haben.[68] Steuernde, gestaltbildende und energiebildende Impulse wohnen im System dieses schwingenden Gleichgewichtes. Es ist ein biologisches Grundphänomen, das in der allgemeinen Physiologie des Menschen als Prinzip des *Organismus* im Gegensatz zum Mechanismus schon lange bekannt ist.[69] Mechanische und organismische Regelkreise sind demnach prinzipiell verschieden. Deshalb erscheint der Begriff »schwingendes Gleichgewicht« auch geeignet, pathophysiologische Phänomene, also körperliche Krankheiten, abzuleiten. Zugleich gehorcht das schwingende Gleichgewicht den von der *Gestaltpsychologie* beschriebenen Gesetzen: Es handelt sich um eine Ganzheit, die eine schwingende Gestalt bildet. An den Extrempunkten der Schwingung kehrt die Bewegung spontan um und ändert ihren Richtungsimpuls. Ganz gleich, welche Richtungen eingeschlagen werden und mit welcher Kraft die Impulse geladen sind, die ganze Gestalt steht immer im inneren Gleichgewicht, und sie bestimmt die Größe ihrer Bewegungsauslenkung selbst.

Das Gestaltprinzip ist in der allgemeinen Psychologie seit langem (Katz, Goldstein), in der psychologischen Pathologie (Conrad) und in der psychologischen Therapie seit Jahrzehnten (Perls) bekannt. Dabei ist das Schwingungsphänomen zwar im allgemeinen Gestaltprinzip enthalten, denn keine lebendige Gestalt ist denkbar ohne das schwingende Gleichgewicht – man denke nur an die Schwingung beim Figur-Hintergrund-Phänomen, wo die Aufmerksamkeit spontan zwischen Figur und Hintergrund pendelt; aber es wurde bisher in der Gestalttheorie nicht besonders betont.

Ich halte das schwingende Gleichgewicht für ein organismisches Grundphänomen, das für körperliche wie seelische Prozesse tieferes Verständnis eröffnet. Hierzu zwei Beispiele: Im physiologischen Bereich schwingt die Atmung im Gleichgewicht zwischen Ein- und Ausatmen; diese Gestalt kann zwar durch Willkür gestört, nicht aber kann der schwingende Rhythmus durch Willkür hergestellt werden. Die Willkür kann sich nur auf das Beseitigen von Behinderungen einer gestörten Atemschwingung richten, was mit anderen Worten heißt: sich der spontanen Gestaltschwingung des Atmens mit seinem jeweiligen Rhythmus, seiner Kraft (Energie), seiner Richtung in die Körperhohlräume et cetera unterzuordnen. Aus der Tiefenpsychologie und Psychotherapie sei der von dem Schweizer Psychiater Eugen Bleuler entdeckte und später von Freud in seine Psychoanalyse übernommene Begriff »Ambivalenz« erwähnt. Bei der Ambivalenz schwingt die seelische Bewegung zwischen zwei Polen, wie etwa zwischen Zuwendung und Abneigung, Liebe und Haß, Sympathie und Antipathie. Dieser Schwingungsvorgang ist grundsätzlich bei jedem seelischen Akt als emotionale Grundlage vorhanden; es kommt darauf an, ihn wahrzunehmen und sich mit ihm in eine vernünftige und sozial vertretbare Beziehung zu setzen. Bleuler hat zwar die Ambivalenz bei seelisch gestörten Menschen entdeckt, und häufig meint man, seelische Störungen seien durch Ambivalenz charakterisiert. Seelische Störungen zeichnen sich jedoch dadurch aus, daß der Kranke zwar seine ambivalente Schwingung spürt, sie aber nicht berücksichtigt und sich dagegen wehrt, während der Gesunde sich in Übereinstimmung mit seiner Ambivalenz zu bringen vermag.

Hier geht es darum, das schwingende Gleichgewicht als psychophysisches Grundphänomen des menschlichen Organismus aufzufassen, das sowohl sogenannten körperlichen wie sogenannten seelischen Erscheinungen zugrunde liegt. Störungen der schwingenden Gestalt können sich als verzerrte und fixierte Auslenkungen zeigen. Beim Asthma ist beispielsweise die Dynamik des Atemprozesses übermäßig fixiert auf die Einatmung. Bei der Zwangsneurose ist die Dynamik der emotionalen Bewegung festgefahren auf der Sympathie und Bejahung, während Antipathie und Ablehnung unterbetont sind. Durch geeignete Heilmittel läßt sich die fixierte Auslenkung wieder in eine organismische Schwingung verwandeln. Solche Heilmittel sind im Falle von Asthma und Zwangsneurose Sprech-, Bewegungs- sowie Psychotherapie, wobei diese Heilmittel vollkommen gleichrangig nebeneinander stehen. Es hängt vornehmlich nicht von der Krankheit (hier Asthma und Zwangsneurose) ab, welches Mittel angewendet wird, sondern von den subjektiven Voraussetzungen des jeweiligen Kranken (Bildungsstand bezüglich Verbalisationsvermögen, biographische Motivation und Zugänglichkeit für die eine oder andere Methode).

Welche grundsätzlichen Schritte der Kranke tun muß, um den Weg von der fixierten Auslenkung, also der Verzerrung eines organischen Schwingens, wieder zur normalen schwingenden Gestalt zurückzulegen, soll als therapeutischer Prozeß (Heilungsweg) kurz skizziert werden. Dabei kann es sich nicht darum handeln, welche Techniken (Tricks, Kniffe) man in der Atem-, Stimm- und Bewegungstherapie und in der Psychotherapie benutzt, denn diese Techniken sind selbstverständlich verschieden; sondern es wird dargelegt, welche Phasenfolge der Kranke auf dem Wege der Heilung zurücklegen muß und worauf auch sein Therapeut als Gefährte dieses Weges zu achten hat.

b) Der Sinngehalt des *therapeutischen Prozesses* ist wesenhaft durch Verzicht und Wandlung auf krankhafte Strukturen bestimmt. Verzicht und Wandlung sind immer nur möglich kraft des persönlichen Engagements der Betroffenen; ohne intensive Arbeit und Anstrengung des Patienten und bis zu einem gewissen Grade auch seines Therapeuten gibt es keine Entwicklung in der Stufenreihe des sechsgliedrigen Therapieprozesses. Alle großen Therapeuten sind sich darin einig, daß nur durch lange, schmerzvolle Arbeit des Patienten an und mit sich selbst wirkliche Heilung möglich ist. Nicht zuletzt Sigmund Freud hat für seine psychoanalytische Technik der freien Assoziation immer wieder darauf hingewiesen. Schon der Titel seines genialen Aufsatzes *Erinnern, Wiederholen, Durcharbeiten* (1914) spiegelt in einfachen Worten den Arbeitscharakter der Therapie wider.

Diese sechsgliedrige Phasenreihe des therapeutischen Prozesses wurde im sechsten Kapitels bereits dargestellt. (Vgl. Seite 92 ff.) Das Objekt dieses Prozesses – charakterisiert durch die Stufen Störung, Konfrontation, Katharsis, Verzicht, Wandlung und neue Kommunikation – ist die pathologische Struktur, die dabei radikal von der Symptomatik zu unterscheiden ist. Im Beispiel der Krankengeschichte, die unsere Thesen veranschaulichen soll, besteht die Symptomatik in tetaniformen Anfällen, Depressionen, Atembeklemmungen, Herzangst, Krankfeiern, sozialem Druck auf die Umgebung (Ehepartner, Arbeitsfeld, Ärzte –, so daß der Patient zum Beispiel öfter auf die Intensivstation eingeliefert wird); die Struktur dagegen ist durch gefrorene Angriffigkeit (destruktiv fixierte Aggressivität) und eine übermäßige Schmerzempfindlichkeit (narzißtische Kränkbarkeit) gekennzeichnet, die jede Verletzung höchstpersönlich auffaßt und jede Schmerztoleranz unmöglich macht. Schematisch gesprochen ging es also darum, diesen Patienten mit seiner festgefahrenen Aggressivität zu *konfrontieren*, ihm seine jahrelange Vermeidung jeder energischen Verteidigung seiner selbst oder Kritik gegen andere zu verdeutlichen; ihm zur *Erschütterung* zu verhelfen, so daß er die Bequemlichkeit dieser Fixation erfuhr und in dieser Krise seine bisherige Lebenslüge erkannte, die unter anderem in der bequemen Vermeidung jeder persönlichen Auseinandersetzung bestand, was er selbst als Fairneß verkannte; ihn außerdem zur Entscheidung zu begleiten, ob er auf diese bequeme Fehlhaltung *verzichten* wolle, was natürlich auch ein Opfer an Krankheitsgewinn bedeutet (er wird dann nicht mehr von seiner Frau bedauert und gepflegt; er muß sich den aggressiven Realitäten stellen); ihm schließlich die *Wandlung* von zynischer, kalter Aggressivität hin auf eine sensibel-empfindsame Lust am Zupacken bei Problemen zu ermöglichen; und ihn darin zu bestärken, diese *neue Beziehung* zu sich selbst und seinen Mitmenschen auszubauen.

Eine Therapiegeschichte des Wandels von Schmerzhaftigkeit und Aggressivität

Der bei Beginn der Behandlung etwa dreißigjährige Angestellte der »mittleren« Etage in einem Großbetrieb suchte meine psychotherapeutische Sprechstunde als medizinische Endstation auf, nachdem er in den letzten sechs Jahren nach Beginn seiner Beschwerden mehrere internistische Spezialisten konsultiert und mindestens einmal pro Jahr einen mehrwöchtigen Krankenhausaufenthalt hinter sich hatte und regelmäßige Badekuren ebensowenig fruchteten wie die ambulante Behandlung mit Tranquilizern (Librium, Valium) sowie andere Mittel von neurovegetativer Wirkung (Kalziuminjektionen, AT-10-Tabletten). Mindestens vier Wochen im Jahr ließ er sich wegen seiner Beschwerden krankschreiben.

Als Beschwerden brachte er vor: Tetanieanfälle (bei leichter Hypokaliämie), plötzlich einfallende Angstzustände mit Herzrasen, nächtliche Unruhe, Schlafstörungen (mit angeblich höchstens drei Stunden Nachtschlaf); neuerdings sei er wegen der Aussichtslosigkeit seiner Zustände tief deprimiert, und verzweiflungsvoll dränge sich ihm der Gedanke auf, sich umzubringen. Zudem sei er labiler und reizbarer als früher, er gerate leicht in unkontrollierbare Wut aus nichtigem Anlaß. Seinen Zuständen sei er ohnmächtig ausgeliefert, da sie ihn in verschiedenen Streßsituationen scheinbar wie aus heiterem Himmel treffen: beim Autofahren, nach dem Überschallknall eines Düsenjägers, beim Vortrag bei einem Vorgesetzten. Da er selbst sorgenvoll seinen steigenden Medikamentenkonsum beobachtet hatte, faßte er den für seine Begriffe heroischen Entschluß, innerhalb von vier Wochen sämtliche Medikamente allmählich abzusetzen. Die Wirkung waren gesteigerte Beschwerden mit ständig hoher Spannung, fast totaler Schlaflosigkeit, motorischer Unruhe – er hatte das Gefühl verrückt zu werden. Zu den Suizidgefühlen drängten sich jetzt noch Heterozidimpulse auf: Der Gedanke sei für ihn die scheußlichste Bedrängung, plötzlich das Küchenmesser einem anderen Menschen in den Körper zu jagen.

Im Kontakt wirkt dieser Mann höflich-korrekt, überaus beherrscht, eher überangepaßt, er hält seine Gefühle zurück. Würde er nicht gelegentlich ironisch-belustigt die Stirn runzeln, so hätte ich ihn als ziemlich kindlich in seiner Abhängigkeit eingeschätzt. Ein sehr sensibler, im positiven Sinn empfindsamer Mensch mit musischen Interessen (Chorsänger, Klavierspieler), aber seine Sensibilität habe sich nach seinen Worten in den letzten Jahren bis zur Unerträglichkeit gesteigert, so daß er sich am liebsten ständig verkriechen würde.

Mit diesem Patienten vereinbarte ich eine tiefenpsychologisch fundierte Gesprächspsychotherapie, die dann 69 Stunden lang etwa zweimal pro Woche währte. Zugleich begab er sich auf meinen Rat hin in eine Atem-, Stimm- und Bewegungstherapie mit je einer Sitzung pro Woche, die er jedoch erst zwei Monate nach Beginn der Psychotherapie aufnehmen konnte.

Es geht hier nicht darum, die typischen pathogenen Details seiner Biographie und Lebenssituation darzustellen. Sie entsprechen dem, was in den zahlreichen hinlänglich bekannten psychoanalytischen Krankengeschichten einer Angstneurose mit psychosomatischer Symptomatik bei zwanghaft-narzißtischer Charakterstruktur publiziert ist. Es sei vielmehr anhand zweier typischer Strukturmerkmale, nämlich seiner verzerrten Aggressivität und persönlichen Überempfindlichkeit (narzißtischen Kränkbarkeit) aufgezeigt, wie die beiden Grundphänomene des schwingenden Gleichgewichtes und des therapeutischen Prozesses sich während der psychoanalytischen Therapie verwirklichten.

Tabelle 1 soll schematisch andeuten, wie sich die verzerrte, unrhythmische Dynamik manifestiert. Das zeigt sich einerseits in seiner Flucht vor jeglichem Schmerz (sei es durch den ärztlich legitimierten Medikamentenabusus, sei es durch Krankfeiern – alles Zeichen neurotischer Bequemlichkeit) und in seinem destruktiven Sturz in extreme Schmerzen (sei es, daß er sich mit vollkommen schutzloser Blöße den Angriffen seiner Frau aussetzte, sei es durch Symptomverstärkung, die er dann durch erhöhten Medikamentenkonsum oder Krankenhauseinweisungen hilflos zu kompensieren versucht) und andererseits in verdrängter Aggressivität, die sich etwa in vorwurfsvollem Selbstmitleid, extrem langer Fixierung an beleidigenden Vorwürfen, Suizid- und Heterozidimpulsen äußert. Im Laufe der kombinierten Therapie gelang es, die auf diesem Gebiet fixierte und verzerrte Dynamik zu lockern und allmählich überzuführen in eine schwingende Dynamik mit rhythmischer Bewegung: Der therapeutische Erfolg auf dem Gebiet der Kränkbarkeit und Schmerzempfindlichkeit besagte, daß die Bewegung schwang zwischen vorsichtigem Meiden des Schmerzes und ganz bewußtem Sich-dem-Schmerz-Aussetzen, wenn das notwendig war. Dazu gehörte ebenso eine neue integrale Bewußtheit, wie zum bewußten Steuern seiner Aggressivität: Als eine Art Zwischenstadium hat er hier ein ironisches Kritisieren des Gegners erreicht, das manchmal freilich noch zuviel des Guten war. Es fehlte noch die echt schwingende Dynamik zwischen sachlicher Kritik und der Fähigkeit, Kritik zurückzuhalten und abzuwarten bis zur richtigen Gelegenheit. Im folgenden werden einzelne Therapiestationen der psychoanalytischen Behandlung geschildert.

In der 14. Stunde gesteht er unter starkem Gewissensdruck mit innerer Traurigkeit zum ersten Mal seine unbewältigte Aggressivität ein: Mordphantasien belästigen ihn häufig, sie richten sich gegen Jüngere und Schwächere, also gegen Frauen und Kinder. In Gegenwart kleiner Kinder wagt er kein Messer in die Hand zu nehmen, weil er fürchtet, es könne ihm »ausrutschen«. Mit unverkennbarem Triumphblick, zugleich gedämpft durch eine niedergeschlagene Geste der Hände, erzählt er, er habe seine Frau ein einziges Mal geschlagen – freilich kann er seine Lust an der Aggression und sein Triumphgefühl innerlich nicht nachempfinden. Er ist ziemlich erschüttert, als ich ihn mit dem Triumphaspekt konfrontiere, er wehrt das zunächst ab. Als Wirkung dieser Lockerung seiner gefrorenen Aggressivität beobachtet er etwas für ihn ganz Unverständliches: Seit sechs Jahren empfindet er nun zum ersten Mal wieder Müdigkeit und kann sich besser bei seiner Arbeit konzentrieren. (»Die Ge-

danken tanzen nicht mehr so.«) Wenige Stunden später kann er die bisher geheimnisvoll gehütete, hochgradig mit Haß auf seine Frau besetzte Geschichte seiner schwersten Enttäuschung erzählen: Vor der Verlobung sei seine Braut in spe während eines Italien-Urlaubs mit einem Italiener abends tanzen gewesen, habe sich in ihn verliebt und von ihm nach Hause bringen lassen. Für ihn verknüpfen sich mit diesem »Treuebruch« die wildesten Phantasien, und da seine Braut sich über die näheren Einzelheiten dieser Aventure ausschweigt, dringt er in sie, stellt ihr Fallen, peinigt sie über Wochen, um ihr ein Geständnis abzupressen; bis zehn Jahre nach dem Ereignis hat er ihr diesen zudem noch nicht einmal eindeutigen Seitensprung nicht vergeben. Sein gekränkter Stolz brach damals in Anfällen von Raserei aus, jetzt bricht sich seine Wut in inquisitorischen Nachtsitzungen Bahn, in denen er der »wahren Begebenheit« auf den Grund zu gehen glaubt, die aber tatsächlich nur dazu dienen, seinem fixierten Haß eine Abfuhr zu verschaffen. Das Haßthema kehrt seither immer wieder. So bringt er in der 18. Stunde seine Herzangst mit Hilfe der Gestalttechnik in Verbindung mit Haß gegen messerbewaffnete Männer, vor denen er Angst hat zu unterliegen; ebensolche Angst stand er in der Schule aus, wenn er unvorbereitet Gefahr lief, sich zu blamieren. Alles ihn persönlich Kränkende wird automatisch mit Haß besetzt. Es folgen Serien von Tötungsträumen, die anfangs immer den Charakter von tödlichem Ernst (»alles oder nichts«) haben, aber allmählich durch eine Art komischer Ironie relativiert werden. Diese Relativierung setzt sich konsequent fort in eine gewisse Gelassenheit, mit der er in der 30. Sitzung Verfolgungsszenen und Bilder von wilden Tieren auf sich zukommen lassen kann, ohne wie früher in Panik zu geraten. Gleichzeitig registriert er Trauer über die aggressive Entfremdung von seiner Frau: ein erstes Anzeichen für die beginnende Wandlung in der Einstellung zu ihr. Zuvor hatte er zwar die Entfremdung, nicht aber die Aggressivität der Frau gegenüber wahrgenommen.

Allmählich gelingt es ihm, Aggressionen besser wahrzunehmen und zu steuern: In der 34. Stunde drückt er zum ersten Mal einen zunächst scheinbar unmotivierten, übermäßigen Affekt gegen mich aus. Während ich ihm kurz den Rücken zukehre, spürt er den Impuls, mir mit der rechten Handkante gegen den Hinterkopf zu schlagen – vielleicht eine Reaktion darauf, daß ich ihm für wenige Augenblicke die Zuwendung entzogen habe. Fünf Stunden später kann er seine Wut gegen mich gezielter ausdrücken. Ich hatte einmal sein in meinen Augen läppisches Verhalten als »Unsinn« abqualifiziert. Er vermag sich mit offener Empörung dagegen zur Wehr zu setzen, ein Verhalten, das ihm bisher in seinem Leben einem Mann gegenüber nie gelungen war, dazu noch gegen einen älteren, der für ihn Autorität ist. In den folgenden Sitzungen tauscht er Kritik und Gegenkritik mit dem Psychotherapeuten immer gezielter und sachbezogener aus.

Allgemeine Begriffe		Beispiele aus der Therapie	
Bewußtheitsgrad und Wahrnehmungsvermögen	Dynamik	Schmerzempfindlichkeit	Aggressivität
Unbewußtheit Isoliertes Wahrnehmen (ohnmächtiges Ausgeliefertsein)	Verzerrte Dynamik (unrhythmische Bewegung)	Flucht vor Schmerz; selbstzerstörerischer Sturz in Schmerz	Jahrelanges Festhalten an beleidigendem Vorwurf; vorwurfsvolles Selbstmitleid; Verdrängt Aggressivität
↓		↓	↓
Heilungsweg (therapeutischer Prozeß)			Ironisches Kritisieren des Gegners (als Zwischenstadium)
↓		↓	↓
Integrale Bewußtheit; Ganzheitliches Wahrnehmen (Selbststeuern, wache Hingabe)	Schwingende Dynamik (rhythmische Bewegung)	Vorsichtiges Meiden des Schmerzes; Notwendiges Sich-dem-Schmerz-Aussetzen	Humorvolles, sachliches Kritisieren ←→ Zurückhalten von Kritik und Warten auf passende Gelegenheit; Echte Selbstkritik

Tabelle 1: Stichworte zum therapeutischen Prozeß

Wie ist diese Entwicklung vor dem Hintergrund der Phasenreihe des therapeutischen Prozesses zu sehen? In der Konfrontationsphase ging es darum, überhaupt die fixierte Aggressivität beim Namen zu nennen; in der Phase der Erschütterung hatte er sich mit den merkwürdig ausgeprägten Tötungsimpulsen gegen sich selbst und andere zu beschäftigen; zugleich fühlte er sich dadurch entlastet. In der Phase des Verzichtes hatte er seine für ihn ungeheuer bequemen aggressiven Phantasien zu opfern, die sich allein ungezielt mit seinem Innenleben oder schwächeren Individuen beschäftigten. In der Phase der Wandlung wagte er erstmals Kritik an Überlegungen und baute dieses Verhalten in der Phase seiner neuen Kommunikation weiter aus.

Was die Entwicklung seiner Schmerzhaftigkeit und Empfindlichkeit angeht, so stellt er in der 43. Stunde erstmals selbst eine klare Diagnose (Phase der Konfrontation). In einer für ihn mit Unlust und Kränkung hochgesättigten Arbeitssituation traten plötzlich Kopfschmerzen, Herzstiche auf, und er begann, seine eigene Lüge zu durchschauen, deren innere Formel lautete: »Wenn du zuviel arbeitest, wirst du krank!« Bei derartigen, normalen Widerständen hatte er bisher immer »das Handtuch geworfen« und war geflüchtet. Damit setzte er die Schwelle seiner Schmerz-

empfindlichkeit und Kränkbarkeit laufend herab, was letztlich zur Eskalierung seiner zahlreichen Symptome geführt hatte. Diese Beschwerden schützten ihn zwar zunächst vor äußeren Belastungen und brachten ihm insofern Krankheitsgewinn ein, aber auf die Dauer erwies sie sich als Pferdefuß, weil sie sich in autodestruktiver Weise verselbständigten und sich gegen jegliche Initiative von ihm selbst in Marsch setzten, so daß er nur noch ein verkrüppeltes Dasein führen konnte. Er mußte jetzt diesen Prozeß insofern rückgängig machen, als er alle Kräfte seiner Bewußtheit und Wahrnehmungsfähigkeit auf den Plan zu rufen hatte, um seine Schmerzempfindlichkeit zwar zu registrieren, sie aber zugleich zu ertragen und damit seine Widerstandskraft zu stählen.

In der 44. Stunde berichtet er über sein merkwürdig verändertes Empfinden: Gewalttätigkeit ist anders als früher; früher löste der Gedanke an Gewalt panische Angst aus. Jetzt kann er mit Angst bewußter umgehen, auch mit seiner allgemeinen Lebensangst. Den Schmerz läßt er auf sich zukommen; zuvor flüchtete er entweder vor jeglichem Schmerz oder verwundete sich selbst. Die Struktur der pathologischen Verzerrung war in diesem Punkt gekennzeichnet durch die Extreme: Flucht vor Schmerz und zerstörerischem Sturz in den Schmerz (siehe Tabelle 1). Er beginnt jetzt, den Schmerz zu akzeptieren. Gleichzeitig wandelt sich damit zweierlei: Bisher unbewußte Vorgänge, die der Entfremdung anheimgefallen waren, werden bewußt erlebt. Bisher verzerrte Dynamik wird entzerrt und erhält damit eine schwingende Dynamik.

Als allgemeine Beschreibung seiner Befindlichkeit spricht er in der 46. Stunde von einem »neuen Zustand«: Seit sieben Jahren erlebt er zum ersten Mal wieder über längere Zeit einen wohltuenden Schlaf, fühlt sich körperlich erschöpft, er kann »neu leben«, Kräfte zum Sprechen und Arbeiten »kommen« ihm. Zugleich wird ihm anhand eines Traumes klar, daß er notwendigerweise körperliche Schmerzen (etwa in Form von Stichen im Kopf und Herzen) auf sich nehmen muß, wenn er seine Ideen in die Wirklichkeit umsetzen will. Bisher hatte er sich der Lebenslüge hingegeben, seine Schmerzen hinderten ihn schlechthin am Durchsetzen eigener Konzepte. Er akzeptiert den Schmerz jetzt als Preis für individuelle Leistung.

In der Endphase der Psychoanalyse ging es darum, die Kriterien für eine Fortführung der Therapie oder für eine vorläufige Beendigung zu finden. Seine Neigung war in hohem Maß ausgeprägt, der Klärung dieser Frage auszuweichen. Die bei narzißtischen Neurosen von Kohut beschriebenen Ewigkeitsphantasien bestimmten ihn kräftig dazu, auf eine »ewige Psychoanalyse« hinzusteuern, ohne daß ihm das bewußt war. Beispielsweise wollte er die Beendigung der Psychotherapie von seiner Schlaffähigkeit abhängig machen: Da er unter Schlafstörungen litt (die er übrigens durch geeignete eigene Anstrengung, wie nächtliches Körperbürsten, Atemüben, ohne weiteres selbst beheben konnte), hätte er sich mit diesem Symptom auf ewig an den Therapeuten ketten können, denn es hinge dann ganz von seiner Willkür ab, wann das Symptom zum Verschwinden zu bringen sei. Zugleich hätte der Therapeut sich damit auf Gnade und Ungnade ihm ausgeliefert, was das Ende der Psychotherapie betrifft.

Unter dem Aspekt der verzerrten Dynamik bedeutet diese ausgeprägt wirksame unbewußte Ewigkeitsphantasie wiederum Flucht vor bestimmten Grenzen in die Grenzenlosigkeit, wobei »Begrenzung« für ihn schmerzhafte Beengtheit bedeutet. Natürlich handelt er sich mit dieser Flucht auch wieder vermehrt autodestruktive Schmerzen ein: Lieber wollte er sich vom allmächtigen Vaterbild des Therapeuten abhängig machen und seine Schlafstörungen passiv »erleiden«, als selbst seine Schlaflosigkeit zu bekämpfen. Die verzerrte Dynamik dieser Phase spannte sich aus zwischen Flucht in die Grenzenlosigkeit auf der einen Seite und totaler Abhängigkeit vom allmächtigen Therapeutenbild auf der anderen, beides überschattet und gestaltet durch die unbewußte Sehnsucht nach Allmacht und Ewigkeit. In der Abschlußphase wurde diese verzerrte Dynamik verwandelt in schwingende Dynamik: Zum einen erkannte und akzeptierte er seine berufliche Welt mit ihren Begrenzungen (zuvor lebte er unter dem unbewußten Diktat der Grenzenlosigkeit, jederzeit für jedermann verfügbar und in seiner Firma über alles auf dem laufenden sein zu müssen, und vernachlässigte damit seine eigenen Arbeiten; jetzt begann er sich »abzukapseln«, um seine eigenen Aufgaben konzentriert zu bewältigen, was für ihn Begrenzung bedeutete) und andererseits wählte er eine flexible Abhängigkeit vom Therapeuten: Er verabredete die vorläufige Beendigung der Therapie mit der Abmachung, nach einem halben Jahr die Wiederaufnahme zusammen mit dem Therapeuten zu prüfen. Das neue Grenzbewußtsein tat sich kund in seinem Ausspruch: »Den inneren Schweinehund mit und trotz körperlicher Schmerzen überwinden!« Dieser Ausspruch war aber erst möglich am Ende eines dreimonatigen Prozesses, der durch den Verzicht auf seine durch Omnipotenz verbrämte Bequemlichkeit gekennzeichnet war.

Schwingende Dynamik läßt sich hier wahrnehmen in der neuen Fähigkeit, sich so lang den immer mit gewissen körperlichen Schmerzen verbundenen Arbeitsbelastungen und für ihn unangenehmen Geschäften auszusetzen, bis er seine eigenen Grenzen dabei spürt, und zugleich soviel oder sowenig an menschlicher Kommunikation zuzulassen, wie das dem Bewältigen seiner täglichen Aufgabe zuträglich ist. In der Therapietheorie ist heute das Wort »Offenheit« (»offene Kommunikation«) gebräuchlich. Mir scheint es jedoch irreführend zu sein, weil es zu dem Glauben verführen kann, Ziel der Therapie sei die schlechthinige und jederzeitige Offenheit für alles und jeden. Der Terminus »schwingende Kommunikation« trifft besser; er deutet darauf hin, daß jede Kommunikation ständig spielt zwischen Sich-Öffnen und Sich-Verschließen, sich dem anderen zuzuwenden und sich auf sich selbst zu besinnen, zwischen Identifikation mit dem anderen und Reflexion auf sich selbst.

»Schwingendes Gleichgewicht« bedeutet, in der seelischen Bewegung zwischen verschiedenen Polen die eigenen Grenzen zu erkennen, zu akzeptieren und einzuhalten, das eigene Maß in Übereinstimmung mit sich selbst zu bringen. Immer ist auch die Freiheit gegeben, das eigene Maß bei extremen Belastungen bewußt zu überschreiten – dann aber die Überforderung im Bewußtsein zu behalten, um später zum eigenen Gleichgewicht zurückzukehren. Es ist die Voraussetzung für eine echte Kommunikation mit sich selbst und mit anderen.

8 Politik des runden Tisches und Grundstrukturen integraler Therapie

Aspekte der Integration therapeutischer Methoden

Politische Herausforderung

Methodenintegration ist heute ein Schlagwort, und Schlagwörter verbrauchen sich rasch. Nach dem Verschleiß interessiert sich das Publikum nicht mehr dafür – auch den verantwortlichen Wissenschaftlern und Fachleuten kann es so ergehen, dem Modetrend gehorchend. Das ist eine Gefahr.

Um so energischer gilt es, das Problem möglichst weit ausgreifend anzupacken und notfalls auch, dem Strom entgegenschwimmend, nicht mehr loszulassen. Ein genialer Therapeut, der verschiedene Therapietechniken beherrscht und in sich vereinigt, sagte einmal zur Definition von Methodenintegration lapidar: »Jeder Therapeut ist seine eigene Methodenintegration.« Diese Bemerkung ist ebenso wahr und brauchbar wie vereinfachend und unpolitisch. Brauchbar und notwendig ist es natürlich, wenn jeder Therapeut mehrere Methoden beherrscht; zur Wahrheit kann er die Methoden jedoch nur bringen, wenn er mit ihnen übereinstimmt. Eine Simplifikation liegt vor, weil Methodenintegration hier rein individualistisch verstanden ist: »Wie kann ich allein meinem Patienten am besten helfen?« – nicht aber: »Wie ordnen sich verschiedene Methoden einander zu? Wie können sie kooperieren? Welche politischen Strukturen sind notwendig, um überhaupt eine sinnvolle Ordnung und Kooperation zu ermöglichen?«

Zweifellos ist Methodenintegration eine dringende politische Herausforderung. Wenn es in den nächsten Jahrzehnten nicht ein erbarmungsloses Hauen und Stechen verschiedener Therapierichtungen und -methoden geben soll, bei dem viele positive und für die Gesundheit der Bevölkerung unbedingt notwendige therapeutische Ansätze vernichtet werden, so ist es erforderlich, rechtzeitig eine integrale Ordnung zu entwickeln. Der Minderheitenschutz (die Überlebenschance für zahlenmäßig gering vertretene Therapierichtungen) und die entsprechende Kranken- oder Gesundheits-Kassen-Regelung ist dabei nur ein zweitrangiges Problem.

Um anzudeuten, daß Methodenintegration heute kein unverbindliches Puzzlespiel versponnener Therapeuten oder methodenkritisch besessener

Wissenschaftler ist, möchte ich zunächst die gesundheits- und wirtschaftspolitischen Konsequenzen einer schlechten oder guten Lösung etwas mehr verdeutlichen.

Laissez-faire oder Bürokratie?

Die Anzahl von psychologischen und gemeinschaftlichen Therapiemethoden ist in den vergangen Jahren sprunghaft angestiegen. Experten-Kritiker warnen vor dem »Psychoboom«[70] und der »psychotherapeutischen Subkultur«[71] als einer asozialen Modewelle, die doch nur eine romantisch-sentimentale Innerlichkeit wachsen lasse. Freilich mag dieses sprießende Leben der Therapiemethoden unter dem Aspekt der freien Marktwirtschaft erfreulich sein; danach regeln sich ja Angebot und Nachfrage von Therapie selbst, vorausgesetzt daß Rückkoppelungs- und Steuerungsmechanismen genügend fassen und sich nicht der nackte Egoismus austobt.

Das Egoismusprinzip allerdings ist in der Wirtschaftstheorie des klassischen Liberalismus eingebaut.[72] Die Konsequenzen dieses Systems der freien Marktwirtschaft sehen wir in der ökologischen Katastrophe – die chemisch-physikalische, nukleare und gentechnische Verseuchung der biologischen Welt ist inzwischen deutlich geworden. Nicht minder ungeheuerlich sind die Folgen des liberalistischen Laissez-faire-Prinzips auf dem Gesundheitsmarkt: Sicherlich nicht nur, aber vermutlich zu einem erheblichen Teil geht es zu Lasten chemisch-pharmakologischer Schädigungen im großen Stil[73], wenn in den USA Krankheiten und Krankheitskosten zu circa 40% durch medizinische Verfahren verursacht sind. Es ist zu befürchten, daß in der Bundesrepublik Deutschland diese Rate noch höher liegt – zumal vor der Neufassung des Arzneimittelgesetzes die Bundesrepublik als billiges Experimentierland galt, in dem der Patient Freiwild für die Forschungsabteilungen in- und ausländischer Pharmakonzerne war.

Dieses pharmakologischen Wildwuchses versucht man Herr zu werden durch eine gesetzlich verankerte zentralbürokratische Apparatur, die beim Bundesgesundheitsamt in Berlin angesiedelt ist: Jedes Heilmittel bedarf der Zulassung durch diese Behörde. Die Grundsätze, nach denen Heilmittel dort beurteilt werden, sind fragwürdig: Der Streit um den Tierversuch und um den Doppel-Blind-Versuch bewegt inzwischen nicht nur die Gemüter medizinischer Experten. Vor allem aber ergibt sich daraus die grundsätzliche Frage: Kann die zentrale Steuerung des Gesundheitsmarktes überhaupt eine geeignete Lösung des Problems hergeben?[74]

Kann ein Gremium von dreißig oder auch zweihundert Experten, die zum Teil selbst gar nicht mehr als Mediziner praktizieren, überhaupt darüber entscheiden, ob ein ausgefallenes Arzneimittel in der Hand eines bestimmten, als genialer Außenseiter bekannten Arztes bei einem kauzigen Patienten in einer extremen Krankheitssituation richtig oder falsch, zulässig oder unzulässig angewandt ist?

Eine solche zentrale Steuerung hat nicht nur straf- oder zivilrechtliche Konsequenzen, sondern vor allem auch ökonomische: Die Krankenkasse wird nur ein zentral zugelassenes Arzneimittel bezahlen. Da über 90% der Bundesbürger in einer öffentlichen Krankenkasse *zwangsversichert* sind, wird damit ein weiteres Problem aufgeworfen: So sinnvoll »Zwang als konstitutives Element einer freiheitlichen Krankenversicherung«[75] zur kollektiven Abdeckung eines individuellen Risikos ist, so sinnlos und destruktiv ist er in Verbindung mit zentral-bürokratischer Steuerung und kollektiver Normenbildung, wenn es um Beurteilung und Finanzierung eines individuell wirkungsvollen, situationsgerechten therapeutischen Eingriffs geht.

Da zu befürchten ist, daß für seelische, soziale, künstlerische und andere Heilmethoden ähnliche zentral-bürokratische Steuerungsmechanismen eingerichtet werden wie für den Pharmamarkt, gilt es, die Grundfragen für die gesamte Therapie zu klären.

Erstrangig und von grundsätzlicher Notwendigkeit scheinen mir zwei Fragen zu sein:

1. Welches politische Forum ist für eine integrale Ordnung notwendig? Dieser Frage wird nachgegangen unter der Überschrift »Streit und Friede zwischen therapeutischen Weltanschauungen«.
2. In welchem Rahmens vollzieht sich Therapie? Wie sehen die *Grundstrukturen* aus, auf denen sich therapeutische Arbeit überhaupt erst bildet? Durch welche Verschleierungen wird die Klärung dieser Grundstrukturen verhindert?

Streit und Frieden zwischen therapeutischen Weltanschauungen – von der Polemik zur Synopsis

Von Weltanschauung zu sprechen, erscheint belasteter, vielschichtiger und schwerwiegender, als Methoden miteinander in Beziehung zu setzen. Methoden, so denkt man, haben eine klar definierte, rational faßbare Gestalt, bei Weltanschauungen läuft man dagegen Gefahr, ins irrationale Dikkicht zu geraten.

So richtig diese Denkweise ist, so vergeblich erscheint es mir doch, bei einer so grundsätzlichen und allgemeinen, eben auch politisch bedeutsamen Frageklärung den tragenden weltanschaulichen Grund der jeweiligen Methode außer acht zu lassen. Denn es ist offensichtlich, daß methodische

Schritte und Begründungen der einzelnen Therapieschulen letztlich nur aus ihrem weltanschaulichen Hintergrund heraus verständlich werden. Autoren mit Überblick über die therapeutische Landschaft sind sich darüber einig.[76]

Ein Hindernis: das eliminierte und projizierte Böse

Wenige Monate vor seinem gewaltsamen Tod schreibt einer der großen Revolutionäre des 20. Jahrhunderts, Leo Trotzki, in seinem Testament vom 27. Februar 1940 die Sätze nieder: »Natascha [Trotzkis Frau] hat die Fenster zur Hofseite noch weiter geöffnet, damit die Luft besser in mein Zimmer strömen kann. Ich kann den glänzenden grünen Rasenstreifen unter der Mauer sehen, den klaren blauen Himmel darüber und die Sonne überall. *Das Leben ist schön. Die kommende Generation möge es reinigen von allem Bösen*, von Unterdrückung und Gewalt und es voll genießen.«

Diese dem 19. Jahrhundert angehörende naive Fortschrittsgläubigkeit ist von integraler Bewußtheit grundsätzlich verschieden. »Das Leben möge von allem Bösen gereinigt werden« – es ist hier nicht der Platz, auf die Problematik des Bösen »an sich« einzugehen, sondern nur auf die Technik der »Reinigung« vom Bösen. Wie diese Reinigungsprozeduren nach dem Alles-oder-Nichts-Prinzip verlaufen, hat Leo Trotzki mit seiner politischen und menschlichen Tragödie demonstriert: Der Böse ist immer der andere – Trotzki war in Stalins Augen der Böse und mußte deshalb auf dessen Geheiß sterben. Umgekehrt war Stalin nach Trotzkis Worten der Totengräber der russischen Revolution – und so als der Böse schlechthin abgestempelt.

Wer den Gegner mit verbal verdammenden oder handgreiflich-gewalttätigen Reinigungstechniken zum Prügelknaben macht, tut es nicht selten deshalb, um seine eigene All-Weisheit und All-Macht zu sichern und zu erhöhen. Er billigt den Ideen und Methoden des Gegners prinzipiell keine Existenzberechtigung zu – deshalb ist er auch der Mühe enthoben, sich um den möglichen tieferen Sinn, die möglichen Vorteile und die möglichen Nützlichkeiten der gegnerischen Methode zu kümmern.

In Trotzkis Fortschrittspositivismus liegt nicht nur die Naivität, daß der andere das Böse verkörpere, sondern der viel gefährlichere Glaube, das Böse überhaupt eliminieren zu können – was immer auch das Böse sei. Der Gedanke, daß es ein notwendiger Bestandteil des Menschen und damit auch einer vom Menschen beherrschten Welt sei, liegt solcher Paradieses-Gläubigkeit fern.

Mit diesem fachfremden Beispiel aus der politischen Weltgeschichte des letzten Jahrhunderts soll auf ein prinzipielles Hindernis aufmerksam gemacht werden, wenn es darauf ankommt, verschiedene therapeutische Weltanschauungen miteinander ins Gespräch und in Zusammenarbeit kommen zu lassen:

- Das Böse wird als prinzipiell überflüssig angesehen und muß deshalb radikal ausgemerzt werden.
- Das Böse wird zuerst und immer beim anderen, beim Gegner gesehen.

Demgegenüber ist es bei einer fruchtbaren Kooperation entscheidend, diese Hindernisse zu überwinden:

- Das Böse wird als integraler Bestandteil der Menschen akzeptiert.
- Das Böse wird zuerst bei sich selbst und der eigenen weltanschaulichen Gruppe und dann erst beim Gegner gesucht.

Bewußt vereinfachend habe ich hier einen aus der religiösen Sprache stammenden Ausdruck (das »Böse«) übernommen. Es ist für die wissenschaftliche Sprache angemessen, von Störung, Behinderung, Schwäche oder Fehler zu reden. Mit diesem wissenschaftlichen Sprachgebrauch wird jedoch die Dimension eingeengt um des Vorteils einer geläufigeren, dafür aber auch oberflächlicheren Verständigung zwischen gegensätzlichen weltanschaulichen Positionen willen.

Die Vielschichtigkeit therapeutischer Weltanschauungen

Welche weltanschaulichen Therapierichtungen sind heute auf dem Plan? Ohne Anspruch auf Vollständigkeit seien angeführt:

- Tiefenpsychologie und Psychoanalyse,
- Verhaltenstherapie,
- Humanistische Psychologie und Psychotherapie (Petzold),
- Anthropologisch-integrative Psychotherapie (Wyss),
- Anthroposophische Medizin (Husemann),
- Schulmedizin.

Auch die Schulmedizin ist hier mit in die Reihe der weltanschaulichen Therapierichtungen aufgenommen. Das mag für Schulmediziner auf den ersten Blick erstaunlich sein, da sie von sich selbst glauben, ihre Therapie sei weltanschauungsfrei oder gar weltanschauungslos. Tatsache jedoch ist, daß ihre (Welt-)Anschauung von Krankheit sich erst vor etwa 130 Jahren herausgebildet hat – verknüpft mit dem Namen des Berliner Pathologen Rudolf Virchow (1821-1902) und seines Wiener Kollegen Carl Rokitansky (1804-1878), ebenso wie dem Viergespann der Physiologen Carl Ludwig (1816-1895), Emil Du Bois-Reymond (1818-1896), Ernst Brücke (1819-1892) und Hermann Helmholtz (1821-1894). Die Pathologen begründeten die Zellularpathologie und erkannten damit Veränderungen in der Dimension der biologischen Zelle als alleingültige Krankheitsursache an – sie richteten damit eine Art Atomismus in der wissenschaftlichen Medizin ein. Zudem verschworen sich die vier Physiologen, in der Physiologie als medizinischer Grundlagenwissenschaft nur noch chemisch-physikalisch erklärbare Phänomene als wissenschaftlich zu akzeptieren (König). Vereinfacht ausgedrückt: Diese Strömungen führten zur Bildung einer materialistischen Weltanschauung auf atomistischer Grundlage, die heute noch zum guten Teil die wissenschaftliche Schulmedizin beherrscht.

Weiterhin mag erstaunen, daß neben der Schulmedizin auch die anthroposophische Medizin in diese Reihe aufgenommen wurde – denn handelt es sich bei den weltanschaulichen Richtungen nicht um Psychotherapien? Ich glaube, daß sich eine einseitige Ausrichtung auf psychologische Therapien mit einem integralen Bewußtsein nicht verträgt. Wenn eine wirklich integrale Synopsis von Therapie zustande kommen soll, und diesen Willen unterstelle ich, müssen körper- und leibtherapeutische Methoden und Konzepte unbedingt mit zum Spektrum der Integration gehören.

Bei der Aufzählung der sechs weltanschaulichen Richtungen mag schließlich auffallen, daß ihre Komplexität äußerst verschieden ist. Man kann vermuten, daß Verhaltenstherapien viel leichter unter einem einheitlichen Aspekt zu fassen sind als beispielsweise die Tiefenpsychologie.

In welchen Phasen klärt sich die Beziehung der Weltanschauungen zueinander?

Die Beantwortung der Kardinalfrage »Wird es gelingen, die verschiedenen therapeutischen Weltanschauungen in ein vernünftiges Gespräch miteinander zu bringen?« hängt nicht allein vom guten Willen ihrer Repräsentanten ab. Den guten Willen vorausgesetzt, sieht es so aus, als ob die Entwicklung auf eine sinnvolle Kommunikation hin zumindest von *drei Phasen* bestimmt ist:

- Selbstfindung, Selbstdarstellung, Polemik gegeneinander,
- Konfrontation miteinander,
- Synopsis und Integral.

In der *Phase der Selbstfindung* ringt die jeweilige Therapierichtung um ihr Selbstverständnis; es ist die Gründerzeit mit viel Euphorie, aber auch den ersten Enttäuschungen, die durch die Grenzen der eigenen Macht gesetzt werden. In dieser Frühphase werden manchmal erbitterte Kämpfe mit dem Gegner ausgefochten. Ein Beispiel ist der Streit zwischen Jungianern und Freudianern in der ersten Hälfte und der Streit zwischen der Tiefenpsychologie und der Verhaltenstherapie in den 60er und 70er Jahren des vorigen Jahrhunderts oder der Streit zwischen Anthroposophen und Verhaltenstherapeuten sowie Tiefenpsychologen. Kennzeichen der in diesen Auseinandersetzungen vorherrschenden Polemik ist, daß der Gegner (natürlich mit den Mitteln des eigenen Begriffsapparates) samt und sonders verdammt wird.

In der *Phase der Konfrontation* begegnen sich die Weltanschauungen unter dem Zeichen prinzipieller Gleichberechtigung. Man hat sich nicht nur selbst artikuliert, sondern fängt jetzt an, den Gegner in seinen Ausführungen ernst- und für wahr zu nehmen. Ernüchterung greift um sich – denn Bestandsaufnahme bei sich und dem anderen ist ein mühsames Geschäft. Gemeinsame Symposien und eine Art »konzertierter Aktion« am runden Tisch sind dieser Konfrontation dienlich. Es scheint, daß Psychoanalyse und Verhaltenstherapie in der Bundesrepublik sich gegenwärtig, jedenfalls partiell, in dieser Phase befinden. Nach anfänglichem heftigem Kriegsgeschrei zwischen diesen feindlichen Brüdern gehörte es in den 70er Jahren fast zum Ritual bei öffentlichen Psychotherapie-Veranstaltungen, daß Psychoanalytiker und Verhaltenstherapeuten zum gleichen Thema Stellung nahmen – das auf eine polemische Dramaturgie gespannte Publikum war natürlich enttäuscht bei der trockenen Sachlichkeit der Gegner: Beide sahen nicht nur ein, daß der andere eine sinnvolle Position vertrat, sondern auch noch, daß die eigene Position durch den anderen ergänzt werden könnte.

In der *Phase von Synopsis und Integral* werden gemeinsame Grundlagen herausgearbeitet. Derartige Synopsen haben Dieter Wyss für *Die tiefenpsychologischen Schulen* und Gerhard Wehr für die Anschauungen von *C. G. Jung und Rudolf Steiner* in verdienstvoller Weise geleistet, um zwei Beispiele zu nennen.

Es ist dringend notwendig, derartige Synopsen in detaillierter Forschung weiterzutreiben.

Die Notwendigkeit des integralen »Runden Tisches« und dessen Holzwege

Als ein grundsätzlicher Ansatz, wie derartige Synopsen bei der Erforschung einzelner Probleme therapeutischer Weltanschauungen dargestellt werden können, mag das Werk des Schweizer Kulturphilosophen Jean Gebser (1905-1973) *Ursprung und Gegenwart* gelten. Mit Gebser sei nachdrücklich auf eine *Struktureigentümlichkeit der integralen Bewußtheit* hingewiesen: *Die Gegensätze sind nicht in der Synthese verschmolzen oder aufgehoben – vielmehr dauern die Gegensatzspannungen im Integral fort.* Das Integral lebt aus der Gegensatzspannung; würden die Gegensätze in der Synthese verschwinden, so bräche das Integral in sich zusammen. Beim integralen Prozeß handelt es sich um etwas prinzipiell anderes als bei der Synthese, zu der These und Antithese in dialektischer Weise verschmelzen – analog der chemischen Synthese: Der Gegensatz von Säure und Lauge neutralisiert sich durch Salzbildung (nach dem Schulbeispiel: Natronlauge gegen Salzsäure synthetisieren zu Kochsalz plus Wasser). Synthese ist ein zu Ende gekommener Prozeß, es ist zur Neutralisierung geronnene Gegensatzspannung – entsprechend der chemischen Salzbildung. Das Integral dagegen wird am Leben gehalten durch die fortdauernde Spannung der Gegner. Das Integral ist ein fortwährender Bewußtheitsprozeß, es ist ein labiles Gleichgewicht – stabile Endgültigkeit ist ihm deshalb fremd. Das Integral ist weniger ein sanftes Ruhekissen, sondern eher ein sensibles Chaos, in dem der Steuermann sein Schiff wachsam zwischen Skylla und Charybdis auf Kurs halten muß.

Verhaltenstherapie und Tiefenpsychologie zum Beispiel müssen ihre gegensätzlichen typischen Eigentümlichkeiten behalten, pflegen und notfalls verteidigen. Aber es wird im wissenschaftlichen und praktischen Therapieleben zur Katastrophe führen, wenn man sich den Einseitigkeiten der einen oder anderen Methode und Weltanschauung total ausliefert – so wie der Schiffer in der Mitte zwischen dem Ungeheuer in der Felsenhöhle, der Skylla, und dem gefährlichen Meeresstrudel Charybdis hindurchzusteuern hat, statt einseitig nach links oder rechts zu halten.

Der integrale Friede zwischen den Weltanschauungen ist weder nach dem Vorbild der Pax Romana noch nach der Friedensordnung des Wiener Kongresses gebildet. Jener gehorchte dem zentralistischen Modell Roms und dieser versuchte sich auf die abgewirtschaftete Idee des Gottesgnadentums fürstlicher Häupter zu stützen. Beide Friedensformen mögen auch als Warnung dafür dienen, wie der integrale Friede zwischen der Vielfalt therapeutischer Weltanschauungen nicht zu erringen ist: weder durch den Zentralismus einer Mittelpunktsgewalt, die alles steuert; noch durch die Friedhofsruhe restaurativer Kräfte. Wenn Zentralismus und Restauration sich vereinigen, ist das zukunftsoffene Leben und die Eigenständigkeit der einzelnen Weltanschauungen erstickt.

In Deutschland besteht die Gefahr, daß Psychoanalyse und Schulmedizin sich zu einer unheiligen Allianz von restaurativem Zentralismus synthetisieren, statt die Spannung ihrer gegensätzlichen Welt- und Menschenbilder auszuhalten und aus dieser fruchtbaren Spannung neue Wege entstehen zu lassen.

Ein konkretes Beispiel dafür ist die Ausbildungsordnung der Bundesärztekammer zur Erlangung des Zusatztitels »Psychotherapie«: Statt alle psychotherapeutischen Methoden gleichrangig zu behandeln, werden Psychoanalyse und Verhaltenstherapie zu zentralen Ausbildungsmethoden erhoben; jeder angehende Therapeut muß eine entsprechend orientierte Selbsterfahrung – sei es einzeln oder in der Gruppe – durchlaufen haben, und er muß eine streng supervidierte tiefenpsychologisch fundierte oder verhaltenstherapeutische Patientenbehandlung nachweisen. Dagegen werden andere Therapiemethoden – seien es gestalttherapeutische oder anthroposophische – entweder gar nicht erwähnt oder als zweitrangig eingeordnet. Grotesk ist das auch deshalb, weil bis jetzt durch nichts bewiesen ist, daß die Psychoanalyse und die Verhaltenstherapie als Therapiemethoden oder Weltanschauungen den anderen Methoden oder Weltanschauungen prinzipiell überlegen wäre. Im Gegenteil: Eine vergleichende Psychotherapiestudie legt dar, daß die Psychoanalyse ebenso wie die anderen Methoden bislang den eindeutigen Nachweis für ihre therapeutische Wirksamkeit schuldig geblieben ist.[77]

Diese unheilige Allianz – im Gegensatz zum integralen Frieden – fordert neuen Krieg heraus. Die synthetisierte Psychoanalyse und Schulmedizin sowie die Verhaltenstherapie möchten sich das Monopol für die psychotherapeutische Versorgung und damit den ökonomischen Vorteil sichern, indem andere Berufsgruppen (etwa Pfarrer, Sozialarbeiter oder Sozialwissenschaftler) von einer tiefenpsychologischen Ausbildung fast ausgeschlossen sind. Natürlich haben diese Berufsgruppen mit dem Kampf um das Psychotherapeutengesetz längst den Krieg erklärt. Konsequenterweise haben sie sich häufig von der Tiefenpsychologie abgewandt und sind so eine Synthese mit Verhaltenstherapie und Progressivismus eingegangen – so daß sich jetzt *zwei* unheilige Allianzen als gesundheitspolitische Machtblöcke gegenüberstehen. Das Gegenteil einer integralen Friedenslösung!

Im Falle eines integralen Friedens hätten sich die verschiedenen therapeutischen Berufe mit den Vertretern von therapeutischen Weltanschauungen einschließlich progressiver und konservativer Strömungen an einen Tisch gesetzt.

Transparenz anstelle Verschleierung durch Machtblöcke muß das Motto heißen. Transparenz ist nach Gebser ein weiteres Kennzeichen der integralen Bewußtheit. Sie könnte bei diesem integralen Frieden erscheinen, wenn jeder Beruf und jede therapeutische Weltanschauung sich mit ihren Möglichkeiten und Bedürfnissen selbst darstellte. Dann würde die drohende oder schon stattgefundene Machtblockbildung (Psychoanalyse/Schulmedizin plus Ärzte im konservativen Gewande versus Verhaltenstherapie plus Psychologen als progressive Kraft) vermieden. Es würde stattdessen klar hervortreten, daß konservative und progressive Kräfte immer bei jeder Weltanschauung und Berufsgruppe vorhanden sind und sich im idealen Fall die Waage halten. Es würde sich weiterhin klären, daß Berufsgruppen und therapeutische Weltanschauungen prinzipiell voneinander getrennt zu sehen sind.

Sechs Aspekte eines integralen Konzeptes von Therapie und ihre Fehlbildungen

Bezeichnungen für diese sechs Aspekte sind:

- Gemeinschaft,
- Dialogik,
- therapeutische Mittel,
- Wirkprinzipien,
- therapeutische Zeit (Temporik),
- Heilkunst.

Sich organisierende Gemeinschaft statt zentralistische Institution

Die Lösung der Gemeinschaftsfrage ist von lebensnotwendiger Bedeutung. Denn eine integrale Therapie – also eine solche, die auf Offenheit und Freiheit angelegt ist – kann nur *in einer sich selbst steuernden Gemeinschaft auf Dauer überleben* und sich dort entwickeln. In Institutionen, die zentralistisch oder von außen gesteuert werden, muß notwendigerweise eine freie und integrale Therapie über kurz oder lang erdrosselt werden. Gegenwärtige zentralistische Steuerungsmechanismen sind in Deutschland zum Beispiel der Bundesangestellten-Tarif, Hochschulgesetze, Krankenhausfinanzierungsgesetz, Beamtengesetze, Beschlüsse von Gewerkschaften oder gewerkschaftsähnlichen Institutionen, Berufsverbänden und Standesorganisationen.

Aufgrund meiner Erfahrungen mit fehlgesteuerten Gemeinschaften[78] und aufgrund meiner nur spärlichen Erfahrungen mit einigen inzwischen anscheinend gut funktionierenden, sich selbst steuernden Gemeinschaften zeichnen sich dabei verallgemeinerungsfähige Organisationsprinzipien ab. Stichwortartig können einige von ihnen wie folgt benannt werden:

- Leistung und Lohn,
- Persönliche Verantwortung der Funktionäre,
- Entscheidungsfindung,
- finanzielle Gesamt-Verantwortung,
- Freiheit der therapeutischen Beziehung,
- Gruppengröße,
- Beziehung von Gemeinschaften untereinander.

Leistung und Lohn sind entkoppelt

Jeder Mitarbeiter leistet seine Arbeit innerhalb der Gemeinschaft entsprechend seinen Befähigungen. Er wird entlohnt nach den privaten Bedürfnissen und den von der Gemeinschaft an ihn erhobenen beruflichen Anforderungen. Der Lohn wird jeweils individuell ausgehandelt – wobei Normwerte als jedoch nicht verbindliche Verhandlungsrichtlinien gelten. Die Entlohnung richtet sich nicht nach den sonst üblichen Karriere-Normen, wonach ein Akademiker prinzipiell mehr Lohn erhält als eine Chefsekretärin, eine Beschäftigungstherapeutin oder ein Krankenpfleger.

Diese Entkoppelung von Lohn und Arbeit gründet sich auf dem Gedanken, daß menschliche Leistung und Bedürfnisbefriedigung durch Entgelt zwei grundsätzlich verschiedene Dinge sind: Arbeit ist nicht bezahlbar, ihr objektiver Wert ist nicht in Geld ausdrückbar. Damit ist das – staatliche oder private – Kapitalismus-Prinzip außer Kraft gesetzt: Gewinnmaximierung durch Ausbeutung der eigenen Leistungsfähigkeit (Beispiel: der Arzt, der deshalb sechzehn Stunden pro Tag in eigener Praxis arbeitet, um seinen Lebensstandard hochzuschrauben) oder durch Ausbeutung fremder Leistungskraft. (Beispiel: Private oder staatlich-kommunale Therapie-Unternehmer, etwa Krankenhausträger, fordern von ihren abhängigen Angestellten und Beamten bestimmte Leistungen nach zentralistisch-bürokratischer Regelung, auch dann, wenn diese Leistungen therapeutisch sinnlos oder schädigend sind, nach dem alles bestimmenden Motto: »Der Betrieb muß funktionieren – die therapeutische Beziehung ist zweitrangig.«)

Mit dieser Entkoppelung wird die *primäre Motivation* zur therapeutischen und gemeinschaftlichen Leistung angesprochen, während in einer hierarchisch-zentralbürokratisch gegliederten Institution die *Motivation zur Leistung sekundär durch die Bezahlung* gesetzt ist. Entsprechend setzt man in zentralbürokratischen Institutionen voraus, daß beim Chef, dem leitenden Angestellten oder der Oberschwester noch abends das Licht im Arbeitszimmer brennt, während man eine Zweitschwester auf der Station entweder wegen ihres Helfersyndroms mitleidig belächelt oder als »ehrgeizige Ziege« mißtrauisch beäugen würde, wenn sie Überstunden machte.

Die hämische Vermutung zynischer Kritiker, daß die Mitarbeiter von sich selbst steuernden Gemeinschaften offen oder versteckt faulenzen würden, wenn die Peitsche oder der Ansporn der Gehaltserhöhung fehlen, hat sich als Irrtum erwiesen: Die Mitarbeiter dieser Gemeinschaften arbeiten vergleichsweise effektiver als solche in hierarchisch gesteuerten Institutionen.

Persönliche Verantwortung der Funktionäre

Die leitenden Gremien der Gemeinschaft, die übergeordnete Funktionen innerhalb der Gemeinschaft wahrnehmen oder Beziehungen nach außen pflegen, werden durch das Prinzip personaler Selbstverantwortung bestimmt: Jeder Funktionär verantwortet seine Entscheidungen vor sich selbst, vor der zur Entscheidung anstehenden Sache und im Hinblick auf die gesamte Gemeinschaft. Diese Dreiheit der Entscheidungsbestimmungen entspricht dem von Ruth Cohn entwickelten TZI-Prinzip, dort bezeichnet als »Ich-Thema-Gruppe«. Der Funktionär handelt immer personal: Er vertritt sich selbst und ist nicht Funktionär einer fremden Macht oder Gruppe, sondern immer seiner selbst. Er versteht sich weder als Repräsentant einer Gruppe, die von unten, von der »Basis« her wählte (demokratisches Prinzip), noch als Vertreter eines Vor-Gesetzten, der ihn von der Spitze her berief (hierarchisches Prinzip).

Ein Experiment, bei dem in einer Gemeinschaft beide Prinzipien, das demokratische und hierarchische, in ein vernünftiges und ausgewogenes Zusammenspiel gebracht werden sollten, ist an der psychiatrischen Klinik der Medizinischen Hochschule Hannover gelaufen und von Helmut Krüger beschrieben worden.[79] Soweit sich das beurteilen läßt, handelt es sich bei dem beschriebenen übergeordneten Entscheidungsgremium »Arbeits- bzw. Klinikkonferenz« (Tabelle 2) um eine *strukturelle Fehlbildung*, in der Freiheit, Offenheit und Selbstverantwortung aus strukturellen Gründen nicht zum Tragen kommen können: Der Klinikdirektor beziehungsweise Abteilungsleiter ist als Vertreter der gesetzlich fixierten Hierarchie nicht nur an die in diesem hierarchischen System verankerten Richtlinien absolut gebunden (bestimmt durch Beamtenrecht, Hochschulrecht, BAT), sondern er muß sich kraft definierten Amtes auch immer die letzte Entscheidung vorbehalten. Die gewählten Repräsentanten der Berufsgruppen (etwa Krankenpflegepersonal, Beschäftigungstherapeuten oder Ärzte) dagegen sind weitgehend fixiert an die Interessen ihrer Berufsgruppe. Das Gremium muß infolge dieser Fremdsteuerungen nicht nur relativ unbeweglich arbeiten; vor allem ist dabei das Prinzip der Selbstverantwortung bei der Entscheidung relativiert oder aufgehoben: Der Vertreter der Hierarchie muß letztlich seine eigene Überzeugung und Entscheidung nach den Verwaltungsvorschriften, Gesetzen und Rechtsverbindlichkeiten richten – auch wenn er relativ viel Entscheidungsspielraum und scheinbar die totale Entscheidungsmacht besitzt; der Repräsentant der Gruppe dagegen ist einerseits durch die Gruppeninteressen festgelegt, und vor allem hat er innerhalb des Gremiums letztlich keine Entscheidungsmacht. Die psychopathologischen Konsequenzen einer derartigen strukturellen Fehlbildung mit programmiertem Dauerkonflikt sind als Lethargie, Desinteresse, narzißtische Größenideen und Opposition in der Literatur der Gruppendynamik hinreichend bekannt.

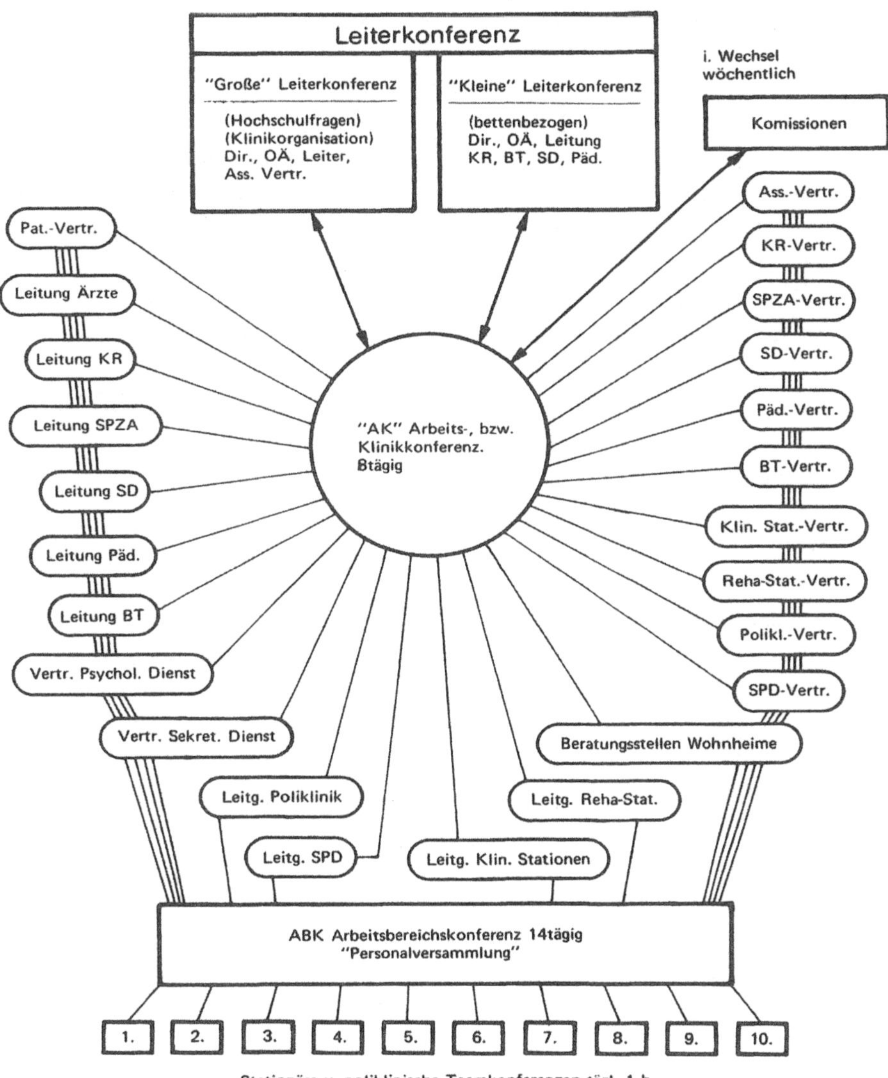

Dir. – geschäftsführender Direktor und Mitdirektor. OÄ – Oberärzte. AG – Arbeitsgruppen. KR – Krankenpflegepersonal. BT – Beschäftigungstherapeuten. SD – Sozialarbeiter. Päd – Pädagogen. ASS – Assistenzärzte. SPZA – Sozialpsychiatrische Zusatzausbildung. SPD – Sozialpsychiatrischer Dienst. Reha – Reha-Stationen.

Tabelle 2: Organisationsmodell der Psychiatrischen Klinik an der Medizinischen Hochschule Hannover[80]

Die *Wahl der Funktionäre* in der Gemeinschaft folgt ebenfalls dem Prinzip der Selbstbestimmung. Das potentielle Mitglied eines leitenden Entscheidungsgremiums prüft sich zuerst selbst, inwieweit er Verantwortung für das Ganze übernehmen will und kann. Die Mitgliedschaft im Gremium ist zuerst von seiner *eigenen Entscheidung* abhängig – und erst danach von der Zustimmung der anderen. Deren Zustimmung oder Ablehnung werden als Signale und Barometerausschläge für jene selbstbestimmende Wahl gewertet; dadurch bekommt das System dieses Wahlverfahrens Beweglichkeit, Offenheit und Resonanzvermögen, freilich auch größere Risikoanfälligkeit bei asozialen Querschlägern. Persönlicher Mut und dauernde soziale Wachsamkeit sind die Instrumente dieses Verfahrens.

Die drei traditionellen Wahl- und Entscheidungsverfahren:

– Das Los. (Beispiel: Verbindung über das Gebet mit dem archaisch-magisch-mythischen Fundament der menschlichen Existenz – im Sinne von Gebser – zum Beispiel im Neuen Testament, siehe Apostelgeschichte 1, 15-26.)
– Die Berufung oder Zuwahl. (Beispiel: Bestimmte elitäre Gruppen wie die Träger des Ordens »Pour le mérite« für Kunst und Wissenschaft ergänzen sich selbst durch Zuwahl.)
– Die demokratische Wahl (Repräsentativdemokratie).

Diese drei traditionellen Verfahren in ihrer *absoluten* Handhabung sind heute strukturelle Fehler. Jedoch werden ihre wesentlichen Elemente bei der selbstentscheidenden Wahl mit berücksichtigt: die Besinnung auf die fundamentalen Werte der Gemeinschaft, das Einverständnis der Gremiumskollegen; die Zustimmung der Mitarbeiter der gesamten Gemeinschaft.

Die Übernahme einer leitenden Funktion ist nicht abhängig von der Ausbildung (beispielsweise Akademiker-Nichtakademiker) – eine Krankenschwester kann somit die Klinik ebenso gut nach außen vertreten wie ein Arzt. Die Dauer der Funktionsträgerschaft ist nicht in Jahren festgelegt. Sie richtet sich nach sachbezogenen Faktoren wie Leistungsfähigkeit, soziale Beziehungsfähigkeit, Führungsqualität und Zustimmung der Kollegen und Mitarbeiter.

Entscheidungsfindung

Personalität der Funktionäre und selbstentscheidendes Wahlverfahren sind eng bezogen auf das Entscheidungsverfahren in Gruppen (Klinikstation, Leitungsgremium der Klinik) mit den drei Grundsätzen: Selbstverantwortung, Betroffenheit, Consens.

Ruth Cohns TZI legt zwei dieser Grundsätze explizit dar und praktiziert sie als lebendiges Lernen. *Selbstverantwortung und Consens.* Eine der wichtigsten Regeln von TZI lautet: »Sei dein eigener Chairman in der

Gruppe«;[81] anders formuliert: »Verantworte deine Mitteilung an die Gruppe so, wie wenn du der Gruppenleiter (der Direktor der Gemeinschaft) seiest.« Das Consens-Prinzip schafft Abstimmungen und Mehrheitsbeschlüsse ab und bietet die beste Integration der Minderheit. Die sogenannte *Störungsregel* bei der TZI entspricht dieser Integration der Minderheit. Sie besagt. »Emotionale und psychosomatische Störungen, welche die Mitarbeit des Gruppenmitgliedes am Gruppenprozeß behindern, müssen unbedingt beachtet und so in der Gruppe verarbeitet werden, daß der Betroffene wieder am Gruppenprozeß teilnehmen kann.« Der Consens hat den Vorzug vor Mehrheitsbeschlüssen, daß die Entscheidungen existentiell von jedem getragen werden. Das Consensprinzip hat den Nachteil längerer Entscheidungsprozesse. Untersuchungen darüber, wieviele Jahre eine Gemeinschaft braucht, um mit diesem Prinzip ihre Entscheidungen mit der notwendigen Raschheit zu vollziehen, sind mir nicht bekannt. Das *Betroffenheitsprinzip* besagt: Nur diejenigen wirken an einer Entscheidung mit, die durch die Folgen ihrer Entscheidung in ihrem Leben und auf die Dauer mit betroffen sind. Ein Arzt, der sich für ein Jahr an der Klinik ausbildet, kann bei der Entscheidung über die langfristige Mitarbeit eines qualifizierten Kollegen kaum mitwirken, hingegen wohl eine Gruppenschwester, die seit fünf Jahren in der Klinik arbeitet und auch auf Dauer dort bleiben will.

Wirtschaftliche Gesamtverantwortung

Jeder Mitarbeiter der Gemeinschaft ist auch wirtschaftlicher Teilhaber des Ganzen; sein Lohn wird immer auch abhängig vom Gesamt-Budget der Gemeinschaft sein. Eine fixierte Entlohnung nach BAT et cetera entfällt ohnehin. Das natürliche Interesse der einzelnen Therapeuten an der Wirtschaftslage der Gemeinschaft und an der Kontrolle einer vernünftigen Wirtschaftsführung wird damit ständig wachgehalten: Jeder Therapeut wird sowohl seine eigenen (materiellen) Aufwendungen für Therapie genauer kontrollieren und abwägen wie auch die wirtschaftlichen Entscheidungen des Leitungsgremiums.

Freiheit der therapeutischen Beziehung

Jeder Therapeut trägt für die therapeutischen Beziehungen mit seinen Patienten die volle Verantwortung. Das ist die Kehrseite der therapeutischen Freiheit. An die Stelle der hierarchischen Vorgesetzten-Untergebenen-Abhängigkeit (Beispiel: Der Chefarzt ordnet an, der Assistenzarzt führt aus) tritt die Supervisions-Beziehung. Der Therapeut zeichnet daher auch für seine Handlungen in der Therapie immer voll verantwortlich. Ebenso trägt der Supervisor für den Inhalt seiner Supervision die volle Verantwortung – er kontrolliert aber beispielsweise nicht unaufgefordert die Handlung der Therapeuten.

Die medizinische Statuspyramide mit dem Arzt an der Spitze und den anderen (»paramedizinischen«) Berufsgruppen an der Basis ist ersetzt durch die auf Gegenseitigkeit beruhende Konsultativbeziehung: Die einen Patienten gemeinsam behandelnden Therapeuten informieren *und beraten* sich gegenseitig, wobei die Regeln von Information und Feedback zum Tragen kommen. Es gibt keine »Anordnungs-Beziehung« mehr, bei welcher der Arzt etwa der Krankengymnastin die Art ihrer therapeutischen Handlungen vorschreibt. Entsprechend hat die Bezeichnung »paramedizinisch« nur noch die Bedeutung eines Reliktes. Die *hierarchische Gliederung* ist nicht abgeschafft. An die Stelle der Statushierarchie mit festgelegter Kanalisierung von Befehl und Ausführung ist die freie Konsultativ- und Supervisionshierarchie getreten: Häufiger wird der Erfahrene aufgrund seiner umfassenden Therapie-Erfahrung einen höheren Rang einnehmen und häufiger um Supervisionen gefragt werden als der Anfänger. Jedoch ist es im Prinzip freigestellt, wer mit wem eine Supervisionsbeziehung eingeht – so daß also auch diese Hierarchie personell ständig in Bewegung ist.

Während viele andere Organisationsformen in der Gemeinschaft der Therapeuten prinzipiell *öffentlich* sind und für die kommunitäre Öffentlichkeit auch transparent sein müssen, hat die therapeutische Beziehung überwiegend intimen Charakter. Intim ist nicht das Gegenteil von öffentlich; das Gegenwort zu »öffentlich« heißt »privat« (*res privata* war bei den Römern die »geraubte Sache«, das der *res publica*, der Öffentlichkeit Geraubte). Intim heißt eng befreundet, innig, vertraut – eine innige und vertraute Beziehung bedarf des Schutzes, des Geheimnisschutzes. Inhaltliche und detaillierte Vorgänge zwischen dem Patienten und seinem Therapeuten gehören dem Raum dieses offenbaren Geheimnisses an und bedürfen eines absoluten Schutzes. Entsprechendes gilt auch für Prozesse und Vorgänge in der therapeutischen Gruppe. Lediglich formale und strukturelle Therapie-Vorgänge gehören in die Öffentlichkeit der Therapeuten (zum Beispiel Stationsbesprechungen oder Therapiekonferenzen). Dafür ist es natürlich notwendig, daß die Therapeuten einer Gemeinschaft gleiche oder ähnliche Strukturbegriffe für ihre Therapie gebrauchen.

Mißverständnisse der therapeutischen Beziehung sind die »therapeutische Kette« und das »breitgestreute (polypragmatische) Therapie-Angebot«. Beide Verirrungen sind in stationären oder ambulanten therapeutischen Kommunitäten zu finden. Die therapeutische Kette will – nach dem mechanistischen Modell des Fließbandes – den Patienten von der Hand des einen Therapeuten in die Hand des nächsten zureichen. Organisationsmodell ist dabei der Akutkranke, der vom Akut-Arzt aufgenommen, dem stationären Team zugereicht wird, dann während der Rehabilitationsphase in den fixierten Bahnen einer sektorisierten Versorgung über halbstationäre Institutionen (Tagesklinik/Nachtklinik) bis zu rein ambulanten Institutionen geleitet und dort eventuell lebenslang versorgt wird. An die Stelle der therapeutischen Beziehung ist hier die *totale Organisation* getreten – der Therapeut ist verschwunden, er ist ersetzt durch den auswechselbaren Fließbandroboter. Hier von »therapeutischer« Kette zu sprechen, ist Augenwischerei – denn diese Kette hat ihrem Wesen nach nichts von einem vertrauten, innigen, persönlichen Begleiter an sich.

Eine ähnliche Fehlbildung ist das *»breite Therapie-Angebot«*: Der Patient »hat« Einzel- und Gruppentherapie, Musik- und Bewegungstherapie, Plastizieren in der Gruppe, Formzeichnen und schließlich noch Sprachtherapie; auch hier hat die Atmosphäre der therapeutischen Beziehung ihr Wesen eingebüßt und ist durch den Glitzerglanz eines Warenhauses mit Schaubuden-Anregung ersetzt worden.

Gruppengröße

Bis jetzt scheint die Frage ungeklärt zu sein, wie die optimalen Gruppengrößen beschaffen sein sollten. Entscheidender Grundsatz ist, daß die wesentlichen kollektiven Prozesse für den einzelnen Therapeuten überschaubar und transparent sein müssen – nicht zuletzt wegen seiner ökonomischen Mitverantwortung für das Gesamte.

Wenn die Gliederung des Ganzen so gestaltet ist, daß die Entscheidungsprozesse der einzelnen Mitarbeiter durchsichtig sind, so wäre es denkbar, daß die Gesamtgröße über die häufig genannte Zahl von 400 Menschen (Patienten und Therapeuten) bei einem stationären Therapiebetrieb hinausginge. Erfahrungswerte für kleinere Gruppen liegen eher vor:

- Stationsgruppen arbeiten mit 20-40 Menschen (Patienten und Therapeuten) optimal.
- Gruppen mit intensiver Therapie (ambulant oder stationär) haben eine Größe von 7-14 Mitgliedern (bei ein bis zwei Therapeuten).
- Gruppen, die überwiegend didaktisch arbeiten, zählen 12-20 Mitglieder.
- Leitungsgremien zählen bis zu 12 Funktionäre; drei bis fünf Personen nehmen die laufenden Geschäfte wahr.
- Die Vollversammlung aller Betroffenen sollte nur so groß sein, daß hier sinnvolle Gruppendiskussionen stattfinden können – diese Größe liegt bei 50-150 Personen.

Beziehungen von Gemeinschaften untereinander

Grundsätzlich sind verschiedene Gemeinschaften im *Konsultationsverhältnis* aufeinander bezogen. Erfahrungen aus der therapeutischen Arbeit und der kommunitären Strukturbildung werden ausgetauscht. Soweit sich Dachverbände bilden, haben diese lediglich Vermittlerfunktion, jedoch keine Spitzenposition etwa im Sinne einer Konzernleitung oder einer zentralen Gesundheitsbürokratie. Das Prinzip dezentraler Selbstorganisierung wird gewahrt.

Es könnte den Anschein haben, als ob ich mit der Zurückweisung zentralistischer Reglementierungen übliche gesellschaftliche Normen ablehne – wie sie sich eben in Standesordnungen, Beamten- und Hochschulgesetzen, BAT et cetera niedergeschlagen haben. Das ist jedoch nicht der Sinn meiner Vorbehalte gegen derartige Reglementierungen. Dieser liegt vielmehr darin, daß sich die Gemeinschaft unter Berücksichtigung der gesellschaftlichen Normen ihrer Mitwelt selbst organisieren wird. Die gesellschaftlichen Normen werden voll berücksichtigt, soweit sie einem integralen (universalen) humanen Konzept entsprechen – wie es beispielsweise durch die Axiome von TZI beschrieben ist;[82] hingegen werden die Normen nicht akzeptiert, die der Absicherung einer therapeutischen Schule dienen – so etwa die ärztlich standesrechtliche Unterscheidung von medizinischen und paramedizinischen Berufen oder der beamtenrechtliche Grundsatz vom pyramidenartigen Aufbau von Macht- und Entscheidungsgewalt oder der Besitzstandwahrung (wonach Beamte beispielsweise nicht zurückgestuft werden können).

Dialogik und therapeutische Liebe

Dialogik lebt aus der Begegnung von Therapeut und Patient. Das heute häufiger gebrauchte Wort Inter-Aktion für den von allen Schulen[83] als fundamental angesehenen Akt jeglicher Therapie meint scheinbar Ähnliches wie Dialog. Einige Elemente des therapeutischen Dialoges sind beschrieben worden als Zweckfreiheit, Unkäuflichkeit, Feinhörigkeit, Innewerden, Verantwortung zeitlebens und einander Aufgaben stellen.[84] Zweckfreiheit umfaßt die Intervention einer Verhaltenstherapie oder eines allopathischen Pharmakons zum Zwecke der Symptombeseitigung ebenso wie die hingebungsvolle Begleitung eines schmerzleidenden Rheumakranken, dem kein Mittel seine Schmerzen nehmen, der aber mit seinem Leiden reifen kann. Die Unkäuflichkeit des Therapeuten kommt weniger in der auch hier geltenden Entkoppelung von therapeutischer Leistung und finanziellem Lohn zum Ausdruck als in seinem unmittelbaren Betroffensein, seinem Mit-Leiden, das anders ist als die gekonnte Schablone einer im Übertragungs-Gegenübertragungs-Spiel instrumentierten Emotionalität. Das Instrument seiner kognitiv-emotionalen Fähigkeiten steht dem Therapeuten unter anderem auch als distanzierender Schutz zur Verfügung – und darin liegt ein Teil der notwendigen Asymmetrie der therapeutischen Begegnung –, aber im Innewerden des anderen, im Ansprechen der gegenwärtigen Personmitte erhält dieses Instrument erst seinen Sinn. Vor dem schmerzgepeinigten Kranken ist der Therapeut ebenso hilflos und machtlos wie der Patient selbst – es ist die Herausforderung an den Therapeuten, ob er sich auf diesen Kern scheinbarer Leere, aber in Wirklichkeit geistiger Offenheit einlassen will. Hilarion Petzold schrieb über eine Begegnung *Integrative Arbeit mit einem Sterbenden*[85] – ein Text, der mich als Lesenden tief berührte und die reale Begegnung ahnen läßt.[86]

Im Wort »Begegnung« kommt das intentionsfreie einander Entgegentreten von Ich und Du klarer zum Ausdruck als in der Be-Ziehung: hier muß immer der eine den anderen ziehen – ziehen ist absichtsvoll auf ein Ziel, einen Zweck hin ausgerichtet. Die volle Freiheit erreichen Ich und Du als Begegnende.

Patient (lateinisch *patiens*, der Leidende) bezeichnet den Sachverhalt des therapeutischen Dialoges eindeutiger als Klient (lateinisch *cliens*, der Hörige, der Schutzbefohlene; im weiteren Sinn »wer Anlehnung gefunden hat«), weil der Partner des Therapeuten immer mit einem Leiden im weiteren Sinne (Störung, Problem, Krise, Krankheit, Schmerz) behaftet ist. Auf die Gefahr hin, daß die Benennung »Patient« im Therapeut-Patient-Verhältnis mit paternalistischer oder matriarchaler Überfürsorge mißverstanden wird, ziehe ich dieses Wort der Bezeichnung »Klient«[87] vor. Demgegenüber ist der Therapeut in der griechischen Bedeutung der »Diener« und »Weg-Begleiter«: Der therapeutische Dialog ist der Weg, auf dem der Leidende und sein Begleiter einander begegnen.

Juana Danis hat in ihren *Gruppenstudien* feinsinnig darauf hingewiesen, wie die therapeutische Liebe als eine Form der Nächstenliebe (Fromm) zunächst äußerst vorsichtig und distanziert abwehrend von Sigmund Freud als Übertragungsliebe in die Diskussion gebracht wird. Liebe ist die notwendige Basis des Zwiegespräches, um aus diesem Dialog von zweien »das Dritte gemeinsam zu empfangen und zu verstehen, das außen und innen auftauchende Unerwartete«.[88]

Einschränkend zum Geheimnisschutz der therapeutischen Beziehung gäbe es zu bedenken, wieweit das absolute Geheimhaltungsgebot einer narzißtischen Abkapselung und Isolierung mehr dienlich sein kann als einem personalen Anschluß an die ganze Welt. »Liebe ist in erster Linie nicht

Bindung an eine besondere Person; sie ist vielmehr eine Haltung, eine Orientierung des Charakters, die das Verhältnis einer Person zur Welt als Ganzes, nicht aber in einem einzigen ›Objekt‹ der Liebe bestimmte.« (Fromm)

Für die Bildung eines integralen Konzeptes scheinen mit die Begriffe Dialog und therapeutische Liebe für übergeordnete Strukturen daher geeigneter zu sein als die üblicherweise gebrauchten Worte Beziehung und Interaktion.

Therapeutische Mittel: Gliederung nach Gebieten der sinnlichen Wahrnehmung

In der verbalen Psychotherapie wird das Wort fast nur als Bedeutungsträger, als semiotisches Signal, als Zeichen für anderes gebraucht und verstanden. Im selben Sinn werden meist auch averbale und kreative Therapien geführt. Tanz, Farbe, Musik, Poesie werden eingesetzt oder gewertet als *Ausdruck für anderes*: Konflikte, Emotionen, geistige Werte, Personen, biographische Situationen und Szenen.

Neben dem semiotischen oder symbolischen Zugang gibt es einen grundsätzlich anderen Weg zu den verbalen und averbalen Medien der Wahrnehmungswelt: den der *unmittelbaren Wahrnehmung* ihrer Qualitäten und Modalitäten, wie ihn als philosophische Disziplin die Phänomenologie (Husserl, Steiner) und als medizinische Grundlagenwissenschaft die phänomenologisch orientierte Physiologie beschritten haben (Hensel, Scheurle). Diese nicht physikalistisch arbeitenden Wissenschaften erarbeiten in systematischer Weise das Wissen, das Künstlern intuitiv schon seit langem zur Verfügung stand. Es ist anscheinend unserer Zeit vorbehalten geblieben, innerhalb jener Wahrnehmungsgebiete auch Therapien zu entwickeln. Allen drei Kulturen (Wissenschaft, Kunst, Therapie) geht es hier um das gleiche: die *Dinge (Medien) zur Selbsteigenheit* bringen, sie sich in ihrem eigenen Selbstsein offenbaren und gestalten zu lassen.

Das heißt zum Beispiel, eine Farbe, etwa Rot, als originäre Wahrnehmung wirken und sich gestalten zu lassen; eine Bewegung und leibliche Haltung (wie beispielsweise die Meditationshaltung bei der Zen-Meditation oder die Schwingbewegung des ganzen Körpers beim langsamen Kreisen um beide Füße im Stand) als Ausdruck und Essenz ihrer selbst zu empfinden und sich damit zu verbinden, so wie es Heinrich von Kleist in seiner Erzählung *Über das Marionettentheater* klassisch beschrieben hat. Diese ästhetische Identifikation eröffnet über die therapeutische Praxis[89] hinaus neue interdisziplinäre Ansätze für die phänomenologische Grundlagenforschung (zum Beispiel Akustik, Sinnesphysiologie, Sinnespsychologie, Musik, Musikwissenschaft und Musiktherapie). Zudem kann die wissenschaftlich-künstlerisch-therapeutische Kultur ein Gegengewicht gegen die Zerstörung der Sinnlichkeit sein. Schließlich ergibt sich aus diesem Ansatz eine Aufarbeitung der seit der Renaissance sich immer mehr vertiefenden Subjekt-Objekt-Spaltung mit dem nachfolgenden Leib-Seele-Problem, das in Medizin und Psychosomatik bis heute ungelöst ist. Betrachtet man den Betrieb einer modernen Universitätsklinik auf der einen Seite und einer exklusiven psychotherapeutischen Gruppenveranstaltung auf der anderen, so wird die Vertiefung dieser Spaltung deutlich. Zur Illustration seien einige heute entwickelte Therapieformen erwähnt. Wollte man die gegenwärtig bekannten Therapieformen – die auch meist ihr Gegenstück in einer ausgebildeten Kunst haben – einteilen, so liegt folgendes nahe. Es gibt

- Leibtherapien, die es mit dem Leib- und Existenzempfinden zu tun haben,
- Bewegungstherapien,
- Musiktherapien, die den Instrumentenreichtum und die Tonformen noch lange nicht ausgeschöpft haben,
- Formtherapien (zum Beispiel werden verschiedene Materialien wie Holz und Stein gestaltet),
- Farbtherapien,
- Geschmackstherapien sind in Kochkunst und Diätetik am Entstehen,
- Geruchstherapien fehlen in der modernen Kultur merkwürdigerweise fast ganz, während sie etwa im mittelalterlichen Japan selbstverständlich waren,
- Sprech- und Stimmtherapien gestalten die artikulierte Sprache und haben insofern eine Gemeinsamkeit mit Bewegungs- und Atemtherapie,
- Sprachtherapien (Sprachgestaltung) haben dagegen mehr Verbindung zur Philologie und Dichtkunst,
- Sozial- und Gemeinschaftstherapien arbeiten an verschiedenen Fronten:
  - an der Stätte, wo Ich und Du einander begegnen,
  - mit der Gruppe, die ihr gemäße Struktur zu finden,
  - mit dem Gemeinwesen, um das politisch Notwendige gesellschaftlich möglich zu machen.

Tabelle 3 gibt einen Hinweis auf die entsprechenden therapeutischen Techniken.[90]

Wirkprinzipien therapeutischen Handelns

In der allgemeinen Psychotherapieforschung[91] wird von dem selbstverständlichen Grundsatz ausgegangen, daß Psychotherapie immer auf Veränderung ausgerichtet ist, sei es, daß ein Symptom (zum Beipiel eine Phobie) ausgeschaltet wird, oder sei es, daß die Wandlung einer Persön-

Leibtherapien	Sozialtherapien
Sprach-Stimm-(Atem-)Therapien, Heilsingen *Bewegungstherapien* (Bewegungserziehung nach *Feldenkrais*, konzentrative und integrative Bewegungstherapie, Eutonie, Heileurythmie, Pantomime, Psychogymnastik, Rhythmik, Tanz, Bioenergetik) *Wahrnehmungstherapien* (Sensory awareness, Gestaltungstherapie, Sexualtherapie) *Initiations-Therapie* (*Dürckheim*)	(Lebensgemeinschaften) *Familientherapien* *Partnerschafts-/Ehetherapien* *Milieutherapien* (therapeutische Gemeinschaft in Krankenstationen, Wohnheim, Therapiedörfern, Ferienlager) *Gemeinwesen-Arbeit*
»Kunst«-Therapien	**Worttherapien** (*»Psychotherapien«*)
Farb-Maltherapie *Formtherapien* (Bildhauern, Modellieren, Schnitzen, Töpfern, Zeichnen) *Musiktherapien*	*Tiefenpsychologisch* (orientierte) Therapien (Angriffstherapie, Psychodrama, klientenzentrierte Therapie = Gesprächstherapie, katathymes Bilderleben, Psychoanalyse) *Kommunikationstherapie* (Sensitivgruppe, Themenzentrierte Interaktion, Gruppendynamik) *Verhaltenstherapie* (z.B. Erlernen von Grundfähigkeiten zur Selbsterhaltung im Alltag) *Kreative Therapien* (Märchenspiele, Sketche, Dichten, Theaterstücke, Schreiben von Theaterstücken)

Erläuterungen: In diesem Schema sind teilweise aus Gründen der Kürze das therapeutische Verfahren, das Heilmittel und der Angriffspunkt des Heilmittels in einem Wort zusammengefaßt; so ist zum Beispiel bei den Bewegungstherapien die Bewegung das Verfahren, ebenso ist sie aber auch heilender Faktor, und zugleich setzt die Therapie an der Bewegung an; ähnliches gilt für die Sozialtherapien, bei denen die soziale Struktur das Heilmittel ebenso wie den therapeutischen Ansatzpunkt hergibt. Weiterhin handelt es sich bei dieser Übersicht um einen methodisch-theoretischen Ansatz; in der Praxis gehen die verschiedenen Therapiegebiete immer ineinander über und sind kombiniert.

Tabelle 3: Übersicht über therapeutische Gruppenverfahren (geordnet nach dem Heil-Mittel)

lichkeitsstruktur im tiefenpsychologischen Sinn gesucht wird. Diese Definition von Psychotherapie ist sicherlich zu eng. Denn es gibt ebenso psychotherapeutische Wirkungsweisen, die die *Erhaltung* und Stützung schwacher oder gestörter seelischer Funktionen zum Ziel haben, etwa die supportive Psychotherapie.[92] Man kann sogar vermuten, daß erhaltende und stützende Psychotherapien heute überwiegend praktiziert werden, sofern man die Masse seelsorglicher, ärztlicher und sozialberatender Gespräche berücksichtigt.

Mit Blick auf den integralen Aspekt ist es ebenso erfreulich wie bemerkenswert, daß aus der angewandten Physiologie und Rehabilitationsforschung, speziell der Bäderheilkunde – also medizinischen Wissenschaften – ähnliche Anstrengungen gemacht werden, um zu allgemeinen Aussagen über therapeutische Wirkungsweisen zu kommen.[93] Unterschieden werden zwei Grundprinzipien jeder Therapie: Kunstheilung und natürliche Selbstheilung (Tabelle 4). Künstliche Therapie weist dem Organismus prinzipiell eine passive Rolle zu; sie wirkt unmittelbar auf die krankhafte Veränderung und ist insofern pathogenetisch orientiert. Künstliche therapeutische Maßnahmen sind möglichst spezifisch (im Bezug auf die Störung), gezielt und reizarm; unbeabsichtigte und unerwünschte Nebenwirkungen müssen fast immer in Kauf genommen werden. Die Wirkungsdauer künstlicher Therapie ist auf die Anwesenheit der Wirkstoffe und Kunsthilfen begrenzt, abgesehen von den zeitlosen Resultaten der Ausschaltung.

Demgegenüber zielen Maßnahmen natürlicher Therapien: (Tabelle 4) auf die Aktivierung der Selbstheilungskräfte: Die Fähigkeiten des Organismus zur Regulation und Anpassung (an die individuelle Norm) sowie zur Regeneration und Abwehr krankhafter Störungen werden angestoßen. Es handelt sich dabei um indirekte Wirkungen (im Bezug auf Symptombeeinflussung). Hygiogenese weist hin auf die normalen Potenzen des gesunden Organismus; deshalb wird von hygiogenetisch-orientierten Maßnahmen gesprochen. Ihre Wirkungsdauer überdauert deren Applikationen.

In der Schulmedizin werden Kunstheilungen in erster Linie durch chirurgische, allopathisch-pharmakologische Therapie sowie durch strahlen- und nuklearmedizinische Therapie abgedeckt. Selbstheilung findet sich vor allem in der Balneologie und – außerhalb der Schulmedizin – in der Homöopathie und Naturheilkunde sowie der anthroposophischen Medizin.[95]

Es bedürfte einer gesonderten Untersuchung, um psychotherapeutische Maßnahmen diesem Schema im einzelnen zuzuordnen, beziehungsweise es so allgemein zu gestalten, daß medizinische (somatotherapeutische) ebenso wie psychotherapeutische Wirkungsprinzipien sich darin abbilden können. Bei grober Betrachtung scheinen Suggestiv- und Verhaltenstherapien eher zu den »künstlichen Therapien«, die tiefenpsychologischen Therapien sowie

Kunstheilung (»künstliche Therapie«) pathogenetisch orientierte Maßnahmen direkte Wirkungen	*Selbstheilung* (»natürliche Therapie«) hygiogenetisch orientierte Maßnahmen indirekte Wirkungen
1. *Ausschaltung* Amputation antibiotische Therapie u.a.	1. *Schonung* Entlastung Entstörung, Abstinenz u.a.
2. *Lenkung (Korrektur)* Funktionskorrektur pharmakologische Gegensteuerung künstliche Normalisierung u. a.	2. *Anregen der Selbstordnung (Normalisierung)* Übung Selbstordnung Ökonomisierung Regularisierung u.a.
3. *Ersatz* Substitution Prothetik Funktions- und Organersatz Passive Immunisierung u. a.	3. *Kräftigung* Training Spezifische Leisungssteigerung durch Anpassung Immunreaktion u. a.

Tabelle 4: Wirkungsprinzipien der Therapie (nach Gunther Hildebrandt)

die meisten Leib- und künstlerischen Therapieformen (Musik, Form, Farbe; vergleiche Tabelle 3) eher zur Gruppe der auf Selbstheilung zielenden Therapiemethoden zu gehören. Es wäre reizvoll, die neuen allgemeinen Interventionsstrategien (Witte) diesem Schema zuzuordnen.

Diese Einteilung hat deshalb für sämtliche Therapieformen grundsätzliche Bedeutung, weil therapeutische Maßnahmen mit direkter Wirkung ebenso auf dem medizinischen wie dem sozial-psychologischen Prüfstand (Witte) unmittelbar gemessen und beurteilt werden könnten, während für Therapiemethoden mit indirekter Wirkung – also auf Selbstheilung zielend – gänzlich andere Beurteilungskriterien zugrunde zu legen sind; man denke etwa an Strukturen therapeutischer Zeit.

Temporik: Strukturen therapeutischer Zeit

Aus der therapeutischen Praxis sind dem Kenner vier Strukturen vertraut:

- hic et nunc-Prinzip,
- Synchronizität,
- Phasen des therapeutischen Prozesses,
- chronobiologische Zeitstrukturen.

So wesentlich wie diese Strukturen zum Verständnis therapeutischer Vorgänge sind, so gibt es doch heftige Widerstände gegen ihre Sichtbarmachung und Erforschung. Nicht wenige Wissenschaftler verweisen solche Phänomene in die mystische Ecke. Gleichwohl sind so hervorragende Denker wie C. G. Jung oder der Physiknobelpreisträger Wolfgang Pauli schon vor Dezennien mit dem Synchronizitätsproblem an die Öffentlichkeit getreten. Die drei ersten Strukturen seien hier nur kurz erläutert, da sie anderenorts breiter erörtert sind. Die Phasen des therapeutischen Prozesses dagegen werde ich ausführlicher darstellen.

Hier-und-Jetzt als Prinzip ist für tiefenpsychologische Therapeuten, erst recht für Gestalttherapeuten, eines der wesentlichsten Instrumente. Das blitzhafte Wahrnehmen der situativen Befindlichkeit von Patient und Therapeut ist kein Prozeß, der nur die Schichten von Kognition und Emotion erfaßt; dieser Akt des Erkennens und Erfühlens hat zudem noch den Charakter des Auslotens der scheinbaren Leere, die in ihrer emotionalen Substanzlosigkeit – von Gedankenfülle ganz zu schweigen – aber tatsächlich auf den Kern der Sache kommt. Der Kern kann die Eigenart von reinem Licht oder reiner Tiefe oder reiner Höhe haben. Im allgemeinen wird diese reine Transparenz von beiden, Therapeut wie Patient, nicht wahrgenommen. Jedoch erleben sie, daß im Augenblick angespannter Geistesgegenwart das Richtige getroffen wird, sei es mit Worten, Gesten, Farben oder Musik.

Dieses Moment der dialogischen Zeit ist in der abendländischen Geschichte als *Kairós* bekannt und wurde bereits mehrfach angeführt (vergleiche Seite 36 f, 45, 67). Zur Illustration dient ein Epigramm des Dichters Poseidipp, der die Statue des Lysipp (Hofkünstler Alexanders des Großen 356-423 v. Chr.) kommentiert. Bemerkenswerterweise wurde der lysippische *Kairos* im Mittelalter zu einem *Bios* (Gott des Lebens) oder *Chronos* (Gott der Zeit) umgestaltet. Als gegenwärtige Redensart überlebte »Die Gelegenheit (das Glück) beim Schopfe packen.« (Abbildung 1)

Woher stammt der Bildhauer?
Aus Sikyon.
Wie heißt er?
Lysipp.
Aber wer bist du?
Kairos, der alles bezwingt.
Warum gehst du auf Zehenspitzen?
Ich laufe unablässig.
Warum hast du an beiden Füßen Flügel?
Ich fliege wie der Wind.

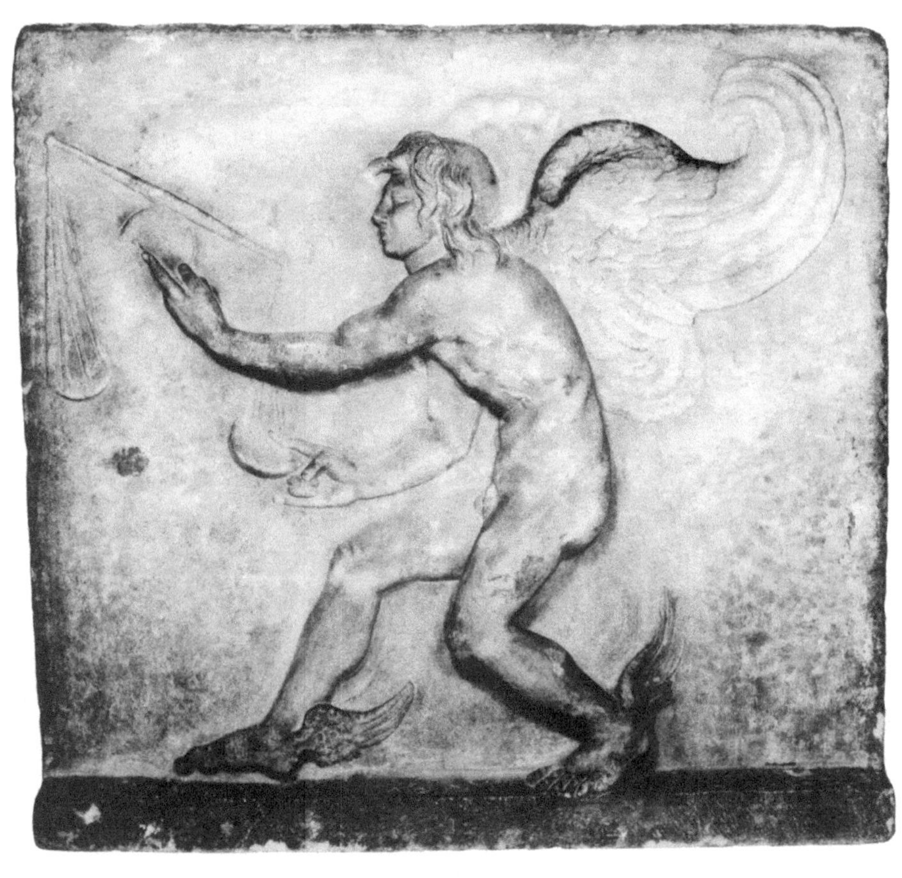

Abbildung 1: Kairos. Relief, römische Kopie nach einem vollplastischen Werk von Lysipp von 330 v.Chr., Museo di Antichita, Turin. (Vgl. auch Seite 36 f.)

Warum trägst du in der rechten Hand ein Messer?
Um die Menschen daran zu erinnern, daß ich* spitzer bin als jede Spitze!
Aber warum fällt dir eine Haarlocke in die Stirn?
Damit mich greifen kann, wer mir begegnet. So ist's beim Zeus!
Warum bist du kahl am Hinterkopf?
Wenn ich mit geflügelten Füßen an jemandem vorbeigeflogen bin,
wird mich keiner von hinten erwischen, so sehr er sich mühte!
Aber zu welchem Zweck hat der Künstler dich geschaffen?
Euch, ihr Menschen, zur Lehre hat er mich hierher in den Vorhof
der Palästra gestellt. **

»*Synchronizität* als ein Prinzip akausaler Zusammenhänge« (C. G. Jung) meint das gleichzeitige Hervortreten ähnlicher oder zueinander passender Prozesse und Vorgänge, sinngemäßer Koinzidenzen. Jung beschreibt zum Beispiel die jenseits der statistischen Zufallswahrscheinlichkeit liegenden akausalen Verknüpfungen der experimentellen Parapsychologie von J. B. Rhine und seinen Mitarbeitern. Entscheidend ist bei synchronen Zusammenhängen die räumliche Distanz (einige Meter bis tausende von Kilometern), die nicht durch ein sinnlich begründetes oder elektrisch-elektronisches Informationssystem (Blickkontakt, Telefon, Mobilfunk oder ähnliches) überbrückt wird. In der Forschung wird deshalb von ESP (Extra-Sensory-Perception) gesprochen.

Jedem wachen Therapeuten, der sich intensiv mit seinem Patienten beschäftigt, ist das Phänomen bekannt, daß bei ihm und seinem Patienten ähnliche oder gleiche Vorgänge zur gleichen Zeit ablaufen, ohne daß beide einen Kontakt miteinander haben.

Der therapeutische Prozeß

Die Idee von sechs Phasen des therapeutischen Prozesses habe ich zum ersten Mal 1979 vor Vertretern verschiedener Berufe (Psychotherapeuten, Bäderheilkundlern und Rheumatologen[96], Atem- und Leibtherapeuten, Physiologen und Allgemeinmedizinern) vorgetragen, und seither hat dieser Gedanke eine große Resonanz erfahren. (Siehe auch Kapitel 6 und 7.)

Die Idee dazu kam mir aus der praktischen Arbeit als klinischer Psychiater, Psychoanalytiker, Psychosomatiker und Gruppentherapeut: Ich war gezwungen, im ambulanten oder stationären Betrieb mit sehr verschiedenen Berufsgruppen zusammenzuarbeiten, die sämtlich eine von mir verschiedene professionelle Sprache gebrauchten: mit Sozialarbeitern, Beschäf-

* »Ich«: der günstige Augenblick.

** Epigramm des alexandrinischen Dichters Poseidipp, der in Form eines Dialogs zwischen einem Besucher der Palästra in Olympia und der Statue des Kairos das Werk des Lysipp beschreibt.

tigungs-, Bewegungs- und Atemtherapeuten, mit Familien-, Gruppen- und Musiktherapeuten, Sexualtherapeuten, weiterhin mit Internisten, Chirurgen, mit Psychotherapeuten aus den Schulen von C. G. Jung, Szondi, Schultz-Henke, Binswanger und Boss, Cohn und Sigmund Freud, mit Psychotherapeuten, die Eutonie und autogenes Training betreiben, sowie mit Verhaltenstherapeuten und Gesprächspsychotherapeuten.

Mit dem therapeutischen Prozeß bezeichne ich eine Folge von sechs Phasen, die anscheinend regelmäßig bei geglückten Therapien erscheinen – und zwar bei verschiedenartigen Therapiemethoden. Insofern spreche ich von einem integralen Konzept.[97]

Die sechs Phasen:

- *Störung*: (Symptomdiagnose): Es werden Beschwerden registriert.
- *Konfrontation*: (*Strukturdiagnose*): Strukturelle Zusammenhänge werden erkannt, und der Patient wird mit ihnen in für ihn verständlichen Worten bekannt gemacht.
- *Katharsis*: Psychosomatische (emotionale) Erschütterung.
- *Verzichten*: (Trennen, Grenzen akzeptieren): Der Patient und sein Therapeut trennen sich bewußt von bisherigen Verhaltensweisen und Einstellungen.
- *Wandeln und Wandlung*: Das Neue kommen lassen im Zustand aktiven Offenseins.
- *Neu-Kommunizieren*: Neue Einstellungen und neues Verhalten einüben.

Bei der Schilderung der sechs Phasen wird in diesem Kapitel besonderes Gewicht auf die drei letzten gelegt – es sind zentrale Prozesse, die heute womöglich zu wenig bewußt sind. Und jede Phase ist zusätzlich durch ein Motto in Form einer Frage gekennzeichnet.

1. *»Was ist los?«*

Bei der Störung wird es dem einzelnen Patienten oder einer Gruppe (Ehe, Familie, Wohngemeinschaft et cetera) erst allmählich bewußt, daß irgend etwas aus dem Gleichgewicht geraten ist. Man weiß aber nicht, was eigentlich »los« ist – es herrscht Unruhe, Unklarheit, vor allem ängstliche Verunsicherung. Je länger die Beschwerden dauern, um so mehr sind sie nicht nur lästig, sondern auch angsterregend, weil man ihren Sinn nicht begreift. Die Beschwerden, seien sie körperlicher, seelischer oder zwischenmenschlicher Art, werden schließlich, wenn ein Fachmann hinzutritt, als Krankheitsphänomene festgestellt, ohne daß aber schon Zusammenhänge geklärt sind. Ein leibliches Korrelat mußte einer ängstlichen Erregungsspannung entsprechen.

2. »Was ist das?«

Konfrontation: Im Benennen bekommt das seinen Namen, was aus dem Lot ist. Das ist ein Erkenntnisakt. Hier herrscht keine Angst und Unruhe, eher Ernüchterung. Der Therapeut macht seinen Patienten mit den wißbaren Zusammenhängen bekannt – oder zumindest erarbeitet er sich die strukturellen Zusammenhänge zur eigenen Orientierung. Den Symptomen werden pathologische Strukturen zugeordnet, zum Beispiel solche Strukturen, die ein gestörtes Gleichgewicht beschreiben. So sprechen etwa Familientherapeuten von Systemverschiebung (Sündenbock in der Familie), die Tiefenpsychologen von Strukturlücken (wie Erlebnisunfähigkeit in bezug auf das Streben nach sozialer Anerkennung). In der Leibtherapie sind Störungen des rhythmischen Gleichgewichtes und der Schwingung zu benennen. Strukturdiagnosen sind in ihrer Terminologie durch die jeweilige Schule definiert.

Diese Phase ist die Domäne der Wissenschaft – und zugleich ihr Ende. Das Urteil »unwissenschaftlich« für die weiteren Phasen ist dabei insofern richtig, als rational kalkulierbares und definierbares Wissen in dieser Phase seine Grenze hat. Klares Erkennen, Benennen und Einordnen von Zusammenhängen sind ihre Charakterisika.

*3. »Wohin denn ich?«**

Katharsis: Erschütterung. Im produktiven Fall führt die Konfrontation zur Erschütterung. Dann lösen sich pathologische Strukturen wie in einem Schmelztiegel auf. Der Boden unter den Füßen wankt, Bodenlosigkeit tut sich auf. »Die Sintflut ist herstellbar.« (Max Frisch) Die Angst hat die Qualität von Verzweiflung, Desorientierung, Ausweglosigkeit, Nullpunktstimmung. Der Patient ist aufgefordert, dieser Erschütterung standzuhalten. Leibliche Entsprechungen müssen turbulent und chaotisch sein.

* Marie-Luise Kaschnitz

Verzichten, Nötigung: Das ist kein Akt rationaler Vernunft: »Ich verzichte ab jetzt auf den Alkohol im Interesse meiner Gesundheit.« Reines Verzichten ist ungeheuerlich – ein Wahnsinn vor dem Forum der Ratio. Denn »sichere Aktien« werden hergegeben. Es entäußert sich das Ich des vermauernden, sicheren Besitzes. Der Alkohol bedeutet für den Trinker sicheren Schutz, und der hagestolzige Hochmut bietet dem Narzißten eine sichere Burg für seine Kränkbarkeit.

Verzichten heißt auch, die eigenen Grenzen (der Leistungs- und Belastungsfähigkeit) wahrzunehmen, diese Grenzen zu akzeptieren und sich selbst Grenzen zu setzen. Dies geschieht ohne Ressentiments und heimliche Sehnsüchte nach der Vergangenheit. Verzichten bringt Ängste hoch, Verlust- und Trennungsangst. Das Weinen ist ein trockenes, klagloses, jenseits der Verzweiflung. Es ist traurig, die Heftigkeit der Erschütterung fehlt: Der Weinende hat sich schon gefaßt.

Verzichten heißt, sich fügen in das Not-Wendige und sich der Nötigung durch die objektiven Fakten beugen. Es stellt sich dabei gar nicht (mehr) die Frage:

Ob ich verzichten muß?
Ob ich verzichten will?
Ob ich verzichten soll?

Müssen, Wollen und Sollen fallen in eins zusammen. Die vierte Stanze aus Goethes *Urworte, Orphisch* gibt das wieder:

Ανάγχη *

Da ist' s denn wieder, wie die Sterne wollten:
Bedingung und Gesetz und aller Wille
Ist nur ein Wollen, weil wir eben sollten,
Und vor dem Willen schweigt die Willkür stille;
Das Liebste wird vom Herzen weggescholten,
Dem harten Muß bequemt sich Will' und Grille.
So sind wir scheinfrei denn, nach manchen Jahren,
Nur enger dran, als wir am Anfang waren.

* Goethe übersetzt: Beschränkung, Pflicht

Verzichten heißt, die Schmerzgrenze erreichen und ein Wort weitergehen, über sich selbst hinaus. Es ist der bewußte Schritt in den Schmerz hinein und durch ihn hindurch. Nicht das passiv-lustvolle, schwärmerische Sich-dem-Schmerz-Ausliefern des Masochisten, der sich immer im gleichen Teufelskreis dreht, sondern das starke Hindurchschreiten durch den Schmerz und das Aufsichzukommenlassen des Schmerzes.

Vergangenes loslassen, bewußtes Lösen längst überfälliger Bindungen und Bande, das geschieht in dieser Phase. Man weiß, worauf man verzichtet; aber man weiß (noch) nicht, wie es weitergehen wird. Deshalb ist Verzicht riskant.

Verzicht ist paradox: Er muß althergebrachte Sicherungen aufgeben, und diese Aufgabe setzt übergroßes Vertrauen voraus. Aber auf was? Das tief erschütterte Selbstbewußtsein gibt dieses Vertrauen nicht her. Es ist gegeben in der Begegnung mit dem Therapeuten – oder bei den großen Therapeuten in ihrer Selbstanalyse (Freud, Jung) in deren Beziehung zu Gott.

5. *»Scheint es auf?«*

Wandeln – Wandlung: Diese Phase ist gut zu charakterisieren durch einen Spruch von Laotse:

Man muß wirken auf das,
was noch nicht da ist.

Es geht um das Nichtdasein. Nur das Prinzip Hoffnung kann dem Nicht-Existenten, dem für unmöglich Gehaltenen Leben einhauchen. Natürlich entzieht es sich der Kausalität von Ursache oder Wirkung; denn wie sollte ich auf etwas wirken, das (noch) nicht da ist?

Wandeln ist für die rationale Vernunft der Stein des Anstoßes schlechthin. Und für den Therapeuten ist es die Probe darauf, ob er bereit ist, seine überlieferten Grundsätze zu überwinden, um sich im Dialog mit seinem Patienten dem Wagnis des Neuen anzuvertrauen.

In der Wandlung wartet Stille. Es ist die Stille des geduldigen, offenen Wartens, nicht die gespannte Stille der absichtsvollen Erwartung. Es ist die Stille, die auf das Neue wartet, das kommen *will* – nicht *soll*. Sollen geschieht unter Druck, unter Antrieb. Hier wird weder gedrückt noch angetrieben, sondern es kommt etwas wie in schierer Selbstverständlichkeit zum Vorschein. Das gab es zuvor nicht. Es kommt unangemeldet und unerwartet. Aber es kann nur kommen in die Offenheit hinein. Wer zuvor nicht auf Sicherungen des Herkömmlichen verzichtet hat, der hat für das Neue keinen Raum geschaffen.

Es ist immer auch das Nächstliegende. Nächstliegend, weil es dasjenige ist, was die Situation erfordert und was jetzt eben dran ist. Deshalb kommt es uns auch bekannt vor, ohne daß wir es kenntnisreich einordnen könnten.

Unmögliches und Unerwartetes, Unerwartbares scheint auf, kommt zum Vor-Schein. Das Scheinen macht den besonderen Charakter aus. Es ist wie ein erstes Licht, das am frühen Morgen nach der Nacht den Horizont berührt. Dem Scheinen fehlt noch die Faßbarkeit und Greifbarkeit des Seins. In den Griff ist es nämlich nicht zu bekommen – deshalb fällt diese Phase so schwer. Denn wir sind darauf aus, die Dinge in den Griff zu bekommen, um sie zu handhaben, mit unseren Techniken – immer so, daß wir als die Manipulatoren am Drücker stehen. Der lichtvolle Schein läßt sich weder greifen noch fassen. Annemarie Schwarz weist hin auf diese Gefahr:

Alles ist anders

Auf dem untersten Grunde,
der dem gepanzerten Taucher
auch mit Atemgeräten
nicht mehr ersinkbar ist,
schimmern unversehrt
durch Mülle von Atomen
noch immer die Gesichter Kains.

Unter der Sucht
nach dem Greifbaren,
dem Stehenwollen
auf Formeln,
auf besonderem Gesetz,
auf dem Erstorbenen,
dem Nichtwissenwollen,
was eigentlich erklärbar ist,
unter der Sucht,
sich vorbei zu mogeln
an nicht katalogisierbarer
Vielfalt:
liegt eine entthronte Region,
in der Götter und Engel
sich der Zahl
und dem Maßstab
entziehen.

Neues finden ist schwer.
Es führt keine Fährte
ins Ungewisse,
kein Echo kehrt
von vergangenen Schritten.
Schon der Begriff Richtung
stimmt nicht.

Alles ist anders,
selbst die Sprache
will nicht mehr passen.
Die Worte sind abgenutzt
wie brüchige Seide,
die noch in gewohnte Falten
sich fügt,
doch an gestaltlosen
Leibern zerfällt,
denn das Neue ist rauh
wie kratzende Wolle,
wie ungewaschener Stoff.

Die Angst in der Wandlung ist am subtilsten. Sie ist von Erschrecken und Enttäuschung getönt – es ist keine laute Angst wie in der Katharsis. Die Angst ist still. Für Stille sorgt die realisierte schmerzhafte Enttäuschung darüber, daß das Alte keinen Bestand mehr hat.

6. »Wer bist Du?«

Neu-Kommunizieren: Das Geschehen dieser Phase ist am schwersten in Worte zu fassen – denn es ist inhaltsleer. Es ist Materialisation des Unmöglichen, Formgebung des Geistes. Geist verbirgt sich heute allzuleicht hinter den Worten. Von außen registriert der Beobachter, daß neues Verhalten – sei es leiblicher, innerseelischer oder mitmenschlicher Art – eingeübt wird. Und der Betrachter (Buber), der auch außen steht, ist erfreut darüber, daß eine längst ersehnte Sache endlich erfüllte Form gewinnt. Nicht die Form an sich ist das Entscheidende – auch nicht die neue. Form und Struktur gibt es auch in der Konfrontation. Form gewordenes inneres Verständnis und Klarheit der Beziehung zum eigenen Leib, zum Mitmenschen und zur Sache erfüllen diese Phase. Inneres Verständnis für den anderen und Versöhnung zwischen Ich und Du – es ist die Selbstverständlichkeit, das Neue und den anderen zu akzeptieren, ohne ihn festzulegen.

Diese Phase ist reine Aktion. Durch Tätigsein verwirklicht sich das, was zuvor angestoßen und erhofft wurde. Reines Tätig*sein* ist allerdings von zwei Verwechslungen zu unterscheiden, die sich durch Tätig*keit* (nicht Tätigsein) kennzeichnen: Agieren und kollektives Verhalten.

Agieren gehorcht subjektiver Willkür, dem infantilen Ausleben verdrängter Komplexe und Spannungen. Ihm fehlt die objektive Klarheit, die den Notwendigkeiten der Sache unterworfen ist. Neu Kommunizieren gehorcht ganz bestimmten Regeln – individuelle Normen, in denen eine allgemeine Norm transparent werden kann: ein Bewegungsfluß, den wir auch bei einem verkrüppelten Menschen als schön empfinden, oder eine Schwingung des Atems, die bei einem mit Emphysem behafteten Patienten ihre Grundfigur wieder durchscheinen läßt. Niemals sind diese neuen Beziehungsweisen Ausdruck einer kollektiven Durchschnittsnorm, die berechenbar oder übertragbar ist. Der Therapeut, der in dieser Phase verständlicherweise entlastet aufatmet, weil der Patient endlich nach langen Kämpfen soweit ist, daß er die aufgetragenen Übungen willig ausführt, und der dann nach Schulrezept ihre altbekannten Techniken verordnet, begeht eine Sünde wider den Geist. Denn der Patient darf keine Schema-Norm üben, sondern muß sich seinen individuellen Stil der Atembewegung erarbeiten.

Wenn der Therapeut die vorhergehenden Phasen innerlich nicht mit- oder nachvollzogen hat, dann ist er leicht einem derartigen Schematismus ausgeliefert. Nicht selten genügt ihm lediglich der Nachvollzug der fünf vorhergehenden Phasen, nämlich dann, wenn Patienten diese Phasen schon ohne fachmännische Hilfe durchschritten haben und jetzt noch der individuellen Formung bedürfen, beispielsweise mit Hilfe einiger technischer Hinweise des Therapeuten. In diesem Fall ist es um so wichtiger, diese Phasen tatsächlich zu erkennen – nicht aber womöglich auf Phase eins, die Störung, einzusteigen. Denn für beide Phasen, Störung wie Neu-Kommunizieren, kann die Frage des Patienten: »Was soll ich tun?« typisch sein. Im Fall der Störung ist die Frage bestimmt durch ängstliche Verunsicherung, die im Therapeuten den großen Heiler sieht und von ihm die möglichst rasche Beendigung einer Unsicherheit erwartet, deren tiefere Begründung sich die Naivität nicht einzugestehen wagt. Im Fall des Neuen Kommnunizierens spielt ebenfalls Unsicherheit in die Frage hinein; aber es ist die aus der Offenheit erwachsene Unsicherheit, ohne Angst – der Patient ruft jetzt im Therapeuten den Partner an, der einen Vorsprung an technischer Erfahrung besitzt und dessen Erfahrung er sich in eigener Arbeit zunutze machen möchte.

Neu Kommunizieren ist die Phase des *In-die-Hand-Nehmens*.[98] In-meine-Hand-nehmen gilt dem anderen Menschen wie dem eigenen Leib. Des anderen Hand nehme ich vertrauensvoll in die meine mit der ehrfürchtigen Grundfrage: »Wer bist Du?« Ich und Du begegnen einander in herzlichem Respekt, ohne in unbewußter Mit-Menschlichkeit zu verschmelzen. Ebenso nehme ich meinen Leib – meinen psychophysischen Organismus – in meine Hände als ein Wesen eigener Art mit seinen eigenen Gesetzen, das gleichwohl zu mir gehört. Neu mit meinem Leib kommunizieren heißt nicht, in jugendlichem Frohsinn mit ihm umzuspringen, ihn mir verfügbar zu halten, um ihn für entfremdende Zwecke auszubeuten.[99] Im neuen Kommunizieren lausche ich dem machtvollen oder sanften Klang meiner Stimme, ich spüre den Druck meines Körpers und die schwingende oder eckige Linie meiner Bewegung: Ich verwirkliche meinen »Leib, der ich bin«. (Dürckheim) In dieser Phase sind die Menschen nicht euphorisch gestimmt. Es herrscht sachliche Klarheit, Freude, Bewußtheit der eigenen Grenzen; die Grenzen finden in der Kommunikation mit dem anderen ihren tieferen Grund.

Diesem Abschnitt über den therapeutischen Prozeß seien noch zwei Gedanken hinzugefügt.

1) Die Phasenfolge ist eine *wesenhafte Ganzheit*; sie folgt nicht einer uhrzeitlich festgelegten Schablone. Eine innere Gesetzmäßigkeit wohnt ihr inne. Zeit ist deshalb auch nicht extensiv und explosiv zu verstehen, sie ist intensiv und implosiv. Zeit ist eine Dimension eigener Art, die angesichts dieser Phasen von uns ein integrales Bewußtsein verlangt. (Gebser) Zeit läßt sich von uns nicht machen – wir müssen sie reifen lassen. Reife kommt

schubweise, phasisch, nicht stetig. Erscheinungsbildlich heißt das: Während einer konkreten Therapie können die Phasen in anderer Reihenfolge als der hier geschilderten auftauchen. So etwa wird der gute Therapeut nicht sogleich mit der Konfrontation beginnen; er wird Elemente des Wandels aufspüren und sie dem Patienten anbieten, um Mut und Hoffnung zu säen. Zugleich wird er aber immer wissen, daß die Phasen in ihrer ganzen Gestalt erfüllt sein müssen, bevor ein Problem tatsächlich bewältigt ist.

2) Der therapeutische Prozeß ist ein Weg – kein Ziel. Und dieser Weg fordert Mühe, Anstrengung, Engagement und die bewußte Entscheidung zum Weiterschreiten von Phase zu Phase – vom Patienten wie vom Therapeuten; darin erscheint das *wahre Selbst* von beiden. Als Nebenprodukt des Weges kann sich die Selbststeuerung unseres psychophysischen Organismus wiederherstellen.

Selbst-Steuerung wiederherstellen, *restitutio ad integrum*, heißt nicht, den alten Zustand von totaler Leistungsfähigkeit aller Funktionen herbeizuführen, wie er vor der Erkrankung herrschte. Das ist ein funktionalistisches Mißverständnis der Medizin, dem wir ausgesetzt sind.

Die Ganzheit des Weges zu durchschreiten, gilt vor allem auch für unsere Patienten mit chronischen Krankheiten und Behinderungen – in kleinen Schritten und mit innerem Gewinn. Gerade bei ihnen kann die Sinnerfüllung sehr groß sein, wenn der Schritt – äußerlich, funktional gesehen – ganz klein ist. In diesem Sinn möchte ich ein Wort des Schweizer Psychiaters Jacob Klaesi zitieren: »Gesundheit ist das Vermögen, auch Krankheiten und Gebrechen gleichmütig, wenn nicht gar heiter und dankbar, jedenfalls aber würdig und fruchtbringend zu ertragen.«

Chronobiologische Zeitstrukturen

Obwohl periodische Prozesse in der Medizin schon lange bekannt sind, hat man sich ihrer in der Grundlagenforschung und klinischen Praxis systematisch erst seit der ersten Hälfte des zwanzigsten Jahrhunderts angenommen. Gebser mag mit seiner Behauptung Recht haben, daß das Zeitalter der Temporik (einer Bewußtheit für die originäre Qualität der Zeit) erst angebrochen ist.

Gunther Hildebrandt hat *normale spontan-rhythmische* Vorgänge im Menschen wie auch *Rhythmen bei Krankheiten* und deren Beziehungen zueinander herausgearbeitet.[100] Das Gesamtspektrum normaler spontan-rhythmischer Prozesse weist eine *hierarchische Gliederung* auf. (Tabelle 5) Die Perioden dauern von Sekunden bis zu Monaten. Für die Psychotherapieforschung ist bislang nur die rhythmische Gliederung der Traumphasen von Interesse gewesen – Traumphasen gliedern sich dem Stundenrhythmus ein; sie dienen der zentral koordinierten Erholung im Sinne von Tabelle 5. Es ist das Verdienst Hildebrandts, periodische Prozesse bei Krankheiten in ihrer Beziehung zu den Spontanperioden erforscht zu haben. Heilungsprozesse bei Krankheiten (zum Beispiel Scharlach, Abbildung 2) oder bei Krisen (etwa im kritischen Verlauf von Bäderkuren, Abbildung 3) gehorchen einer 7-Tagesperiodik (Zirkaseptanperiodik). Als durchschnittliche Periodendauer bei balneologischen Kuren fand Hildebrandt vier oder sechs Zirkaseptanperioden: die 4-Wochen-Periode bei der Erholung eines ermüdeten Organismus mit erhaltener Durchschnittsflexibilität; dagegen die 6-Wochen-Periode (oder noch weiter ausgreifende Perioden) beim chronisch fehlgesteuerten Organismus, also bei Menschen mit chronischen Krankheiten. Es ist von mehr als theoretischem Interesse daß die Periodendauer der Erholungsphasen (1, 1½, 3 Monate et cetera) bevorzugt im *ganzzahligen Verhältnis* zum Jahresrhythmus steht (1:12; 1:8; 1:4 und so weiter).

Hypothetisch lassen sich zwei chronobiologische Thesen für eine allgemeine temporische Therapielehre formulieren:

- Heilungsprozesse laufen in *bestimmten Perioden* ab – nicht willkürlich; die Wochenperiode oder das Vielfache der *Zirkaseptanperiode* sind dabei bestimmend.
- Die therapeutischen Perioden stehen in *ganzzahligen Proportionen* zu Spontanperioden.

Aus der Psychotherapie und Psychosomatik sind chronobiologische Untersuchungen in systematischer Weise nicht bekannt. Jedoch gibt es Berichte über intuitiv gewählte Zeitintervalle. Annemarie Dührssen läßt im Rahmen ihrer dynamischen Psychotherapie ihre Patienten selbst die Zeitpunkte wählen, zu denen sie eine psychotherapeutische Konsultation brauchen – allerdings ist die Intervall-Länge nicht aufgezeichnet; es wäre interessant, ob sich die Intervalle periodisch gliedern, wenn man ihre durchschnittliche Dauer berechnete. Der Pariser Psychotherapeut Roland Cahen berichtet, er habe zunächst aus ganz anderen Gründen eine Periodendauer von drei Monaten Therapie und drei Monaten Pause bei seinen Langzeitbehandlungen einführen müssen. Diese periodische Gliederung habe sich so jedoch bewährt, daß er das Verfahren systematisierte und jetzt bevorzugt und mit therapeutischer Absicht innerhalb derartiger Zeitperioden behandelt.

Abschließend läßt sich bei Betrachtung der vier erwähnten temporischen Gebiete ahnen, daß die *Zeit als solche* eine Dimension eigener therapeutischer Macht ist; sie ist nicht-räumlich, nicht-sinnlich, nicht-politisch-gemeinschaftlich und erst recht nicht-weltanschaulich geartet. Es bedarf si-

Periodendauer	Funktionelle Bedeutung
Jahresrhythmus	
Monatsrhythmus 6, 4, 3, $1^1/_2$ Monate	Spezifische, trophisch-plastische Adaption (Chronifiziertung, »überschießende Erholung«)
Tagesrhythmus 21, 14, 9 – 10, 7 Tage	Allgemeine, funktionelle Adaption (Selbstheilung, Langzeiterholung)
Stundenrhythmus 12,8,6,4 u.a. Stunden	Zentral koordinierte Erholung (vegetative Gesamtumschaltungen)
Minutenrhythmus z. B. 2 Minuten	Lokale Erholung (Nutritionsreflexe)

Tabelle 5: Übersicht über Periodendauer und funktionelle Bedeutung der hygiogenetischen Reaktionen und ihre Eingliederung als reaktive Perioden in das Spektrum der spontan-rhythmischen Vorgänge im Menschen.[101]

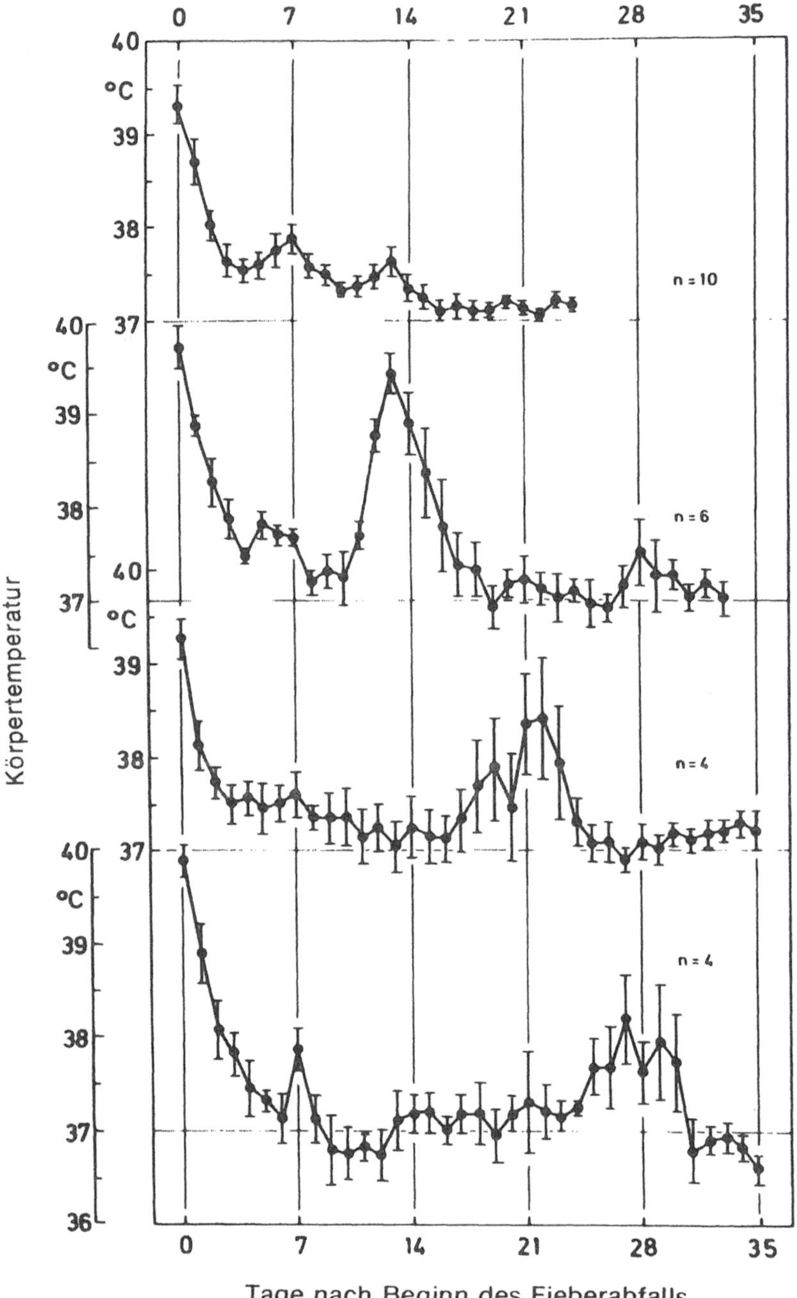

Abbildung 2: Mittlerer Fieberverlauf bei Kindern mit Scharlachkomplikationen ohne antibiotische Behandlung (untere drei Kurven) im Vergleich zum Verlauf bei unkomplizierten Scharlachfällen (obere Kurve).[102]

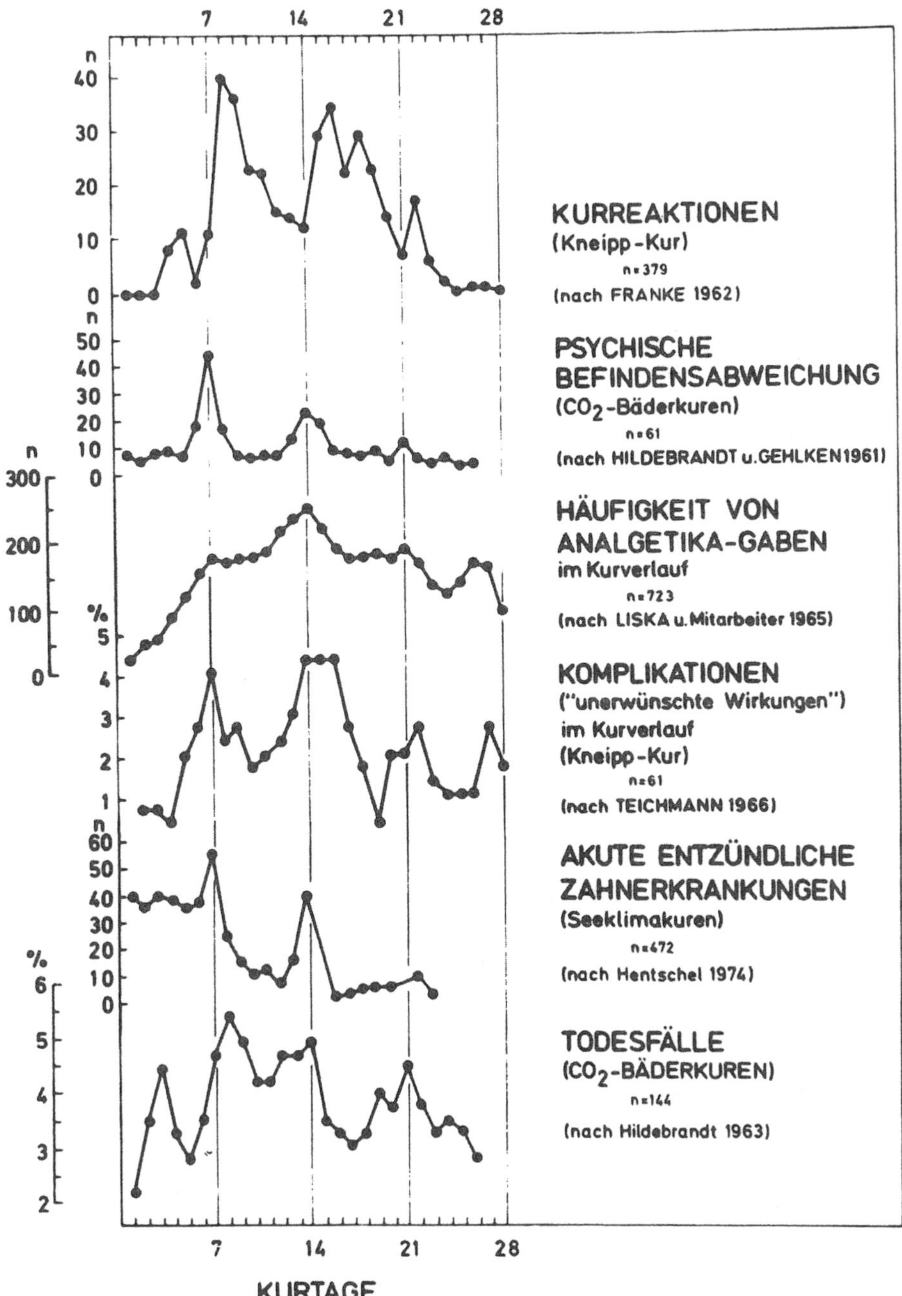

Abbildung 3: Häufigkeitsverlauf verschiedener Indikatoren für Kurkrisen, zusammengestellt nach Ergebnissen der Literatur, die bei verschiedenen Formen der Kurbehandlung gewonnen wurden.[103]

cherlich erheblicher Anstrengungen, um so verschiedene Gebiete wie Chronobiologie und Synchronizität in einer integralen Theorie sinnvoll miteinander in Beziehung zu setzen. Der praktizierende Therapeut muß jedoch nicht die Erstellung einer solchen Theorie abwarten; wenn er sich die bisher beobachteten und beschriebenen Phänomene zu eigen macht, können diese Beobachtungen schon genügend Hinweise für ein vernünftigeres Handeln bieten als eine solche therapeutische Praxeologie, für welche die therapeutische Temporik nichts anderes ist als ein schwarzer Kasten.

Therapie: Kunst des Heilens – nicht Wissenschaft

Der Therapeut ist Heil-Künstler und Heil-Kundiger. Der Wissenschaftler dagegen ist Fakten-Sammler und Fakten-Ordner. Er ist der Diener des Heilkünstlers, indem er ihm das jeweils notwendige Wissen anbietet und zureicht.

Wissen als solches ist abstrakt, unlebendig, und es ist – in absoluter, reiner Form verabreicht – für den Patienten nicht warm und lebensweckend, sondern kalt und tötend.

Die merkwürdige Dominanz der Wissenschaft in der therapeutischen Welt von heute ist eine Fehlkonstruktion. Dieser strukturelle Fehler liegt auf der gleichen Ebene, wie wenn die Generalstäbler statt der Generäle die Armee führten. In der Militärgeschichte ist aber noch kein gewonnener Krieg bekannt, der durch die Stäbe (und seien sie noch so logistisch organisiert) geführt wurde.

Kunst hängt etymologisch mit Können, Geschicklichkeit und Sachkenntnis zusammen – und zudem zielt Kunst auf das *Wissen* im Können ab. Das Wort Kunst umfaßt das lateinische *ars* und *scientia*, weshalb es im deutschen Wortschatz ab 1270 nach Chr. das bis dahin verwendete Wort »List« (= Können, Geschick) ablöste. Der Künstler ist nicht nur der Könner und Kenner, sondern auch durch sein tieferes Wissen um die Dinge an ihr Wesen gebunden. Scharlatanerie liegt dem Wissenden fern. Würde der Therapeut aber beim reinen Wissen stehen bleiben, so käme er nicht zur Gestaltung der Heilungs-Prozesse, deren wahrer Anwalt er ist.

Wissen legt fest – durch die Fülle des faktischen Seins, das schließlich auch statistisch erfaßt und begriffen ist. Wissen ist durch die Vergangenheit fixiert: Denn alle Fakten wurden einmal in der Vergangenheit gewonnen. Und in absoluter (wissenschaftlicher) Form könnte der Therapeut die Fakten nur dann benutzen, wenn er Therapie als Fortpflanzung der Vergangenheit betrachtete. Er wäre dann ein Wissenschaftler, der nicht in die Offenheit und Zukunft hinein therapieren würde, sondern die Zukunft durch reproduzierte Vergangenheit vermauerte. Die Geistesgegenwart, der

Kairós, der Geistesblitz, der eine mögliche Zukunft eröffnet, ist diesem reproduktiven Wissenden fremd.

Der Therapeut gestaltet mit allem ihm zur Verfügung stehenden Wissen und Können die Gegenwart um der Zukunft seines Patienten willen. Er ist gebunden an die Regeln seiner Kenner- und Wissenschaft. Aber im entscheidenden Moment – dem *Kairós* – ist er berechtigt, diese Regeln so zu variieren, wie die dialogische Situation es erzwingt. Diese Variation kann einen Bruch mit herkömmlichen Regeln bedeuten. Bruch ist aber niemals Willkür: Er läßt sich *nachträglich* immer aus der therapeutischen Situation begründen – aber im Vorgriff ist er nicht kalkulierbar. So verstanden ist *Kunst gestaltete Gegenwart.*

Aus der chronobiologischen Zeitstruktur sei ein Beispiel angeführt, um den Unterschied zwischen Heilkunst und Wissenschaft zu verdeutlichen: Rhythmus und Periode können kennzeichnende Worte sein. Periode ist fixiertes Zeitintervall, Rhythmus ist individuell abgestimmte Periodik: Die 6-Wochen-Periode der Kur ist für den Chronischkranken im allgemeinen richtig; aber in einem bestimmten Fall entließ der Kurarzt seinen Patienten schon nach zwei Wochen aus der Kurklinik – unter dessen heftigem Protest. Der Doktor hatte erkannt, daß bei diesem Menschen sich überhaupt keine kritische Phase anbahnen konnte wegen dessen gepanzerter Angstabwehr. Mit dem Protest wurde der Charakterpanzer erschüttert und gelockert – und der Patient wurde später zu einer sinnvollen Kur von sieben Wochen wieder aufgenommen. Notabene: Der Arzt handelte *intuitiv* und *situationsgerecht*, ohne absichtsvolle Kalkulation auf eine solche mögliche Entwicklung.

Abschließend noch ein Beispiel des räumlich sichtbaren Rhythmus: Sieht man an einem gleichmäßigen Gartenzaun genau entlang, so wirkt diese Periodik ermüdend; dagegen wird das Auge angeregt durch eine kleine Variation dieses Gleichmaßes. – Der perfekte Gartenzaun ist maschinell gebaut, nach dem Gesetz rationaler Wissenschaft; der andere durch die künstlerische Hand des Schreiners, der Freude am Gestalten hat und sein Werk liebt.

Zusammenfassung

Die gegenwärtige und mehr noch die zukünftig zu erwartende gesundheitspolitische Lage erfordert unbedingt die Entwicklung eines integralen Konzeptes von Therapie: Nicht nur die in ihrer materialistisch-atomistischen Weltanschauung begründete Einseitigkeit der Schulmedizin und ihre entsprechenden Folgen für die Gesundheitsversorgung der Bevölkerung, auch das rigorose Hereinfluten einer ungeordneten Fülle psychologischer Verfahren in die psychotherapeutische Versorgungs-Lücke, ebenso wie die nicht integrierte Existenz tradierter, rational begründeter und erfolgreicher Heilmethoden fordern zu einer Erarbeitung des Konzeptes heraus. Selbstverständlich gehören zu einem solchen Konzept sowohl somatotherapeutische, psychotherapeutische und gemeinschaftstherapeutische Methoden. In einem integralen Konzept müssen auch die weltanschaulichen Hintergründe und anthropologischen Grundlagen der verschiedenen Therapieschulen, zum Beispiel Schulmedizin, Tiefenpsychologie, Humanistische Psychologie, Homöopathie, anthroposophische Medizin, sichtbar werden. Mein Vorschlag bringt bestimmte Grundstrukturen für ein integrales Konzept: sich selbst verantwortende Gemeinschaftsbildung der Therapeuten (statt zentralistischer Institution); Dialog (Interaktion) zwischen Therapeut und Patient; Phänomenologie der therapeutischen Mittel (etwa Wort, Musik, Pharmakon); Wirkprinzipien (Interventionsstrategien); Strukturen therapeutischer Zeit (zum Beispiel Chronobiologie, Synchronizität); Therapie als Heil-Kunst (nicht Wissenschaft).

Diese Grundstrukturen lassen sich fundieren durch die philosophische Phänomenologie und allgemeine Kulturphilosophie (Gebser). Ein ausgeprägter Trend des Zeitgeistes widersetzt sich dieser Integration – dazu gehört der traditionelle Egoismus der Schulen und Weltanschauungen ebenso wie das machtpolitische Gewicht neuer Blockbildungen (wie die neue Verbindung von Psychoanalyse und Schulmedizin). Im Interesse des Ganzen – nämlich einer sinnvollen therapeutischen Versorgung ebenso wie der Kooperation von Therapeuten untereinander – müssen jedoch große Anstrengungen zur Bildung integraler Strukturen gemacht werden. Notwendigerweise werden sich für die gegenseitige Abstimmung auch geeignete politische Instrumente (beispielsweise eine »konzertierte Aktion«) bilden müssen.

Dritter Teil

Heilkraft der Kunst: Sinnliches Wahrnehmen und Leiblichkeit

Gebiete der Therapie

Nachdem die klassischen Künste – und die Kunst überhaupt – eineinhalb Jahrhunderte lang durch die naturwissenschaftliche Medizin aus der Therapie verdrängt worden waren, etablieren sich heute eine Fülle aus den Künsten hervorgegangene Therapieformen – Poesietherapie[104], Plastizier- und Formtherapie, Mal- und Farbtherapie, Musiktherapie, Tanz-, Bewegungs- und Leibtherapie, Schauspieltherapie sind nur einige Beispiele dafür. Damit stellt sich die Frage von Sinnlichkeit, Leiblichkeit und ästhetischer Gestaltung von einer neuen, bisher vernachlässigten Seite. Wir haben es verlernt, mit unseren Sinnen und unserem Leib behutsam, ihnen angemessen, gerecht werdend umzugehen; und wir haben verlernt, ihr Eigenleben wahrzunehmen und zu intensivieren.

Kaum hat es in den letzten Jahrzehnten in Deutschland eine die Sinnenhaftigkeit befreiende und die Sinnenfreude und Sinnlichkeit fördernde Bewegung in der Therapie gegeben, so bilden sich von zwei Seiten her Gefahren: als moderne Unterdrückung der Sinne und als manipulative Ausbeutung der Sinne. Solche Unterdrückung läßt sich finden, wenn einer Gruppentherapie mit Körperkontakt schlichtweg sexuell-orgiastisches Treiben unterstellt oder wenn gegen »östlich-meditative Versuche« gewettert wird.[105] Diese Körperfeindlichkeit ist bekannt als Erbe aus der platonischen, christlich-asketischen und jüdischen Tradition, die heute eng mit autoritären Strukturen verknüpft ist[106] – ihren jüngsten Triumph feiert diese in der klassischen Medizin beheimatete Körperfeindlichkeit als extracorporale Befruchtung, bei der sinnlich-personale Partnerschaft und Sexualität restlos eliminiert ist.

Solche Züge antiliberaler Restauration sind leicht durchschaubar. Etwas schwerer erkennbar sind sie dann, wenn in der Therapie um einer bestimmten Kunst-Ideologie willen die Kreativität auf der Strecke bleibt, etwa wenn die Maltherapeutin aufgrund ihres in der künstlerischen Ausbildung erworbenen Wissens vorschreibt, mit welchen Farben ein einmal begonnenes Bild zu vollenden sei. Hier herrscht ästhetischer Perfektionismus – heilsame Schöpferkräfte werden erneut verdrängt.

Auf der anderen Seite kann es bei eruptiver Entfesselung und Entstaltung sinnlicher Medien zum leeren Auslaufen kreativer Kräfte kommen. Eine solche Art von subtiler Ausbeutung der Sinne kann sich auch dann ereignen, wenn kreative Medien (wie Bewegung, Töne, Farben, Formen) *ausschließlich* zum Ausagieren unbewußter Gefühle und Übertragungen benutzt werden. So notwendig expressives Arbeiten mit Ton oder ein emotionaler Ausbruch mit Hilfe der Trommel ist, ebenso notwendig ist der reflektierende Akt, der zugleich ein neuformendes, nachspürendes Wahrnehmen von Musik oder Plastik ist. Ausschließliches Abreagieren ist insofern eine verfeinerte Manipulation, weil Sinnlichkeit und Leiblichkeit lediglich als Mittel zum Zweck des Ausagierens benutzt werden. Sinnliche Wahrnehmung und Leiblichkeit künstlerisch zu gestalten, heißt so verstanden, sich auf eine Gratwanderung zwischen Ausbeutung und Unterdrückung der Sinne zu begeben.

So wie die Beziehungskultur der modernen Therapie eine Domäne der Tiefenpsychologie ist, so haben sich die anthroposophisch orientierten Therapieformen in ihren verschiedenartigen Schulen ein besonderes Verdienst um die Künstlerischen Therapien erworben. Die Gestaltung von Sprache[107], Schauspiel, Musik, Form[108], Farbe und Bewegung wird durch anthroposophische Therapeuten seit Jahrzehnten praktiziert[109]; allerdings sind die hier gewonnenen Erfahrungen bisher nicht genügend ausgearbeitet worden. Zudem gibt es in diesem Bereich anthropologische Ansätze zur Gliederung von sinnlichem Wahrnehmen und Leiberfahrung[110], die – wenn sie ausgearbeitet werden – wesentliche und neue Aspekte für die Praxistheorie der gesamten künstlerischen Therapie beitragen. Aus einer Gliederung der sinnlichen Wahrnehmung könnte sich dann eine Gliederung der Therapiegebiete ergeben, die anthropologisch fundiert ist.

Wir wissen bisher wenig über die *Wirkungsweise* künstlerischer Therapien. Am »Das« der Wirkung ist kein Zweifel, aber das »Wie« ist im Dunkel. Allerdings ist mir eines zur Gewißheit geworden: Das Wirken entsteht immer nur als ein schöpferischer Akt aus dem Dialog zwischen dem Therapeuten und seinem Patienten. Diese Phase des spannungsreichen, unsichtbaren Zwischen-Raumes gebiert erst das Künstlerische: die neue Bewegung, die neue Melodie, die neue Sprache. Dieses Dritte zwischen Patient und Therapeut können wir nicht machen, wir können es nur sich einstellen lassen. »Der ist ein Arzt, der das Unsichtbare weiß, das keinen Namen hat, das keine Materie hat und doch Wirkung« – womöglich haben wir diese Worte des Paracelsus erst noch tiefer zu erfassen, bevor wir mehr über die Wirkungsweise sagen können.

Die folgenden Kapitel befassen sich mit der Unterscheidung Künstlerischer Therapie gegenüber der klassischen Medizin sowie mit allgemeinen typischen Wirkungsweisen der Kunst in der Therapie. »Der Therapeut als Künstler« hat es zu tun mit dem Selbstverständnis und einigen anthropologischen Aspekten des Therapeuten.

9 Kunst und Therapie – Ansätze und Notwendigkeit

Wer heute die Situation der Heilkunde von einem übergeordneten Blickpunkt aus betrachtet – also nicht als Angehöriger oder Interessenvertreter einer therapeutischen Fachgruppe oder des ärztlichen Standes –, der beobachtet vor allem zwei Tatsachen. Erstens befindet sich die klassische Medizin wissenschaftlicher Prägung offensichtlich an einem Endpunkt; die immer weniger mögliche Finanzierbarkeit hochspezialisierter medizinischer Behandlungsverfahren dürfte nur Ausdruck dessen sein, daß auf Grund der seit Descartes (1596-1650) zunehmenden Einseitigkeit des analytisch-naturwissenschaftlichen Denkens in der Medizin fast nur solche Technologien entwickelt wurden, die *isolierte Funktionen* des organismischen *Ganzen forcieren, substituieren oder eliminieren.* Selbst angesehene konservative Kritiker aus den medizinischen Fakultäten wie Heinrich Schipperges erkennen, daß in der medizinischen Heilkunde eine grundsätzliche Wende nötig ist.[111]

So mußte ich, nachdem ich mein Handwerk als Psychiater und Psychoanalytiker ausgelernt und es jahrelang angewandt hatte, feststellen, daß das Handwerkszeug – vor allem in seiner begrifflichen und systematischen Prägung – unzureichend ist, um der Mannigfaltigkeit der erkrankten Menschen gerecht zu werden. Ich sah mich veranlaßt, nach anderen Therapiemöglichkeiten Ausschau zu halten.

Dabei sah ich, daß es meinen Kollegen in den Nachbardisziplinen – in meinem Fall den Frauenärzten – ähnlich ergeht. Sie suchen das Heil in schwierigen Fällen gelegentlich beim Psychotherapeuten und stellen fest, daß auch er sucht. Daß nachdenkliche und verantwortliche Schulmediziner auf der Suche sind, hat sich vielleicht noch zu wenig herumgesprochen. Daß der herkömmliche medizinische Fortschritt an einen Endpunkt gekommen ist, davon zeugt ja nicht nur die zunehmende Unmöglichkeit, ihn zu finanzieren. Er gibt zudem bedrohliche Anzeichen, wonach dieser Fortschritt sein eigenes Grab schaufelt, insofern als viele Krankheiten überhaupt erst durch medizinische Maßnahmen verursacht sind.

Diese Symptome eines medizinischen Endpunktes sind Ausdruck einer grundlegenden Einseitigkeit. Seit Beginn der Neuzeit und besonders in den letzten zwei Jahrhunderten wurden in der wissenschaftlichen Medizin zwei an sich vollkommen legitime Denkstrukturen immer mehr absolut gesetzt: das Prinzip des dreidimensionalen Raumes beziehungsweise des dreidimensional geschlossenen Systems und das Prinzip der isolierenden und objektivierenden Analyse. Ohne die systematische Isolation bestimmter biologischer (neuerdings auch psychologischer sowie soziologischer) Phänomene und deren kausale Verkettung innerhalb eines dreidimensional vorgestellten Organismus wären beispielsweise die ebenso großartigen wie fragwürdigen Triumphe der modernen Chirurgie und Pharmakologie nicht möglich gewesen. Aber auch die klassische Psychoanalyse arbeitet nach diesem Modell; das einleuchtendste Beispiel ist die anthropologische Gliederung im engen Gehäuse von Es, Ich und Über-Ich.

Demgegenüber hat Jean Gebser darauf hingewiesen, wie die *Zeit* als eine Kraft eigenen Wesens mit eigenen Dimensionen in der Moderne bei Wissenschaftlern und Künstlern auftaucht; das würde heißen, in Prozessen und Rhythmen zu denken.

Prozesse haben ihre immanenten, von außen nicht veränderbaren Gesetze. Picasso wollte womöglich die Zeit in den Raum zwingen, wenn er manche Gesichter dreifach erscheinen ließ: Der Betrachter sieht sie von vorn, von der Seite und von hinten. Die Zeit seines Umgangs um das Bild herum ist ins Bild hineingenommen. Zeitperspektive tritt anstelle von Raumperspektive.

Ebenso gibt es Anstrengungen, statt objektivierend und isolierend zu analysieren, in Ganzheiten zu denken und die menschliche Person als Subjekt miteinzubeziehen. Jedoch ist das Denken in Prozessen und Ganzheiten ebenso wie das Ernstnehmen der Person noch recht kleingeschrieben – in der praktischen Heilkunde ebenso wie in deren Theorie und Lehre.

Auf dem gesamten Feld therapeutischer Verfahren hat sich im letzten Jahrzehnt eine fast unüberblickbare Fülle von Techniken außerhalb der etablierten Medizin angesiedelt; diese Techniken, die teilweise sicherlich den Rang von Methoden haben, dürften zum geringeren Teil einer jahrhundertealten Tradition entstammen (wie Homöopathie, Suggestivtherapie, Leibtherapien mit Hilfe des magnetischen Streichens nach Mesmer); zum größeren Teil haben sie sich seit Anfang des 20. Jahrhunderts zuerst zögernd, in den letzten Jahren stürmisch entwickelt. Nicht nur Psychotherapien, auch Kunst-Therapien im weitesten Sinne des Wortes (wie Musik-, Mal-, Plastizier- und Bewegungstherapien verschiedenster Herkunft) nehmen dabei eine hervorragende Stellung ein. Zweifellos liegen hier zukunftsträchtige Tendenzen vor – das beweist nicht zuletzt eine intelligente Patientenschaft unserer Bevölkerung, die zuweilen erhebliche finanzielle Opfer für diese Therapien bringt. Das bisherige Wachstum solcher Therapieverfahren in den verschiedensten Schulen spricht zweifellos für die Vitalität dieser

Entwicklungsphase. Es dürfte jedoch eine Phase der Besinnung abzusehen sein, bei der es um Koordination, um Einordnung und gegenseitige Wahrnehmung dieser Verfahren geht – im Interesse einer sinnvollen Behandlung unserer Patienten. Für Koordination und Einordnung therapeutischer Verfahren sind *übergreifende und integrale Konzepte* notwendig.[112] In einem Gutachten zu Händen des Bundesministeriums für Jugend, Familie und Gesundheit zum sogenannten Psychotherapeutengesetz habe ich auf diese Notwendigkeit hingewiesen.[113] In einem weiteren Sozialgerichtsgutachten sind therapeutische Erfahrungen und Methoden zu finden, die sich auf die integration der Heileurythmie in den therapeutischen Prozeß beziehen.[114]

Bevor an einzelnen Aspekten das Zusammenwirken von Kunst und Therapie aufgezeigt wird, sei an zwei Fragen die Beziehung zwischen Kunst und Therapie verdeutlicht.

1. *Warum kann Therapie nicht nur bei der medizinischen Wissenschaft angesiedelt bleiben?*

Kluge Therapeuten, die sich mit ihrem Handwerk bewußt von medizinischen Institutionen fernhalten, antworten auf diese Frage. »Die Medizin ist eine Betrachterin ohne Herz, und ihren Taten fehlt die verwandelnde Kraft der Liebe!«

Was soll mit dieser Kritik gesagt sein? Wissenschaft ist, wenn sie ihrer Aufgabe treu bleibt, ein reines Wahrnehmungs- und Erkenntnisorgan. Sie beschreibt die Dinge getreulich – und wenn sie zum Wesen der Dinge vorstößt, so erreichen diese Beschreibungen eine ungeahnte Schärfe und Genauigkeit. Die philosophische Phänomenologie und die Existenzphilosophie[115] des 20. Jahrhunderts haben neben den psychologischen Schulen[116] die medizinische Anthropologie als umfassendere Wissenschaft bereichert und erweitert; und diese Bereicherung ist bei weitem noch nicht ausgeschöpft. Dennoch ist sie prinzipiell begrenzt: Die Begrenzung liegt im akademischen Wissenschaftlertum. Wissenschaft kann immer nur Abbilder des tatsächlich Vorhandenen hervorbringen: Der Schöpfungsprozeß des Wissenschaftlers endet bei den vorgegebenen Fakten. Der Wissenschaftler ist getreulicher Begleiter aus der Distanz. Sein mitfühlendes Herz – auch wenn es das eines teilnehmenden Beobachters ist – muß seine Empfindungen in die Objektivität einer kühlen Sprache zurückverwandeln; ihm ist die mitreißende Sprachkraft des Dichters unbekannt. Damit nimmt der Wissenschaftler sich selbst mit seiner Person aus seinem eigenen Schöpfungsprozeß heraus. Emotionale Zornesausbrüche oder deprimierte Trauerlieder von Wissenschaftlern in ihren Werken ändern an dieser Aussage nichts. Die Emotion ist hier nicht zum methodischen Werkzeug geworden, sondern bleibt Anhängsel oder, bestenfalls offen zugegeben, Antrieb für ein wissenschaftliches Oeuvre.

Der medizinische Wissenschaftler kann sich diese Begrenzung leisten, denn er ist nicht zum Handeln genötigt. Dagegen muß der Therapeut und Arzt handeln. Als reiner Wissenschaftler kann er nicht handeln – denn die Wissenschaft als akademische Betrachterin der Dinge liefert ihm nur Abbilder des vorgegebenen Seins. Der Therapeut aber ist als Handelnder gezwungen, eine konkrete Ahnung von der Zukunft seines Patienten in sich zu gebären: Nicht nur den Blick für das vorgegebene Sein, die Diagnose, sondern noch mehr das begründete und begründende Ahnen in das mögliche Werden hinein, die Prognose, ist vom Therapeuten gefordert. Er ahnt, ohne zu wissen. Es ist die Offenheit des konkreten Ahnens gegenüber dem Kommenden. Wenn Wissenschaftler prognostizieren, so wird ihr Prophetentum zu kalter oder bedrohlicher Diagnose; die Prophetie des Künstlers dagegen ist nicht nur bedrohlich, sondern sie kann ebenso verheißungsvoll und wegweisend sein, weil sie seiner Herzmitte entspringt. An diesem Punkt der konkreten, begründeten Intuition kann die Kunst hilfreich sein. Damit komme ich zur zweiten Frage.

2. *Wieso ist Kunst notwendig für Therapie – warum kann Therapie nicht auch ohne Kunst existieren?*

Therapie und Kunst sind nach dem hier vertretenen Verständnis Antworten auf aktuelle Not: Der Therapeut antwortet auf die individuelle Not seines Patienten; der Künstler ist angerufen durch allgemeine Not, und seine Antwort ist überpersönlich, vielleicht sogar überzeitlich gestaltet. Daß Kunst etymologisch mit Können, Geschicklichkeit und Sachkenntnis zusammenhängt, ist im allgemeinen bekannter, als daß Kunst auf das Wissen im Können zielt – das Wort Kunst deckt lateinisch ars und *scientia* ab, weshalb es im deutschen Wortschatz, wie bereits erwähnt, das bis ins 13. Jahrhundert verwendete Wort »List« ablöste.* Die Wissenschaft ist insofern Dienerin der Kunst. Zugleich lebt Kunst aus der Spannung zwischen Vergangenheit und Zukunft. »Das Kunstwerk hat Wert nur insofern, als es

* »List« = Lehren, Lernen, Wissen, ist etymologisch älter als die anderen Wörter des Wissens. Es umfaßt ursprünglich das Kriegshandwerk (Kriegslist), das Schmiedehandwerk und den kultisch-magischen Bereich, der vom Christentum zu verbotenen Zauber hinabgedrückt wurde. Daher ging »List« vielfach in bösen Sinn über, während die neu einströmende Gedankenwelt zu Kunst, Weisheit, Wissenschaft griff.

von Reflexen der Zukunft durchzittert wird.« (André Breton) Und selbst der auf zukünftige gesellschaftliche Veränderungen ausgerichtete marxistische Theoretiker und Politiker, der Österreicher Ernst Fischer, merkt an: Kunst kann nicht für bestimmte Zwecke oder Inhalte eingespannt werden, »es kommt auf die Bewältigung struktureller künstlerischer Probleme an«, seien sie musikalischer, malerischer oder anderer Form.[117]

»In dieser Zeit, die, wenn wir dem Untergang entrinnen, der Übergang zu völlig Neuem ist, halte ich die Frage ›wozu Kunst?‹ nicht für überflüssig.« (Fischer) Entscheidend ist bei diesem Gedanken: Nicht durch rationales Zweckdenken wird der Übergang zu völlig Neuem geleistet, sondern durch die Bewältigung struktureller Probleme, die im künstlerischen Prozeß selbst wurzeln und nicht von außen herangetragen sind. Der Künstler ist immer seiner eigenen Sache, seinem Element verpflichtet, ebenso wie er dem Zeitprozeß Antwort schuldet. Der Künstler ist Mittler zwischen Vergangenheit und Zukunft.

Der Therapeut dagegen ist seinem Patienten, dem Leidenden, verpflichtet. Er kniet als Schemelhalter des Patienten; er begleitet den Weg des Leidens, indem er selbst einen Teil des Leidens durchlebt – das ist der Sinn des Therapeutentums, nicht der eines Magiers, der die Krankheit wegzaubert und damit die Entfremdung vertieft. Als Weggenosse des Leidenden braucht der Therapeut die Kunst als transparentes Widerlager, das die sinnliche Erfahrungswelt (wie etwa Bewegung, Farbe, Ton oder Form) transparent für die wesentlichen Wirkungen auf den Menschen werden läßt. Ohne die Kunst droht dem Therapeuten die Gefahr, sich in der therapeutischen Beziehung allein zu verlieren. Bis jetzt gab die Wissenschaft dieses objektive Widerlager für den ärztlichen Therapeuten ab; sie allein genügt nicht mehr.

Insbesondere im letzten Jahrhundert sind verschiedene Therapiegebiete aus ihren zugehörigen Künsten gewachsen oder haben sich mit ihnen entwickelt. In diesem Geschwisterpaar spielt die Kunst neben der Wissenschaft die Rolle der Grundlagenforschung für die Therapie; sicherlich wird die Kunst die wahrhaftigen Erkenntnisse der Wissenschaften in sich aufnehmen. Kunst spiegelt die objektiven Gesetze des behandelnden Stoffes in verwandelter Form wider. Kein Maler kann ein Bild schaffen, ohne die Gesetze der Farbe zu durchdringen. Aber erforderlich ist in der Verschwisterung mit der Therapie, den künstlerischen Prozeß so durchsichtig zu machen, daß der Therapeut am Prozeß partizipieren kann. Sonst wird er zum Nachahmer und Handlanger des Künstlers. Indem der Künstler seinen eigenen Prozeß mit seinem Bewußtsein durchdringt, wenn er weiß, was er tut, wird der künstlerische Prozeß auch (durch das Medium) für den Therapeuten mittelbar. Den Prozeß zu durchdringen und ihn anschaulich transparent zu machen, heißt nicht, ihn definieren. Definitionen helfen hier nichts, deren gibt es genug – sie sind totes Kapital. Lebendig ist die bewußte Erfahrbarkeit des Prozesses.

Wenn Wissenschaft ein Wahrnehmungs- und Erkenntnisorgan ist, das die Wirklichkeit in Gesetzen wie in einem Spiegel reflektiert, so ist die Kunst ein Vermittlungsorgan, das wie ein Fenster die Welt unmittelbar erleben läßt und auch Schutz bietet – Fenster lassen sich auch öffnen, so daß man die Gewalt des Sturmes erfährt, oder sie lassen sich mit bunten Gläsern verkleiden, so daß dann »Gedichte wie gemalte Fensterscheiben« (Goethe) wirken; dem Inneren des Zimmers entsteht eine verwandelte Welt, die ihrerseits wieder Kraft zum Bestehen der Stürme draußen vermittelt.

Ganz unabhängig von der oben angeführten Kritik an der Medizin als Wissenschaft ist eine andere Kritik, die heute in der Regel zu hören ist. Dabei werden als kritische Vorwürfe genannt:

- das l'art pour l'art,
- die Entfremdung,
- die Zerstückelung (z. B. Überspezialisierung),
- die Verschleierung (z. B. durch Statistik),
- die Versuchung durch die Macht (z. B. Therapiemonopol),
- die Versuchung durch die Magie (z. B. technologische Manipulation),
- die Versuchung, aus Steinen Brot zu produzieren (z. B. den Konsumhunger nach Erlösung von Krankheit auf passive Weise zu befriedigen und damit den Patienten zur Masse zu degradieren).

Diese sieben Kritiken, die sich fortsetzen ließen, betreffen nicht nur die Medizin, sondern sind Kritik an einem zu Ende gehenden Zeitalter. Für die Kunst hat diese Kritik Ernst Fischer geleistet.[118] Allerdings müssen bei seiner marxistischen Sicht die drei letzten Kritikpunkte fehlen: Um der Versuchung zu widerstehen, ist der Verzicht notwendig; der freiwillige und unbedingte Verzicht als Wesen des Fortschritts ist dem theoretischen Marxismus unbekannt. Der Marxist kennt nur bedingten Verzicht. Bedingung ist die Eschatologie des irdischen Paradieses; der so Verzichtende schielt nach den Fleischtöpfen des zukünftigen Konsumüberflusses, den wir in zunehmenden Maße schon praktizieren – zur Unzufriedenheit von uns selbst und der ganzen Welt.

Um die Beziehung zwischen dem Therapeuten und seinem Patienten zu objektivieren und um das Zwischen ihrer Begegnung sich erfüllen zu lassen, bedarf es des Mediums. Die klassische Heilkunst wie auch die traditionellen Künste haben solche Medien zur Genüge zur Hand: die Substanz, das Wort, die Farbe, die Bewegung, die Form, die Sprache (als artikulierter und rhythmisierter Atemstrom), der Ton (in der Musik), die Plastik (in der

Bildhauerei) – um einige zu nennen. Wieweit diese Medien den Menschen heilkräftig in seiner individuellen Entfaltung fördern, bedarf einer besonderen Klärung. Zunächst einmal geht es darum, daß die Künste die Mittel bereitstellen.

Kunst ist immer sinnenfällig und von unmittelbarem Zugang. Und doch ist sie offenbares Geheimnis – so sehr uns das Kunstwerk unmittelbar berührt, so erschließt es sein Wesen erst, wenn wir seiner würdig geworden sind. Sein Wesen bedarf des Schutzes. Wie die Alltagssprache oberflächlich ist, so ist »Kunst das Sprechen vom Geheimen durch Geheimes«. (Kandinski) Auch wegen der Intensität seiner Wirkung bedarf es des Schutzes – oberflächliche Tätigkeit ist wenig wirkungsvoll oder wirkungslos.

Wenn anhand einiger Aspekte das Zusammenwirken von Kunst und Therapie aufgezeigt wird, so stütze ich mich dabei auf Erfahrungen mit meiner eigenen Profession (also der Psychotherapie), weiterhin mit Mal- beziehungsweise Farbtherapeuten (Koch), Musik- (Ruland) und Bewegungstherapeuten (Bünner), Plastiziertherapeuten und Atemtherapeuten (Coblenzer, Ilse Krüger, Leutiger, Schlaffhorst/Andersen). Dabei habe ich verschiedenartige Entwicklungen und Schulen kennengelernt[119] – sie reichen in der Bewegungstherapie beispielsweise von der Lohelandgymnnastik über Rhythmik, Eutonie und Tanz bis zur Eurythmie (Bünner, Petzold). Meist sind es Ansätze, die im Laufe des 20. Jahrhunderts entstanden sind und noch der Ausarbeitung bedürfen. Diese Therapieformen sind auf keinen Fall mit der Beschäftigungstherapie zu verwechseln – der Beschäftigungstherapeut lernt in seiner dreijährigen Ausbildung zehn oder zwanzig Techniken kennen, der Kunsttherapeut dagegen muß sich über mindestens vier Jahre mit einem Medium intensiv auseinandersetzen, meist an einer Kunsthochschule. Im folgenden seien diese Aspekte zusammengefaßt.

- die Sinnenwelt verdichten,
- Kräfte intensivieren,
- die Übermacht der Zeiten fassen,
- wo Ich und Du einander begegnen,
  entsteht ein künstlerisches Mittel.

Die Sinnenwelt verdichten

Betrachtet man Töne, Intervalle und Rhythmen in der Musik, Farben in der Malerei, Bewegungen in den Bewegungskünsten oder Lautbilder und Bedeutungsweiten in der Dichtkunst, so entfaltet sich vor dem staunenden Blick ein Universum von Sinneswahrnehmungen. Dem Künstler wie dem Therapeuten kommt es darauf an, diese Sinneswahrnehmungen in ihrem Ursprung, in ihrem elementaren Sein sprechen zu lassen. Es geht ihm um die Reinheit der Wahrnehmung – die Sinne mögen zur Selbstgegebenheit kommen, die Wahrnehmungen mögen sich insofern selbst verwirklichen. Nichts Fremdes von außen soll sie bestimmen, es geht um Selbstbestimmung des sinnlichen Wahrnehmens. Für die Selbstfindung der Sprache drückt das der frühverstorbene Dichter Hermann Kükelhaus so aus: »Gedichte sind Strudel im Strom der Sprache – und wie sich der Strom in seinem Strudel gewinnt, so gewinnt sich die Sprache im Gedicht.«[120]

Natürlich bedarf es der innigen Verbindung des Menschen (sei er Künstler, Therapeut oder Patient) mit seinem Wahrnehmungsmedium. Es ist ein oft lang währender Identifikationsprozeß, in dem sich distanzierendes Betrachten und involvierendes Tätigsein einander ablösen.

Wenn Farben in diesem Sinn zu ihrem Eigenleben erweckt werden, so kann der Betrachter sehr verschiedenartige Empfindungen bei sich selbst beobachten – so etwa drängt Rot nach vorn, Blau geht nach hinten. Die Farbe entpuppt ihre Individualität: »So scheinen die aktiven Farben Gelb-Rot wie aus der Fläche uns entgegenzukommen, nach vorn sich zu bewegen, Nähe schaffend. Die blau-violetten Farben hingegen ziehen sich wie aus der Fläche zurück, sie schaffen Weite und Ferne«.[121] So sprechen Maler und Maltherapeuten vom Bildraum, von der Perspektive der Farben. Die Farbperspektive erscheint vollsinnlich und insofern ganzheitlich auf der Fläche des Blattes.

Ein anderer Aspekt des Farbenwesens zeigt sich bei der Formbildung. Nicht eine Form der Farbe überzustülpen, sondern die Form aus der Farbe entstehen zu lassen, das heißt, die Farbe zu ihrem Eigenwesen kommen zu lassen. So formt sich Gelb, wie wenn es von einem Zentrum aus in die Peripherie sprüht, Blau bildet eine umhüllende Schale. Solche Farbformen bilden sich beim Prozeß des Identifizierens nicht aus der rationalen Vorstellung, sondern aus dem Empfinden und Fühlen – der Therapeut möchte Farbempathie bei seinem Patienten wecken. Es kann geschehen, daß Patienten zwei Wochen lang an einem Bild malen, bei denen sich Gelb in dieser Form gestalten will.

Ähnlich ist es beim Musiker. Er läßt die Grundphänomene zu sich selbst kommen – den Ton, das Intervall, den Rhythmus. Töne haben ihr eigenes Gesetz. In der individuellen Stimmung läßt sich das erfahren; ein Musiktherapeut forderte mich einmal auf, meine aktuelle körperlich-seelische Verfassung sich in einem Ton auf dem Flügel verwirklichen zu lassen. »Was brauchst du?«, hieß seine Frage. Ich suchte eine kurze Zeit und fand das tiefe G. Das war genau der Ton, in dem ich mich selbst wiederfand – es war eine überpersönliche Bestätigung und Objektivierung durch das Medium des Tones.

Welchen Qualitäten den Intervallen zu eigen sind, wird durch ein

Gedicht aus dem Barock angedeutet. Im Spielschrank der alten Silbermann-Orgel zu Frauenstein im Erzgebirge finden sich folgende Knittelverse aufgeschrieben:

Lebensregel

Den heiligen Glauben in acht mir nimm,
Dies sei dir, o Mensch, die reine Prim.
Die Hoffnung auch erhalt gesund,
sie ist auf der Skala die wahre Sekund.
Zum göttlichen Willen, kling o Herz,
in gehorsamer Liebe die reine Terz.
Trifft Müh dich und Arbeit hart,
so denke, dies sei die recht Quart.
Sei deinem Nächsten friedlich gesinnt,
und stimme zu ihm die reine Quint.
So oft ein Vertrauen auf Gott erwächst,
stärkt dich alsbald die harmonische Sext.
Auch als ein gut und heilsam Rezept
verehre des Unglücks schneidende Sept.
Sei mäßig in Worten, Speise und Schlaf,
dann ruft dich der Herr zur höhern Oktav.

Wenn sich Künstler und Therapeut ganz ihrem Medium hingeben, so wirkt sich die reine Sinneswelt aus; diese Wirkung führt dem Literaten die Feder, dem Bildhauer den Hammer, dem Redner das Wort, dem Maler den Pinsel. In der Hingabe waltet keine persönliche Willkür, sie ist vielmehr streng an die Ursprünge und elementaren Gesetze gebunden. »Nur das Gesetz kann uns die Freiheit geben.« (Goethe)

Befreiendes Ausagieren dagegen benutzt das sinnliche Medium für seine Zwecke. Wenn Farben oder Töne zum elementaren Ausdruck für emotionales Konflikterleben benutzt werden, wenn der Vater-Sohn-Konflikt sich im Paukenschlag entlädt, so hat jene triebhafte Abfuhr wohl ihren katharischen Effekt – aber diese heute weit verbreitete Form von Kreativ-Therapie berührt das Eigenwesen der Sinne nicht. Das sinnliche Medium wird hier lediglich zweckhaft benutzt als Ausdruck für anderes (für Emotion oder Sentimentalität), aber nicht als Ausdruck seiner selbst. Befreiung hat hier stattgefunden, aber der Prozeß der Suche und freiheitlichen Hingabe an das Gesetz des Sinnes steht noch aus. Wer im therapeutischen Prozeß bei dieser Art Befreiung stehenbleibt, versklavt sich erneut.

Eine moderne Krankheit in der Kunsttherapie ist die Verschleierung der unmittelbaren Wahrnehmung durch die Kunstkonserve. Die elektronische und digitale Tonerzeugung kann zwar Tonfolgen und Musikstücke hervorragend reproduzieren, aber die Individualität des Tones kommt dabei weniger oder gar nicht zur Wirklichkeit: Der Ton ist Re-Produkt. Es findet keine individuelle Identifikation eines Menschen bei seiner Zeugung mehr statt. Vermittelt wird die Illusion eines Tones, der Ursprung verflüchtigt sich. Die Sinnenwelt löst sich auf. Und der Gedanke kann einen beschleichen, ob mit dieser beliebigen Reproduktionsfähigkeit von Kunst so etwas geschieht, wie Steine in Brot zu verwandeln: das größte Glück der größten Zahl, das perfekteste Kunstwerk der größten Masse.

Wie steht es mit der Wirkung der künstlerischen Medien? Hat die Verdichtung der Welt der Sinne eine therapeutische, also eine gezielte Wirkung auf bestimmte Störungen? Sicherlich hat die gestaltete Sinnenwelt für den sensiblen Betrachter eine bestimmte Wirkung, die über eine allgemeine harmonisierende Wirksamkeit hinausgeht: Kunsttherapie ist sicherlich etwas anderes als eine neue Sorte von Tranquilizern, um unzufriedene Patienten ruhigzustellen. Man lausche einmal konzentriert dem auf dem Terzensystem aufgebauten C-Dur-Dreiklang (c-e-g-c) und schlage dann die Septim (c-h) an. Wenn man sich zuvor heiter-wohlig, vielleicht sogar wohl situiert vorkam, so wird die Septime wie eine saure Zitrone alles zusammenziehen lassen, zugleich gibt es aber auch eine merkwürdige Weitung. Oder man liefere sich einmal zehn Minuten einem blauen Raum aus und wechsele dann für zehn Minuten in ein ebenso vollrotes Zimmer; ausgeprägte Entspannung, das Gefühl zu verschweben und zugleich geschützt zu sein, umgibt einen beim Blau, während Rot ein prickelndes Gefühl aktiviert. Es dürfte das sein, was Goethe die sinnliche-sittliche Wirkung der Farbe nennt. Es ist auch nachgewiesen, daß unwillkürlich Körperfunktionen (wie Blutdruck und Puls) dadurch beeinflußt werden – allerdings immer entsprechend der aktuellen Verfassung des jeweiligen Menschen.

Bei allem Interesse und aller Sympathie für die verschiedenen künstlerischen Medien hatte ich doch über lange Zeit Zweifel an der spezifischen Wirkung von künstlerischen Therapieformen. (Spezifische Wirkung heißt: Durch ein bestimmtes Mittel wird eine ganz bestimmte Wirkung hervorgerufen.) Beispiel: Die Schmerztablette läßt tatsächlich den Kopfschmerz verschwinden (und erzeugt nicht nur ein allgemeines Wohlgefühl); oder: Die gezielte psychoanalytische Deutung läßt ein Symptom zum Verschwinden bringen. Diese Zweifel kamen bei mir ins Wanken seit dem Beobachten an einer gelähmten Patientin, die unter anderem durch eine spezielle Bewegungstherapie (Heileurythmie) behandelt wurde. (Siehe auch Seite 203ff.) Die fast komplette Lähmung der Bewegungs- und Empfindungsfähigkeit (bei Multipler Sklerose) besserte sich unter dieser Therapie erheblich.* In einer bestimmten Phase der Besserung kam es nach einer Massage zu einer dramatischen Situation. Die Patientin hatte zunehmend unerträgliche Körpersensationen – nämlich das Gefühl, wie wenn vom Hals her ein Wasserstrom mit mehreren Atmosphären Druck durch ihren Körper bis zu den Füßen gepreßt würde. Sie versuchte, sich mit ihren bisherigen bewegungstherapeutischen Übungen (Arme und Beine nach unten etwa im Winkel von 90° geöffnet = heileurythmisches »a« oder durch schlängelnde Bewegungen der Arme = heileurythmisches »s«) zu helfen. Dadurch verstärkte sich jedoch dieser Druckstrom nur noch mehr. Ich rief ihre Bewegungstherapeutin (Heileurythmistin) zu Hilfe – nach kurzem Überlegen fand die Therapeutin die richtige Lösung: Sie ließ die Patientin die Arme und Finger kreuzweise aneinanderlegen oder sogar mit Kraft aneinander und übereinander schlagen – dasselbe tat die Therapeutin mit den noch stärker gelähmten Beinen der Patientin. Das Ergebnis war verblüffend: Nach etwa fünfzehn Minuten beruhigte sich der Strom und war nach einer halben Stunde vollkommen verschwunden.

Jedoch darf man sich diese Wirksamkeit nicht nach Art einer gymnastischen Übung vorstellen – also im Sinn eines mechanistischen Modells. Entscheidend war die seelisch-körperliche Sensibilisierung der Patientin, so daß sich ihr seelisches Empfinden zugleich mit der leiblichen Bewegung gestaltete. Sicherlich ist die trainierte seelische Empfindungsfähigkeit (nicht Empfindlichkeit) ein Vehikel für derartige Wirkungen.

Hier wirkte eine bestimmte Bewegungsgestalt ohne Zweifel in gezielter Weise auf das Empfindungsleben und ebenso auf elementare Körperfunktionen. Auch aufgrund anderer Beobachtungen ist für mich inzwischen die therapeutische Wirkung künstlerischer Medien prinzipiell erwiesen. Jedoch bedeutet diese generelle Überzeugung nicht, daß für jeden Einzelfall die künstlerischen Verfahren schon entsprechend entwickelt worden sind. Es bedarf sicherlich noch jahrzehntelanger, wenn nicht jahrhundertelanger intensiver Forschungsarbeit, um diese Methoden zum Beispiel auf den Stand der heutigen Chirurgie zu bringen. Es wird für die Heilkunde eine Revolution bedeuten, wenn die verschiedenen Sinnesgebiete durch autonome Medien gezielt zur Wirkung kommen werden.

* Medizinisch läßt sich das zwar auch als sogenannte Spontanremission »Besserung von selbst« erklären. Immerhin ist das eine Verlegenheitserklärung – an sich wird damit das medizinische Nichtwissen hinwegerklärt, denn einige Patienten haben Spontanremissionen, andere nicht.

Merkwürdigerweise können Kräfte nicht durch punktuelle Forcierung, sondern durch Ansprechen der Ganzheit intensiviert werden. So läßt sich von einer integralen Intensivierung anstelle der punktuellen Forcierung von Kräften sprechen. Beispiel für eine punktuelle Verstärkung ist das Muskeltraining: Es wird der Oberarmmuskel geübt, dessen Kraft zum Heben von Lasten auch verstärkt werden soll. Oder es wird im psychologischen Training die Situation im Rollenspiel geübt, für die der Übende Mut braucht – zum Beispiel um sich mit seinem Chef auseinanderzusetzen.

Ein Beispiel für eine integrale Verstärkung ist dagegen das Atemtraining bei Verkrampfungen des Atems (etwa durch die Methode von Schlaffhorst/ Andersen, Ilse Krüger, Leutiger, Coblenzer). Hier wird überhaupt nicht auf die Atmung gewirkt, sondern es werden behutsam schwingende Körperbewegungen mit Armen, Beinen oder Fingern geübt, indem der Patient beispielsweise leicht breitbeinig eine schwingende Ellipse um den linken und rechten Fuß ausführt und sich mit seiner seelischen Empfindung voll auf diese Schwingung einläßt. Ebenso kann eine solche rhythmische Schwingung auch mit dem Arm, mit der Hand und mit dem kleinen Finger vollzogen werden. Wenn der Mensch diese Übungen innerlich, das heißt seelisch und leiblich erfüllt, so löst sich nicht nur der Atemkrampf, sondern die Atmung vertieft sich, das Zwerchfell bekommt einen harmonischen Atmungsrhythmus (im Röntgenfilm nachweisbar), während es zuvor flatterte. Die Atemkraft intensiviert sich rhythmisch durch Übung der Gliedmaßen, die Kraft wird verstärkt, indem die Ganzheit des rhythmischen Bewegungsorganismus angesprochen wird. Diese integrale Methode wird nicht nur therapeutisch – etwa bei Asthma – gebraucht; ebenso üben an verschiedenen Musikhochschulen Sänger und Bläser damit, jedoch auch Pianisten und Streicher, da der psychosomatische Organismus dadurch eine beweglichere Schwungkraft erfährt: Der Künstler spielt mit einem langen Atem.

Ein anderes Beispiel entstammt der Malkunst: Bei einer Farbkomposition verstärkt sich Gelb nicht dadurch, daß es dicker aufgetragen wird (das entspräche seiner punktuellen Forcierung), sondern durch violette Pinselstriche an einer entsprechenden Stelle des Blattes. Verstärktes Violett intensiviert Gelb. Die ganzheitliche Struktur ist hier dadurch gegeben, daß Gelb und Violett Komplementärfarben sind.* Bemerkenswert ist dieser Aspekt

* Das läßt sich durch ein physiologisches Experiment leicht beweisen. Wenn man eine violette Fläche etwa eine Minute lang ruhig betrachtet und dann rasch auf eine weiße Fläche blickt, so schießt alsbald Gelb auf diese weiße Fläche ein, um allmählich wieder zu verblassen. Es handelt sich dabei um die sogenannten physiologischen Farben.

auch deshalb, weil in der Medizin häufig fehlende Kräfte nicht durch ganzheitliche Intensivierung, sondern durch Zusatz oder Ersatz (Substitution) gestärkt werden. Bei Asthma wird der Krampf durch Euphyllin durchbrochen, der Patient bekommt eine chemische Krücke; die selbstregulierende Kraft des Organismus wird dadurch tendenziell eher noch geschwächt, als daß die Selbstregulierung gestärkt wird.

Das Prinzip der integralen Intensivierung wirft für mich auch eine energetische Frage auf. Für unser an der klassischen Physik geschultes Denken gilt der Satz vom Gleichgewicht der Energie, allgemein formuliert durch den Satz a + b = c. Wenn die Kraft a verstärkt wird, so muß die Kraft b abnehmen, damit das Gleichgewicht erhalten bleibt. Dieses dem Bild der Wippe oder Waage (mit den Waagebalken a + b) entsprechende Gleichgewichtsprinzip trifft bei der integralen Intensivierung nicht mehr zu. Wenn ich a (Violett) verstärke, so wächst auch b (Gelb) – wenn ich eine rhythmische Körperbewegung ausführe, so vertieft sich die Atemkraft. Es läßt sich noch nicht sagen, ob damit anstelle des Grundsatzes von der gleichgewichtigen Erhaltung der Energie ein anderes Prinzip treten kann. Aber die Idee der integralen Intensivierung vermag ein optimistischeres Weltbild zu vermitteln als die physikalische Prophetie vom Wärmetod der Erde, eine Konsequenz, die aus dem energetischen Gleichgewichtssatz folgt.

Die Übermacht der Zeiten fassen

Der Mensch der Gegenwart muß es erdulden, daß eine verwirrende Vielfalt von Kräften auf ihn einwirkt, die häufig eine destruktive, noch häufiger eine anarchisch-chaotische Oberfläche hat. Es wird darauf hinzuweisen sein, wie diesem Chaos im tieferen Sinn eine Ordnung innewohnen und inwiefern es heilsam wirken kann, diese Ordnung zu erfassen, zu verstehen und zu gestalten. Zuvor seien aber noch einige Erscheinungen der Gegenwart benannt.

Wer sich heute ernsthaft als Therapeut auf die Leiden seines Patienten einläßt, wird zuerst mit der blanken Destruktion konfrontiert, und danach widerfährt ihm das Chaos. Das Chaos der Werte in unserer Gesellschaft ist uns wohl vertraut; der festgefügte Kanon der abendländisch-neuzeitlichen Werte ist aufgelöst, selbst der Wert des menschlichen Lebens steht zur Diskussion. C. G. Jung hat gezeigt, wie in der Seele des modernen Menschen urtümliche Gestaltungen lebendig werden. Mythologische Gebilde, die ethnologisch dem Bewußtsein des Steinzeitmenschen angehören[122], tauchen bei uns in der Gegenwart auf. Daß hervorragende Interpreten der klassischen Musik auch begeisterte Jazzmusiker sind, mutet zunächst ebenso befremdend an wie der eigenartige Stilwechsel bei Pablo Picasso. Wer das Krankheitsbild der Schizophrenie gut kennt, der weiß: Hier läuft rationales vernünftiges Denken neben einem archaisch-elementaren, emotionsgeladenen Denkstrom her oder durchdringt sich. Das Problem ist lediglich, daß der kranke Mensch das nicht steuern kann. Große Geister kennen diese verschiedenen Ströme in sich und können sie handhaben. Aus seiner Autobiographie wissen wir, daß C. G. Jung bewußt und gewollt durch eine schwere, psychoseartige Lebenskrise um sein vierzigste Lebensjahr herum hindurchging (»Ich ließ mich fallen«) und sich dabei mit jenem inneren Chaos konfrontierte, bevor er seine großen Werke über die archetypische Welt der Bilder und Zeitalter schuf.[123]

Mir war dieses Nebeneinander von Moderne und Archaik in der modernen Kunst, von Werten und scheinbaren Unwerten in der Gesellschaft, von Vernunft und unbegreifbarer Nichtvernunft in den modernen Seelen letztlich immer wieder ein Rätsel, auch wenn ich mir einen rationalen Vers aufgrund einer umfassenden Bewußtseinsgeschichte der Menschheit[124] machen konnte. Zum unmittelbaren Erleben und zur sinnenfälligen Evidenz kam mir dieser Bogen der Übermacht der Zeiten bei einer musikalischen Demonstration des Musiktherapeuten und -wissenschaftlers Heiner Ruland. Er ließ auf geeigneten Instrumenten (Metallophon, Glocken, Kantele, Leier) nacheinander die verschiedenen Tonwelten erklingen, die etwa von lappländischen Liedern über die Gregorianik und Klassik hin bis zur Zwölftonmusik reichen. Unabhängig von den unterschiedlichen Rhythmen ist dabei die Mensurierung, also die Maßzahl der Intervallstimmung für das jeweilige menschheitsgeschichtliche Tonbewußtsein entscheidend – Intervallstimmungen, die nicht nach dem Maß eingerichtet sind, wie es uns durch das wohltemperierte Klavier vertraut ist. Die urtümliche Intervallstimmung der sogenannten ursprünglichen Septime hat den Charakter kosmischer Weite – ozeanisches Gefühl des Nicht-Ich herrscht hier. Wer sich diesem Klang hingibt, meint, sein Organismus reiche bis ans nächtliche Firmament. Die sogenannte Quartenstimmung der Gregorianik hat etwas seltsam Fließend-Gleitendes. Im sogenannten Terzenbewußtsein der europäischen Klassik komme ich ganz zu mir selbst, ich trenne mich vollends gegen das Anderssein ab. Dagegen ist in der Zwölftonmusik diese Vereinzelung des Empfindens auf die Spitze getrieben, aber zugleich auch ist wieder die Durchlässigkeit für Fremdartiges und Kosmisches gewachsen. Ich werde erinnert an Gedichte von Nelly Sachs oder Ingeborg Bachmann, wenn ich mich mit der Welt der Zwölftöne identifiziere. Ruland sagt auch – im ersten Hören erstaunlich, dann aber sehr wohl verständlich: Der musikgeschichtliche Horizont Beethovens habe noch nicht einmal bis zur Gregorianik gereicht, während unser heutiges Bewußtsein die musikalischen Weiten der Steinzeit umfassen kann. Und zwar nicht nur intellektuell-rational, sondern auch mit unserem Erleben und Empfinden.

Offenbar hat unser modernes Bewußtsein die Anlage zu einem solchen Riesenbogen, um die Übermacht der Zeiten zu fassen. Aber es bedarf ungeheurer Kräfte von uns, um dabei nicht im unbewußten Taumel zu versinken – oder im Kreativitätsrummel unterzugehen oder sich fragwürdigen östlichen Praktiken auszuliefern.

Wenn es einem integralen Bewußtsein gelingt, die heute lebendig werdenden Zeitstrukturen der Menschheitsgeschichte in den sinnlichen Medien behutsam ordnend einzusetzen, so kann das zur Linderung und zur Heilung von Krankheit führen. Es kommt dabei offenbar zur Klärung und in diesem Sinne Durchlichtung regressiver Prozesse im Menschen und in Menschengruppen. Diese Durchlichtung und Anhebung von Regressionen geschieht nicht nur durch das lebendige Wort des Psychotherapeuten, sondern auch durch das Tonerleben des Musiktherapeuten, durch den belebten Stoff des Plastiziertherapeuten oder die strömende Sprache des Sprachtherapeuten.

Ein anderer Aspekt lautet: *Prozesse anstoßen.* Das verdeutlichen zwei Beispiele: Ein Plastiziertherapeut und gelernter Bildhauer erzählte mir von einer erstaunlichen Beobachtung. An sich sei die Kunsttherapie mit Plastizieren während des Krankenhausaufenthaltes in der internistischen Klinik viel zu kurz für seine Patienten. Drei, höchstens fünf Wochen stehen ihm zur Verfügung, um die einfachsten Grundlagen mit seinen Patienten zu üben. Oft seien die Patienten so begeistert, daß sie zu Hause weiter plastizieren wollten, aber daraus wird dann doch nichts. Die Anleitung fehlt offenbar. Wenn diese Patienten dann nach Monaten oder Jahren wieder in die Klinik kommen, so haben sie dennoch nicht ihre Fähigkeit zum Formen mit Ton verloren, vielmehr hat sich ihre Fähigkeit in der Stille weiterentwickelt. Ihre Formkraft hat sich potenziert.

Ähnliches ist in der psychotherapeutischen Sprechstunde zu beobachten. So führte ich mit einer schwer depressiven junge Frau einmal ein intensives klärendes Gespräch. In einer zwei Wochen später verabredeten Sitzung hatte ich erwartet, daß sich die Depression nur wenig gelichtet habe, und ich stellte mich auf eine längere Psychotherapie ein. Wider Erwarten und ohne daß das im einzelnen in einem Gespräch angeregt war, hatte sich in den menschlichen Beziehungen dieser Frau inzwischen so viel gewandelt, daß sie ohne therapeutische Hilfe ihr Leben weiter gestalten konnte. Die Klärung der Situation hatte einen Prozeß angestoßen, der bei ihr autonom weitergelaufen war. Solche spontan ablaufenden Prozesse lassen sich – wenn sie genauer verfolgt werden – in sechs Phasen beschreiben.

Diese therapeutischen Prozesse lassen die Zukunft erahnen, und Hoffnungsfreude leuchtet auf. Sie sind nicht festgelegt durch die Vergangenheit. Aber die Vergangenheit ist nicht über Bord geworfen – nicht Befreiung fand statt, sondern die Tatsachen der Vergangenheit werden gewandelt eingefaßt. Ein häufiges Mißverständnis der Schlußphasen dieses Prozesses[125] ist die absolute Utopie; sie schneidet die Vergangenheit komplett ab, alles soll neu werden. Ein unsensibles blindes Chaos ist häufig die Folge. Solche Wunderblüten neuer Therapierichtungen lassen sich erkennen; sie scheuen die Knochenarbeit von Konfrontation und bewußtem Verzicht, und ihnen mangelt die Geduld, die Gesetze der sinnlichen Medien minutiös und sachgetreu zu erforschen. Eins aber lassen die neueren, überdynamischen Therapietechniken erkennen: Wenn die Zeit in einem Punkt verdichtet wird, kann sie von ungeheurer, gefährlicher Sprengkraft sein.

Das Gegenstück zu jenen dionysisch anmutenden Überkompensationen ist eine ausgeprägte Tendenz in der gegenwärtigen Medizin. Sie stößt nicht zukunftsträchtige Prozesse an, sondern sie programmiert ihre Abläufe ausschließlich auf dem Boden des Gewordenen; insofern ist sie auf die Vergangenheit fixiert. Die naturwissenschaftliche Heilkunde, neuerdings aber auch die psychologisch und soziologisch orientierte Medizin, bestimmt mit Hilfe statistischer Methoden Fakten, die allein ein Therapieprogramm festlegen. Diesem der lückenlosen Kausalkette verhafteten Denken sind Zufälle fremd, wenn nicht suspekt. (»Sie gehören ausgemerzt.«) Im therapeutischen Prozeß[126] aber fällt das Neue zu – es ist wahrhaftiger Zu-Fall und nicht programmierbar. Der Überstieg von einer Phase zur anderen ist ein Sprung, eine Mutation. Sprünge sind nie vorhersehbar und deshalb in einem kausalen Ablauf nicht kalkulierbar. Dieses medizinische Denken hat keinen Mut, autonome Prozesse anzustoßen – sie sind dem sicherstellenden Einfluß entzogen. Das Risiko soll abgesichert werden. Aber mit der perfekten Sicherung wird das System abgeschlossen – Sprünge und Zwischenräume fehlen, wo der Hoffnungsstrahl hereinleuchten kann. Hoffnungslosigkeit breitet sich hier zunehmend aus, die Jugend wandert ab. Sterben hat hier nur das Antlitz des endgültigen Endes, sei es einer Laufbahn, einer menschlichen Beziehung, der körperlichen Leistungsfähigkeit und auch eines Lebenslaufes.

Im therapeutischen Prozeß dagegen liegt das Gesetz des »Stirb und Werde« verborgen: Alles Leben ist zum Tode, alles Sterben ist zu neuem Werden.

Wo ich und Du einander begegnen, entsteht das künstlerische Mittel

Dieser Satz geht auf das Person-Sein. Therapeut und Patient, der Leidende und sein Begleiter, lassen sich gemeinsam ein auf die Suche nach einem heilkräftigen Mittel. Aber es wäre ein Irrtum zu glauben, sie wüßten vor dieser Suche, welche Art ihr Heilmittel ist.[127] Das weiß weder der

Therapeut noch sein Patient; noch weniger ist das Wissen in abstrakter Form in Rezeptbüchern zu finden.*

Der Therapeut läßt sich rückhaltlos auf seinen Patienten ein. Diese Hingabe und Rückhaltlosigkeit des Sich-Einlassens schließt Umsicht und Rücksicht auf die therapeutischen Regeln ein. Begegnung in der Therapie wird dort zum Ereignis, wo Ich und Du auf dem schmalen Grat aufeinander zugehen. Bei diesem Wagnis kommt niemand ungeschoren davon – beide sind andere nach der Begegnung.

Der Therapeut kann seinen Patienten auch mit sicherer Distanz neben sich an den Ort der Tat führen – aber dieses distanzierte Nebeneinander läßt kein therapeutisches Ereignis zur Welt kommen. Dialog und Begegnung finden hier nicht statt.

In der Begegnung zwischen Ich und Du entsteht das Dritte. Es erscheint in seiner Frucht als das künstlerische Mittel. Die vorhergehenden Phasen der Begegnung bleiben häufig im Dunkel – die Frucht ist anschaulich. Das Dritte ist weder vorgeformt, noch vorgestellt, noch vorgedacht; es ist nicht reproduzierbar. Seine industrielle Fabrikation scheidet aus, in jeglicher Hinsicht. Nur aus dem Dialog der beiden Menschen, die den leidenden Leib in ihre Hände nehmen, formt sich das künstlerische Mittel. Es entspricht der dialogischen Wirklichkeit, wenn eine Bewegungsform, eine Farbe oder ein Stück Tonmasse substantiell anders ist vor der therapeutischen Begegnung als danach.** Vor dem Dialog war da eine Kluft zwischen Ich und Leib, danach herrscht Versöhnung und Verbindung. »Die Schönheit verbindet das Ich mit dem Leibe.« (Rudolf Steiner) Der Leib als die psychosomatische Ganzheit unserer sinnlichen Wahrnehmung erscheint auch dann in Schönheit, wenn ein gelähmter Mensch sich innig mit seiner Bewegung verbindet.

Das Dritte, die Heilkraft der Künste, ist zwar ein gnadenvolles Geschenk; es kann nie herbeigezwungen werden. Aber es ist eine Gabe mühevoller Suche und gesteigerter Bewußtheit. Es herrscht helle Wachheit, auch wenn das Du des Patienten nur über eine gedämpfte Bewußtheit verfügt, wie bei psychiatrisch oder heilpädagogisch Kranken. Unwissendes und skeptisches

* Die Bücher und Heilkunden – auch die der Künstlerischen Therapien – beschreiben lediglich den allgemeinen Rahmen eines Mittels; sie nennen die gefährlichen und unwirksamen Wege. Das intuitive Wissen darum, welches Mittel das rechte sei, bildet sich erst aus der Begegnung zwischen Therapeut und Patient.

** Auch wenn dieser Substanzwandel weder mit den chemischen oder physikalischen noch mit sozialpsychologischen Methoden nachweisbar ist, merkt der lebendige Blick und die lebendige Empfindung des geschulten Therapeuten diesen Wandel. Hier ist der Blick die Methode.

Geben des Therapeuten, wie bei der anonymisierenden Ratio des doppelten Blindversuches, ist dem Wesen dieses Dialoges fremd.

Helle Bewußtheit umfaßt auch Empfinden und Ahnen. Die lebendig gesteigerte Empfindung ist eine *via regia* zum künstlerischen Therapeutikum. Im Empfindungsraum (Koch) gebiert die Seele jene intuitive Gestalt, die sich in der sinnlichen Erscheinung als konkrete Form niederschlägt – in der Körperbewegung, im musikalischen Ton, in der Farbkomposition. Der Malende tritt zuweilen zwei Schritte zurück, um sein Bild zu betrachten; er vergleicht dabei sein inneres, geschautes Bild mit der farblichen Formung auf der Papierfläche. Betrachten und ins Handeln gerinnende Formung sind zwei Tätigkeiten des Patienten. Hier waltet der Dialog zwischen Ich und Es, zwischen Patient und Ding. Es gehört zum Mysterium der Therapie, daß dieser Dialog dann gelingt, wenn auch die Begegnung zwischen Patient und Therapeut glückte.

Die geglückte Begegnung muß nicht glücklich machen, aber in der schöpferischen Gestaltung wird Schönheit sichtbar, wird Sinn erkennbar und wird Reife spürbar, auch im unverminderten Leid. Durch so erfülltes Leid geht die Schöpfung weiter[128] – als Poesie des Leides. Poesie des Leides, schöpferisches Tätigsein im Leide, hat heute immer nur zu tun mit der Angst. Begegnung in jener Klarheit, wie ich sie erwähnte, wird heute meist verschleiert durch die Früchte der Angst. Unser Wirken als Künstler und Therapeut ist dadurch begrenzt, und wir tun gut, uns immer dieser Grenzen einer deformierten Welt bewußt zu sein.

10 Der Therapeut als Künstler

Das Wort »Künstler« kann in recht verschiedenem Sinn verstanden werden. Ein einfaches Verständnis lautet: Kunst heißt, meine gegenwärtige Lebenssituation, so wie ich sie vorfinde, mit meinen Mitteln zu gestalten – nicht aber, mir eine Lebenssituation nach meinen Wünschen und Vorstellungen zu fabrizieren. Denn das, was ich heute in meinem Leben vorfinde, habe ich mir während meiner Ausbildung als Medizinstudent oder psychotherapeutischer Ausbildungskandidat weder vorgestellt, geschweige denn als mein therapeutisches Lebensfeld gewünscht. Was heißt das konkret?

An der staatlichen Hochschulklinik, an der ich als Psychotherapeut viele Jahre gearbeitet habe, gehört unter anderem der Schwangerschaftsabbruch zum täglichen Geschäft. Es wurden hier im Jahr circa 200 Abtreibungen vorgenommen bei 1500 Geburten; das ist noch wenig, da sonst in Deutschland das Verhältnis von Geburten zu Abtreibungen bei 4:1 bis 3:1 liegt. Seit neuestem werden an dieser Klinik so wie an vielen anderen Versuche mit dem sogenannten Embryo-Transfer gemacht, umgangssprachlich auch »Retortenbaby« genannt. Da ich mich schon lange mit dem seelischen Erleben bei Zeugung und Empfängnis befaßt hatte, war das eine Herausforderung für mich.

Ich erlebte mit den betroffenen Frauen, wie sie durch einen inneren Todesprozeß hindurchgingen. Diese Konfrontation mit dem objektiven Tod eines Menschen (ihres Kindes) löste für sie eine chaotische Erschütterung aus, die sie auf Grundfragen des Menschenlebens überhaupt führte. Was ist der Sinn meines Lebens? Was heißt Tod? Woher komme ich als Mensch? So war ich der Todeserfahrung hier in zweifacher Form gegenübergestellt: bei den Frauen mit Abtreibung und bei den Frauen mit Krebs, die jedenfalls potentiell ihrem eigenen Tod ins Angesicht zu sehen hatten.

Könner seines Handwerks

Der Therapeut als Künstler muß *wissen*, womit er eigentlich umgeht, was er in seiner Hand als Werkzeug hat, um einem Leidenden zu helfen. Wissenschaft ist insofern die selbstverständliche Begleiterin der Kunst. Inzwischen ist es wegen der Entfremdung der Kunst – sei es durch Kunstgebrauch als ästhetischen Zierrat, sei es durch die zunehmende Entfernung abstrakter Kunst vom lebendigen Leben – zu der grotesken Situation gekommen, daß profilierte Verfechter eines sozialen Wirkens der Kunst dieses Wort gar nicht mehr verwenden, sondern nur noch von »Gestalten« und »Gestaltung« sprechen. Aber es ist festzuhalten: Der Künstler muß zuerst einmal ein Könner seines Handwerks werden. Was aber ist das Handwerk? Es gibt vielfältige Handwerker als Kunsttherapeuten: das Handwerk der Farbe, der Form, der Gestaltung von Holz, Ton, Stein und Metall. Jeder hat für sein Handwerk selbst verantwortlich zu zeichnen. Aber welches Handwerk betreibt der Psychotherapeut?

Als ich mir diese Frage zum ersten Mal gründlich stellte, kam ich in Verlegenheit. Denn Psychotherapie heißt: Behandlung einer kranken Seele mit seelischen Mitteln. Wenn man genau hinhört, so ist das gar kein typisches Merkmal für den Psychotherapeuten: Mit seelischen Mitteln arbeitet jeder andere Therapeut auch (zum Beispiel geht er mit Widerstand und Übertragung um, wie der Psychoanalytiker), und ebenso hat es jeder Therapeut auch mit kranken Seelen zu tun – sei es, daß jemand als Sozialtherapeut im Gefängnis arbeitet oder daß er als Maltherapeut in einer Frauenklinik tätig ist.

Mein Werkzeug ist das Wort und zwar die Sprache als das formulierte, gedanklich durchdrungene Wort. Es gibt die »Sprache der Laute« (Moll), das ist das Werkzeug der Sprech- und Sprachtherapeuten, es gibt Bewegungskunst und »Eurythmie als sichtbare Sprache«[129], das ist das Werkzeug der Bewegungstherapeuten und Heileurythmisten[130]; ebenso gibt es die Sprache der Formgestaltungen und die Sprache der Farben. Der lebendige Logos als die ursprüngliche, alles verbindende Sprache trägt die differenzierten Gestalten unserer sinnlichen Welt: Farben, Töne, Formen, Bewegungen, Laute und Worte. Ferdinand Ebner spricht von der »Ästhetisierung der Sinnlichkeit«, und er meint damit eine Vergeistigung der sinnlichen Welt.

Worte, mit denen ich als Spezialist, als Psychotherapeut, arbeite, sind ein Aspekt dieser sinnlichen Weltfülle. In diesem speziellen Sinn sind sie Bedeutungsträger, sie weisen auf anderes hin. Insofern haben sie einen semantischen Aspekt, und die Linguisten haben sich deshalb ihrer angenommen. Worte haben aber auch eine Tiefe und eine Geschichte – ich gab davon einen etymologischen Hinweis (Kapitel 9). Wie die vom Dichter gestaltete Sprache wirken kann, wurde bereits mit dem Anfang der Eichendorffschen Novelle *Der Taugenichts* gezeigt (Kapitel 6). Wortsprache und Lautsprache sind nur zwei Aspekte aus dem umfassenden Spektrum der Sinneswahrnehmungen. Es gibt Anthropologien, die zwölf Sinnesgebiete umfassen.[131] Diese können hilfreich sein, die Fülle der entwickelten Therapiemethoden und Kunsttherapien sinnvoll zu gliedern.

Wissender um das Kranksein

Unter Kranksein werden hier zunächst die Krankheitsbegriffe verstanden, die heute sehr verschiedenartig definiert sind. Es gibt Definitionen der anatomischen und physiologischen Pathologie (beispielsweise eine schwere renale Hypertonie, ein durch eine Nierenkrankheit bedingter Bluthochdruck) oder der Psychologie und Psychoanalyse (etwa eine schwere Neurose mit einer extremen Haßbindung an das Mutterbild), es gibt Definitionen der Sozialpsychologie (extreme narzißtische Kollusion gegenüber Frauen, also eine unbewußte und ungesteuerte Tendenz zur kompletten seelischen Vereinigung und Symbiose, der man sich aber auch immer wieder durch Flucht entzieht – ein Don Juan-Schicksal). Definitionen von Kranksein beruhen auf analytischer Erkenntnismethode – die wissenschaftlichen Bibliotheken sind angefüllt mit der Beschreibung solcher Krankheitsbegriffe, die den faktischen und statischen Tod beschreiben – nicht aber den Todesprozeß als Durchgangspforte. Diese tödlichen Begriffe von Krankheit müssen wir im Prinzip und auch beispielhaft im Detail kennen; sonst verstehen wir weder die Gegenwart als Kulturprozeß richtig, noch die Kollegen, denen diese Begriffe Richtschnur ihres Handelns sind; auch verstehen wir sonst unsere Patienten und uns selbst nicht als Gegenwartsmenschen. Wir leben mitten im Todesland, die nuklearen, chemischen und biologischen Vernichtungsmittel sind nur der sichtbare Ausdruck dessen. Todesbegriffe wollen nicht nur verstanden, sie wollen auch durchlebt sein. Wege dazu bieten uns die modernen Künstler. Ich zitiere deshalb ein Gedicht der englischen Lyrikerin Sylvia Plath in der Übertragung von Erich Fried:

Rand

Die Frau ist vollendet.
Ihr toter
Körper trägt das Lächeln des Erreichten.
Der Anschein einer griechischen Notwendigkeit
Fließt in den Schnörkeln ihrer Toga,
Ihre bloßen
Füße scheinen zu sagen: Wir kamen bis
Hierher, es ist vorbei.
Jedes tote Kind eingerollt, eine weiße Schlange,
Eines um jeden kleinen
Milchkrug, nun leer.
Sie hat sie gefaltet
Zurück in ihren Körper, wie Blätter einer

Rose sich schließen wenn der Garten
Erstarrt und Düfte bluten
Aus den süßen tiefen Schlünden der Nachtblume.
Der Mond starrt aus seiner Knochenkapuze.
Er hat keinen Grund zur Trauer.
Er ist dergleichen gewohnt.
Seine schwarzen Hüllen knistern und schlurfen.

Sylvia Plath hat sich 1963 als Dreißigjährige in London das Leben genommen. Ihre Lyrik ist sprachliche Gestaltung eines Todes, der sich in seiner Kälte heute auch vielfach in der wissenschaftlichen Krankheitslehre über den Menschen findet. Es hat keinen Sinn, diesem Tod zu entfliehen oder ihn unbedacht beiseite zu schieben. Aber es hat Sinn, ihm in die Augen zu sehen und standzuhalten. Dann kann sich der statische Tod, der Tod der Erstarrung, wandeln in den Todesprozeß – die vom Suizid bedrohten Patienten können echte Trauer in sich selbst wahrnehmen; wie die Trauer über ihr Verstricktsein bei der Abtreibung – die vom Tode gezeichneten Krebskranken können zusammen mit ihren Angehörigen die wichtigsten Stationen ihres Lebens bewußter erfahren.[132] Kranksein wird dann zu einem Prozeß, der durch mehr oder minder tiefe Lebenskrisen führt. Dieser Prozeß ist in der ärztlichen Heilkunde seit alters her als Vorläufer, Krisis und Lösung (*Prodrom, Krisis, Lysis*) beschrieben; ich habe weiter vorn versucht, ihn in sechs Phasen zu kennzeichnen.[133] Im Mittelpunkt steht dabei der bewußte Verzicht und die Wandlung. Um bewußt verzichten zu können, muß ich zuerst die *Tödlichkeit* althergebrachter Lebensgewohnheiten und Begriffe durchschaut und erlebt haben – das geht immer mit kathartischen Erschütterungen einher. Mancher muß auf die Intensivstation, in die Irrenanstalt oder ins Gefängnis, um diese Phase der Erschütterung zu durchleben. Es kommt darauf an, welche therapeutische Gesinnung ihm dann dort begegnet. In der Phase der Wandlung erscheint das Neue – ein neuer Gedanke, eine neue Lebensmöglichkeit, eine neue Art der Beziehung zu unserem eigenen Leib und zu den Mitmenschen. Aber: Das Neue ist zunächst das Unbekannte, Unbegreifliche, schlechthin Fremde, es kann Angst in uns auslösen, zumindest Angst vor der Unbequemlichkeit.

Krankheit hat heute das Gesicht des Todes, der uns wegen seiner Aussichtslosigkeit erstarren läßt. Wenn wir uns mit den Mitteln unseres Handwerks an die Arbeit machen, kann sich dieses Gesicht wandeln – denn wie das Sprichwort sagt: »Viele Künste kann der Teufel, aber singen kann er nicht.« Unsere Lieder als Therapeutenkünstler rufen Kräfte der Wandlung hervor, die im Unsichtbaren unseren Weg bestimmen. Das Wenigste geschieht im Sichtbaren – sichtbar ist nur das Produkt, das häufig erstarrende Züge trägt. Der Prozeß vollzieht sich im Unsichtbaren. Deswegen gilt hier ganz besonders: Die Arbeit und der Prozeß sind entscheidend, nicht aber das Produkt. Das Produkt ist heute definiert als medizinischer Erfolg: Der Mensch soll funktionabel und arbeitsfähig gemacht werden, zumindest aber sollen seine Symptome sich bessern; der Mediziner muß etwas Fertiges zum Vorweisen haben. Dieses zwanghafte Erfolg-haben-Wollen hat keinen Blick für den therapeutischen Prozeß und letztlich auch nicht für Gesundheit. Denn Gesundheit als Ausdruck des Prozesses ist viel mehr und anderes zugleich als ein Erfolg: Sie ist das Vermögen, auch Krankheiten und Gebrechen gleichmütig, wenn nicht gar heiter und dankbar, jedenfalls aber würdig und fruchtbringend zu ertragen (Jacob Klaesi).

Bei unserer »Arbeit in der Liebe« (Rilke) als Therapeuten stellen wir uns in einen Wandlungsprozeß hinein, der frei ist von Zwecken, Kausalitäten und Definitionen. Meister Eckhart nennt es »Wirken ohne worum willen«.

Gefährte meines Leidens

Gefährte meines Leidens? Wer spricht so? Es ist das leise, im Geheimen sehnsuchtsvolle Wort des Patienten: Der Patient flüstert es seinem Therapeuten zu. Flüstern ist deshalb geboten, weil Gefährtenschaft im Zeitalter der Macher verpönt ist. Würde der Therapeut sich lauthals als Gefährte seiner Leidenden bekennen, so würde er zumindest heimlich Spott ernten. Aber man lebe nicht in dem Glauben, daß die Macher nur als Technokraten oder als Halbgötter in Weiß erscheinen. Der Macher wohnt in jedem von uns – auf immer wieder wechselnde Art schleicht er sich bei uns ein.

Ein Beispiel: Ich arbeitete seit vier Monaten in etwa 30 Sitzungen mit einer jungen Frau. Sie kam im letzten Sommer zu mir; damals weinte sie bitterlich über ihr Schicksal. Äußerlich war sie erfolgreich, aber ihr Leben erschien ihr sinnlos, und sie erwog in ihren Gedanken deshalb wiederholt den Suizid. Ihr Elend erregte mein Mitleid, was eines der Motive war, mich auf eine intensive Therapie mit ihr einzulassen. Inzwischen kam es zu einer Beziehungskrise zwischen uns – etwas, das mehr oder weniger zu jeder intensiven Therapie dazugehört. Sie fühlte sich mißverstanden und von mir abgehängt, und aus dieser Empfindung des Verlassenseins griff sie mich an. Die aggressive Spannung stand etwa eine Woche lang zwischen uns – sie *stand*, denn es bewegte sich nichts. Ich fühlte mich an einer Stelle meines Herzens versteinert. Natürlich diagnostizierte ich als geschulter Psychoanalytiker eine narzißtische Übertragung zwischen uns: Sie war empfindlich getroffen und zog sich wie eine Königin der Nacht in ihre kalte, uneinnehmbare Burg zurück. Aus dieser unbewußten Haltung heraus griff sie mich an. Aber diese Diagnose unserer therapeutischen Beziehung (natürlich nicht so von mir ausgesprochen) nützte mir und ihr gar nichts. Es kamen mir all die Therapiegeschichten in den Sinn, wo ich gescheitert war als Therapeut – es waren immer ähnliche Konstellationen. Der weltbekannte Psychoanalytiker Heinz Kohut hat diese Konstellation in klassischer Weise als narzißtische Übertragung beschrieben. Das ist mir wohl bekannt und hätte mir genügend Rechtfertigungsgründe dafür geliefert, wenn diese Therapie dann an dieser Stelle auch gescheitert wäre.

Die Sache beschäftigte mich eine Woche lang, bis ich auf eine ganz einfache Lösung kam, sozusagen dem Macher in mir auf die Spur kam. Ich bemerkte, wie ich mich in meiner Haltung auf den Thron des Mitleids hatte setzen lassen: Der armen hilflosen Frau wollte ich, von oben herab, von meiner Fähigkeit zum Zuhören, Erbarmen spenden. Nach dem hochmütigen Motto: »Nun hätte ich doch so viele liebe und sanftmütige Patienten haben können, und dich habe ich aus der Vielzahl der Bittsuchenden ausgewählt, und du wagst es, mich anzugreifen!« Das war der Hochmut des Machers. Erst als ich mich innerlich vom Hochmut gelöst und mich demütig auf die gleiche Ebene der Partnerschaft mit ihr begeben hatte, wich auch die Spannung und Versteinerung von mir – ich konnte wieder gelassen mit ihr arbeiten. Unsere Beziehung war von mir aus wieder eine herzliche.

Ohne daß die Patientin vermutlich genau wußte, was sie sagte, war ihr Ausspruch über unsere gegenwärtige Beziehung richtig, sie sagte nämlich: »Ich erzähle ihnen nichts von meinen geheimen persönlichen Gedanken, denn ich will nicht Perlen vor die Säue werfen.« – Die Sau war ich, und die Sau saß auf dem Thron des erbarmungsvollen Hochmuts.

Wenn Patient und Therapeut sich jeweils auf ihren Thron setzen, ist keine Gefährtenschaft möglich; da gibt es nur die Eiseskälte des Herrschaftsanspruches. Hier herrscht Hochmut statt Demut.

Das Beispiel ist aus verschiedenen Gründen aufschlußreich. In dem Augenblick, wenn die Therapie intensiver wird, wenn die Gefährtenschaft verbindlich geworden ist, bilden sich auch immer unbewußte Zusammenspiele, sogenannte therapeutische »Kollusionen« (Willi) heraus. Diese Kollusionen sind gefährlich und verfänglich, denn Therapien scheitern, wenn wir die unbewußten Zusammenspiele nicht durchschauen. Sie scheitern nicht daran, daß Patienten sterben, daß ihre Krankheit oder ihre zwischenmenschliche Verstrickung in der Familie oder im Beruf unheilbar ist. Tod, unheilbare Krankheit und soziale Verstrickungen sind Schicksale, die wir als Therapeuten zuerst einmal als vorgegebenes Leben hinnehmen müssen. Wir sind als Gefährten aufgerufen, Begleiter zu sein für den Sterbenden, den Leidenden und den Kranken. Wenn sich unter unserer Gefährtenschaft etwas ändert, dann ist es ein Geschenk.

Therapie im Sinne von Gefährtenschaft ist ein sensibles Geschäft. Zwar bestimmt der Patient die Richtung des Weges. Aber wenn ich als Therapeut die verborgenen Stolperstellen des Weges nicht spüre und fühle, dann fallen wir beide in die »schwarzen Löcher«. Mein Gespür als Therapeut wird immer nur soweit gehen, wie ich das seelische Elend meiner Patienten zumindest ansatzweise auch in mir selbst erlebt habe. Deshalb sind Therapeuten um so sensibler, je bewußter sie ihre eigenen Krankheiten, Konflikte und menschlichen Sackgassen in sich selbst erlebt haben. Durch eigene Krankheit und Leid werden wir sensible Therapeuten. Das Wissen um die eigentlichen Untiefen ist Voraussetzung für therapeutische Gefährtenschaft. »In jedem Mensch ist ein Mörder« – sagt Goethe lakonisch. Er wird gewußt haben, daß er selbst im Geiste wohl schon manchen ermorden wollte oder gemordet hat. Heute ist die Versuchung des Mordens ebenso wie die der sublimen erotischen Verführung für den Therapeuten vermutlich geringer einzuschätzen – die Versuchung des arroganten Machens ist die gefährlichere, auch weil sie gesellschaftlich und bürokratisch legitimiert ist.

Ein erfahrener Kunsttherapeut sagte einmal: »Ich habe meine Technik und mein Konzept entwickelt – jetzt möchte ich meine Kunst an den Patienten heranhalten und sie am Patienten prüfen!« Auf diese Worte reagierte ich innerlich mit einer leichten Gänsehaut. Denn hier war »der« Patient eine Art experimentales Objekt zur Prüfung für ein kunsttherapeutisches Konzept und für eine kunsttherapeutische Technik. Natürlich müssen wir ein menschenkundliches Konzept, am besten viele anthropologische Konzepte, durchgearbeitet haben, und natürlich müssen wir unsere kunsttherapeutischen Techniken beherrschen. Aber unsere Patienten sind nicht als Prüfobjekte für Konzepte und Techniken da, sondern umgekehrt, unsere anthropologischen Konzepte und therapeutischen Techniken müssen wir so beweglich halten, daß sie in der Begegnung mit jedem unserer Patienten sich verändern können. Vielleicht erweisen sie sich in bestimmten therapeutischen Situationen als wertlos; und statt dann unsere Menschenbilder oder Therapietechniken als Schutzschild vor uns her zu halten, ist es besser, unser Nichtwissen und Nichtkönnen einzugestehen. Freilich wird uns Nichtwissen und Nichtkönnen ein Stachel in unserem Fleische sein – um Neues zu suchen um der verbindlichen Gefährtenschaft willen. Aber es sei daran erinnert: Das Neue ist rauh wie kratzende Wolle, wie ungewaschener Stoff.

Gefährtenschaft des Leidenden setzt das Wissen um die intimen Regeln menschlicher Beziehungen voraus. Zu diesem Wissen gehört für den Begleiter des Leidens zuerst das Wissen um die Pathologie der Beziehungen – um das Wesen der Kommunikationsstörungen. In meiner psychoanalytischen Ausbildung habe ich durch Selbsterfahrung daran, nämlich an den Störungen, viel gelitten und schließlich auch viel darüber gelernt. Es gibt heute zahlreiche Wege der Ausbildung über Beziehungsstörungen, aber ich bin sicher, daß die Psychoanalyse und Tiefenpsychologie ein wesentlicher ist. Wer meint, die von Freud beschriebenen Schattenseiten überspringen zu können, der verfängt sich allzu leicht bei seinem Griff nach den Sternen des Kosmos.

Von den Regeln der normalen therapeutischen Beziehung (also nicht der Pathologie, sondern den Regeln des normalen Umganges) erwähne ich hier nur zwei Stichworte: Begegnung und Takt.[134]

Begegnung als dialogisches Prinzip (Martin Buber) hat zu tun mit rückhaltlosem Kennenlernen, und zwar auf Gegenseitigkeit. Das ist nicht zu verwechseln mit schutzlosem Entblößen. Im Begegnen liegt ebenso auch Gegnerschaft: Gefährtenschaft des Leidenden ist auch Kampf. Kämpfen heißt Bewußtheit. Wenn mir die oben erwähnte Patientin die sie seit langem quälende Frage vorlegt: »Warum muß ich leben?« so ist das eine existentielle Herausforderung. Denn grundsätzlich klingt darin an: Als Therapeut bin ich nicht nur Helfer zum Leben, ich bin auch als Helfer zum Tode gefragt. Begegnung geht nie nur glimpflich ab für den Therapeuten – und weich, warm und zärtlich ist es selten. Begegnung vollzieht sich immer nur auf dem schmalen Grat, wo Ich und Du aufeinander zugehen. Wenn der Therapeut strauchelt, so ist es meist um die Begegnung beider geschehen.

Zum Takt: Der therapeutische Dialog verwirklicht sich nur im starken Kontakt zwischen Patient und Therapeut; aber »stark« muß nicht heißen »nah«. Patienten brauchen heute manchmal einen großen Abstand: Wenn wir ihnen zu nahe treten, erstickt die Beziehung. Takt heißt Berührung. Mit unserer Sensibilität müssen wir jeden Augenblick spüren, welche Nähe oder welche Distanz unser Patient braucht. In uns Therapeuten erklingt ständig die Stimme: Wie berühre ich dich? Wie nehme ich dich in meine Hände? Bei der gegenwärtig ausgeprägten Beziehungsfurcht ist das *noli me tangere*, »berühre mich jetzt noch nicht«, ständig in unserem Ohr. Paul Celan spricht von Begegnung und Takt in einem 1955 zum ersten Mal erschienenen Gedicht:

Ich weiß
Und du, auch du
verpuppt.
Wie alles Nachtgewiegte.
Dies Flattern, Flügeln rings:
ich hörs – ich seh es nicht!
Und du,
wie alles Tagenthobene:
verpuppt.
Und meine Augen, die dich suchen:

Und mein Aug darunter.
Ein Blick:
ein Faden mehr, der dich umspinnt.
Dies späte, späte Licht.
Ich weiß: die Fäden glänzen.

Mittler der Heilung

Wer als Therapeut meint, er selbst heile die Krankheit eines Patienten durch seine Mittel, lebt in einem gefährlichen Irrtum. Gefährlich ist er deshalb, weil das Machertum, vor allem aber das Wunderheilertum hier ganz nahe sind. Nachdem die Schulmedizin trotz aller noch währenden Triumphe inzwischen skeptisch einsehen lernt, daß ihr Weg jedenfalls teilweise eine Sackgasse ist, entsteht in dieser Ratlosigkeit der Körper-, Seelen- und Sozialärzte ein Vakuum, das alternative und sogenannte Außenseitertherapiemethoden in seinen Sog zieht. Solche alternative Methoden werden heute in den Medien rasch hochgejubelt. Um welchen Preis? Um den Preis des Erfolges und um den Preis des Wunders. Heilung ist heute dann gesellschaftlich akzeptiert, wenn sie sich an Erfolgsquoten messen läßt, wenn sie mechanistisch multipliziert werden kann und wenn der Erfolg als Wunder für die staunende Masse zu vermarkten ist.

Eine sensible Therapeutin äußerste einmal: »Wie furchtbar der Gedanke, wir könnten einmal eine Krankheit durch unreflektiertes, mechanisches Abspielen eines Tonbandes ebenso heilen wie heute durch die Pille!« Sie schauderte vor der Mechanisierung der Heilung. Wir müssen diesen Gedanken jedoch zu Ende denken: Jeder Therapeut steht immer in Gefahr, sein eigenes Tonband zu sein – dann nämlich, wenn er sich selbst auf mechanistische Art manipuliert in der Meinung, auf diese Weise Heilung bewirken zu können. Einer derartigen Selbstmanipulation ist der begabte und sensible Therapeut um so eher ausgeliefert, je erfolgreicher er war, denn die Techniken der Beeinflussung sind ihm inzwischen vertraut. Er schwebt in der Gefahr, die selbsteigene Biographie seines Patienten auf subtile Art zu vergewaltigen.

Man mag mit Recht fragen: Wenn der Therapeut mit seinen Mitteln die Krankheit seines Patienten nicht heilen kann, wie ist Heilung dann überhaupt zu verstehen? Was kann denn dann der Therapeut überhaupt tun? Was in seiner Macht steht, was er tun kann und was er tun muß, ist bereits angesprochen worden:

– Der Therapeut muß sein Handwerk gelernt haben; je differenzierter er sein Werkzeug beherrscht, desto besser. Das ist professionelle Kompetenz.

- Der Therapeut muß etwas verstehen von Krankheit und Kranksein, von entfremdetem Menschentum, sei es körperlicher, sei es seelischer oder sozialer Art. Das ist Wissen um Pathologie.
- Der Therapeut muß Gefährtenschaft geübt haben; dazu gehört einfühlsame Sensibilität ebenso wie Mut, Geduld und Kraft. Das sind therapeutische Grundqualitäten.[135]

Der Therapeut verwirklicht diese Fähigkeiten und dieses Wissen in der Arbeit mit seinem Patienten. Mehr kann er nicht tun. Diese Arbeit kann er leisten; er muß sie leisten, wenn es heilsam gehen soll. Aber ob es heilsam geht, das steht nicht in seiner Gewalt. Ob diese Arbeit zur »Arbeit der Liebe« (Rilke) wird, das steht außerhalb unserer professionellen Kompetenz, unseres Wissens um Pathologie und unserer therapeutischen Grundqualitäten.

Der Therapeut kann die Heilung nicht machen. Heilung fällt uns zu, wir sind die überraschend Beschenkten. Eine Patientin telefonierte ihrer Maltherapeutin: »Ich kann heute nicht kommen, ich habe Stirnhöhlenkatarrh.« Darauf die Therapeutin zur Patientin am Telefon: »Wie schade!« Die Patientin legte den Hörer auf – sie war auf merkwürdige Art angerührt durch den Klang der Stimme ihrer Therapeutin und ging trotz und mit Stirnhöhlenschmerzen zum Malen. Was geschah? Es floß – die Entzündung löste sich, und der Schmerz flaute ab. Was war geschehen? Natürlich konnte die Therapeutin aufgrund ihrer Kenntnisse ahnen, daß das wässrige Element ihrer Maltechnik eine hartnäckige Entzündung vielleicht zum Fließen bringen könnte. Aber nicht die Ahnung war entscheidend – der Klang der Stimme brachte die Patientin zum Aufhorchen. Die Therapeutin hatte den Klang ihrer Stimme nicht gemacht, er wurde ihr im Augenblick geschenkt.

Oder ein anderes Beispiel aus der klinischen Maltherapie: Ein Patient mit *Colitis ulcerosa* (Darmentzündung mit ständigem Darmbluten, sie kann lebensgefährlich werden) wollte um jeden Preis malen. Man wußte, daß Malen im wässrigen Element Gift für diese Krankheit ist, weil das Fließende die gerade stehende Blutung des Darms wieder in Gang bringt. Aber der Patient war versessen darauf, mit der Therapeutin zu arbeiten, denn sein verhärteter Charakterpanzer löste sich unter dem Malen. Die Therapeutin war herausgefordert, und sie hatte eine Idee: Statt in den relativ unstrukturierten, wässrigen Farbschichten zu arbeiten, stellte sie dem Patienten die Aufgabe, nach Art der japanischen Tuschzeichnungen feine Strukturen in die wässrige Fläche einzubringen. Die Blutung des Darmes kam zum Stehen.

Diese Idee war ein Geschenk, einmalig und individuell. Daraus läßt sich kein System der therapeutischen Maltechnik entwickeln. Denn die Idee entsprang der einmaligen Begegnung zwischen *diesem* Patienten und *dieser* Therapeutin in *dieser* therapeutischen Situation. Die Situation gebiert die Idee, und Menschen stellen sich in die Situation hinein, lassen die Idee durch sich hindurchgehen. Es ist eine Frage der intuitiven Offenheit, ob wir einer therapeutischen Situation gerecht werden, ob wir die Ideen aufgreifen können, die uns dann als Widerfahrnis zukommen und zufallen.

Heilung ist kein seelischer Akt des Menschen. Sie ist jenseits unserer Intentionen: Heilung ist zufallend-zufälliges Ereignis, es widerfährt uns, zuweilen auch fährt es wider uns. Heilung ist immer das Dritte. Der Therapeut ist Mittler des Dritten, das aus der Sphäre des Geistes stammt.*

Diese Sphäre bedarf des Schutzes – vor Neugier ebenso wie vor Machtgier wie vor Gerichtsprozessen. Dort wird heute zunehmend über sogenannte medizinische Kunstfehler geurteilt. Das hat mit Heilkunst nichts zu tun. Denn Heilung ist Geheimnis; zwar läßt sich nach dem Widerfahrnis die Tatsache der Heilung feststellen, aber wie diese Tatsache zustande kam, das ist dem *Mysterium therapeuticum* anheim gegeben. Zwar ahnen Therapeut und Patient manchmal etwas davon, wie sich Heilung vollzog. Aber sie bewahren dieses Ahnen als ihren inneren Besitz. Das erinnert an die Krankenheilung des Jesus, der nach der Heilung eines Aussätzigen ausdrücklich zu ihm sagte: »Sieh zu, sage es niemandem!« (Mt 8,4) Und wir wissen aus der gleichen Schrift auch, was passierte, wenn die Geheilten ihr Geheimnis entgegen der Mahnung ausplauderten. Die Pharisäer, als die Feinde Jesu, vergifteten die Atmosphäre; sie erklärten die Art der Heilung für dämonisch: »Durch den Herrn der Dämonen treibt er die Dämonen aus.« (Mt 9,34) Diese Verleugnung des Geistes durch Dämonisierung haben die betroffenen Geheilten selbst zu verantworten: Hätten sie das Geheimnis bewahrt, so wäre das pharisäische Gift nicht in die Welt gekommen.

Das Geheimnis der Heilung hat noch eine andere Seite. Es gibt kein einklagbares Recht auf Therapie oder auf Heilung. Wenn das heute viele Mediziner und Patienten glauben, so verwechseln sie Heilung mit vollmechanisierter Medizin. Der Geist des Heilens läßt sich nicht zwingen.

Was ist Heilung? Es ist ein Geheimnis; es ist ganz einfach; es ist für unsere zwölf Sinne unsichtbar; und es entspringt unserer Herzmitte.

* Zutreffenderweise wäre hier dann von »Pneumatologie« zu sprechen. Jedoch hat dieser Begriff nichts gemein mit den Geistheilern. Soweit ich orientiert bin, handelt es sich bei Geistheilungen um telepathische Phänomene, bei denen der Patient passiv bleibt, während er unter dem Aspekt der Pneumatologie in hohem Grad aktiv ist.

Gestalter von Gemeinschaft

Es war die Rede vom Therapeuten als Künstler unter vier Aspekten: von seiner Könnerschaft in seinem Handwerk, seinem Wissen um das Kranksein, von seiner Gefährtenschaft mit dem Leidenden und vom Geheimnis der Heilung. Ein fünfter Aspekt sei abschließend angedeutet: der Therapeut als Gestalter seiner Gemeinschaft. Wenn er sich so versteht, wie es hier beschrieben wurde, so wird er sich die Gemeinschaft mit seinen Kollegen und Patienten selbst zu begründen und auch selbst zu verwalten haben. Nur eine sich selbst verwaltende und bestimmende Gemeinschaft, die sich die Regeln und Gesetze ihres kooperativen Lebens selbst erarbeitet und gibt, wird diese künstlerische Therapeutengemeinschaft verwirklichen können – jede Gemeinschaft wird ihre eigenen Strukturen entwickeln müssen. Dabei werden alle Mitglieder der Gemeinschaft entscheidungsfähig sein. Alte Vorbilder von Gemeinschaften können zwar hilfreich sein, aber letztlich sind sie nicht nützlich für die Selbstgestaltung. Ein neuer Therapieimpuls erfordert neue Strukturen der Gemeinschaft.

Auch wenn in diesen Worten einige Hoffnungsschimmer über den Therapeuten als Künstler aufgeleuchtet sein mögen, wenn unter Kunst nichts Dekoratives verstanden wird und viele Menschen von der »Notwendigkeit der Kunst« (Fischer) überzeugt sind, so erwarten uns Therapeuten keine offenen Arme, sondern Abgeriegeltsein und verschlossene Türen – Abschottung aus tiefwurzelnder Angst. Die Angst beherrscht unser Zeitalter. Wir werden viel Geduld mit unseren Patienten und mit uns selbst brauchen, um die Angst sich wandeln zu lassen.

11 Eros und Sprache

Zur Bedeutung zärtlicher Worte in der Therapie

Die Sprache ist für den Psychotherapeuten das einzige Mittel für seine Arbeit. Dagegen verfügt beispielsweise der Frauenarzt noch über drei weitere Werkzeuge: seine Hände mit ihrem Getast, das Messer als chirurgisches Werkzeug und schließlich die pharmakologische Substanz. Während die chemische Substanz und das Skalpell mittelbare Wirkungen haben – wenn auch äußerst intensive und schwerwiegende –, so schafft dagegen die tastende Hand des Frauenarztes eine unmittelbare Beziehung zwischen ihm und seiner Patientin: Die sinnenhaft spürbare Berührung der Haut und der inneren Häute der Frau vermittelt dem Arzt eine direkte Botschaft über ihre leiblich-seelische Befindlichkeit, ebenso wie die behutsamen (oder manchmal sorglosen) ärztlichen Hände der Frau eine Botschaft subtiler Empathie (oder stumpfer Teilnahmslosigkeit) mitzuteilen vermögen.

Es ist aber in diesem Kapitel nicht das Anliegen, über die Zärtlichkeit des Tastens, sondern über die Zärtlichkeit des Wortes zu schreiben. Ich habe jedoch diesen anderen wesentlichen Bereich frauenärztlicher Kunst deshalb gestreift, weil ich damit auf eine Gleichheit hingedeutet ist. Das Getast und das Wort sind *unmittelbar wirksame Mittel* in der therapeutischen Beziehung. In einem Fall wird ihre Wirkung durch die einfühlende Hand, im anderen durch die artikulierenden Sprachwerkzeuge vermittelt. In beiden Fällen sind es leiblich-sinnliche Werkzeuge, die der Therapeut benutzt. Ich lege auf diese leiblich-sinnliche Qualität des Tastens ebenso wie des Wortes deshalb so großen Wert, weil ich in diesen Bereichen nicht an eine Trennung von Körper und Geist glaube – so wie das Getast dem körperlich arbeitenden Handwerker und dagegen das Wort dem redenden Geistesarbeiter zugerechnet wird. Die Wortsprache ist für mich ebenso sinnenhafter und sinnlicher Natur wie das Getast – allerdings gehören beide verschiedenen Sinnesbereichen an. Die Plastizität des therapeutischen Wortes und die Schmiegsamkeit der ärztlichen Hand erlauben, daß in beiden Bereichen Zärtlichkeit zum Ausdruck kommen kann.

Die Bedeutung zärtlicher Worte ist natürlich kein Spezifikum des Psychotherapeuten – sie gilt ebenso für jeden anderen Arzt und Therapeuten.

Abwehr und Schutz

Zärtliche Worte sind geschützt. Es braucht Zeit, Geduld und viel Behutsamkeit, bevor sie ausgesprochen werden können. Werden sie zu früh gebraucht, zerschellen sie. Zärtlichkeit ist von einer Mauer umgeben; sie dient dem Schutz ebenso wie der Abwehr, so wie die Dornröschenhecke im Märchen. Die Dornen dieser Hecke haben sehr verschiedene Züge, und ich werde im folgenden einige von ihnen schildern.

Es mutet wie ein eigenartiger Hinweis an, daß die sprachgeschichtliche Herkunft des Wortes »Zart« in seiner indogermanischen Wortgeschichte verwandt ist mit »Schmerz« (persisch: *derd*), mit »Geplagtsein«, mit »Schinden« und gar »die Haut abziehen« (indogermanisch: *dorto*), während zart und zärtlich in seiner heutigen Wortbedeutung soviel heißt wie »lieb, geliebt, teuer, vertraut, fein und schön«.

Da ist zuerst so etwas wie Berührungsangst bei zärtlichen Worten. Ich selbst mußte diese ebenso überraschende wie behindernde Erfahrung machen und zunächst einmal eine merkwürdige Hemmschwelle erfahren und deren Widerstände überwinden. Eine ähnliche Berührungsangst ist in Sigmund Freuds Begriff der »Übertragungsliebe« zu finden: In seinem Aufsatz *Bemerkungen über die Übertragungsliebe*[136] betont er allzu sehr die Bedeutung der Übertragung, obwohl ihm vermutlich doch deutlich war, daß die Liebe und nicht die Übertragung der entscheidende und gesundende Anteil in der Beziehung des Arztes zu seiner Patientin ist. Besonders auffalend ist, wie Freud in der Zärtlichkeit offenbar vor allem die Betätigung der Sexualität und voll gelebter Leidenschaftlichkeit beschreibt, obwohl man sicher davon ausgehen kann, daß er als guter Psychotherapeut zärtliche Worte zu seinen Patienten gesprochen hat. Ein guter Arzt liebt seine Patienten[137] – diesen Satz in seiner Selbstverständlichkeit auszusprechen, scheint ebensolche Ängste hervorzurufen wie von der »therapeutischen Liebe« zu reden. Das Wort »Übertragungsliebe« dagegen scheint eine mögliche Gefahr zu bannen, obwohl Freud in dem genannten Aufsatz von der Echtheit der Liebe überzeugt ist.

Ein anderes Kennzeichen dieser Schutzmauer ist Gewalt und Gewalttätigkeit. Letztere kann sich darin spiegeln, wenn ich als Therapeut nicht jene Präzision des Wortes erreiche, um treffsicher und behutsam genau jenen Punkt zu berühren, der in höchster Verletzbarkeit durch dicke Mauern abgeschottet ist – es ist der sensible Punkt, der verschüttet wurde in der Biographie meiner Patienten durch geistige Naivität und Arroganz der Macht von Eltern, Lehrern und schließlich von Ärzten und Therapeuten. Verletzungen in Form von Naivität und Arroganz ereignen sich heute im Untersuchungszimmer des Gynäkologen ebenso wie im Sprechzimmer des

Psychotherapeuten – die Schamschwelle wird brutal mißachtet. Wenn ein Gynäkologe die Patientin sich auf den Untersuchungsstuhl lagern läßt, ohne vorher mit ihr gesprochen zu haben, so verletzt er damit in ähnlicher Weise die Scham, wie wenn der Psychotherapeut einen psychologischen Test mit Fragen aus der Intimsphäre ausfüllen läßt ohne ein behutsam geführtes einleitendes Gespräch.

»Kannst Du meine schmerzhafte, schamvolle Stelle mit treffsicherer Behutsamkeit berühren, um sie aus ihrer neurotischen Verpanzerung zu lösen?« – das ist die Frage der Patientin an den Therapeuten. Zu dieser treffsicheren Zärtlichkeit gehört zuerst einmal das Wissen um die neurotischen Phänomene unserer Zeit. Dazu gehört auch das Wissen um iatrogene Verletzungen; iatrogene Kränkungen können sich ebenso ausdrücken in der plumpen Naivität, die es »gut meint« mit der Patientin, wie in der vergewaltigenden Liebe, die die Patientin verändern will nach dem eigenen inneren Bilde von Zärtlichkeit im Therapeuten; gültig ist dann nicht das innere Selbst des Patienten, sondern das innere Bild des ärztlichen Lebensentwurfes.

Zu solcher iatrogenen Gewalt gehört auch die gefühlsabspaltende Objektivität und Einseitigkeit unserer latinisierten Wissenschaftssprache. Piet Nijs äußert sich darüber wie folgt:

> »So weiß auch die moderne Wissenschaft, die Anatomie der zerschneidenden und zerlegenden Kenntnis, nicht mehr, was Perineum bedeutet. Es ist die abstrakte Kenntnis der Wissenschaft. Sie kann nur noch lieblos beschreiben. Perineum, vom griechischen *Neoos* bedeutet: das *Neoos* umringend. *Neoos* bedeutet: der Tempel oder besser gesagt, das Schiff des Tempels, wo das Bild der Gottheit sich befindet. Es ist die Wohnung Gottes auf Erden, das Innerste des Tempels, das Allerheiligste. Das Perineum ist deshalb der göttliche, gottgeweihte Raum, der umliegende Wohnraum, die Umgebung.
>
> Wie weit hat sich der Mensch des 20. Jahrhunderts entfernt von dieser griechischen Weisheit, dieser Lebensweisheit, in der dieser sakral benannte Körperteil das Gebiet ist, in dem Mann und Frau zusammenleben, und das Gebiet ist, das Eintritt verleiht in das unsterbliche, göttliche Leben.
>
> Dieser Leib ist der Tempel, in welchem das Leben gefeiert wird. Das Allerheiligste birgt das neue Leben, und darin finden Mann und Frau ihre göttliche Lebensgestalt. Das ist das edle Gefäß, welche die zarteste Begrüßung der Geliebten birgt, das den zartesten Beginn des Lebens birgt und trägt: das Heiligbein *(os sacrum)*. Auch hier hat die objektive Wissenschaft die Einheit des beseelten Leibes zerschnitten, und in ihrem Haß des Leibes in beschämende Teile zerlegt: Schamteile, Schamlippen, Schambein, Schamhaare [...].«

Diese Abwehrmauer kann so den Charakter tödlicher Einsamkeit bekommen, in der eine Frau von liebloser Eiseskälte vernichtet wird. Ingeborg Bachmann spricht darüber in einem ihrer Gedichte.

Lieder auf der Flucht, II

Ich aber liege allein im Eisverhau voller Wunden.
Es hat mir der Schnee
noch nicht die Augen verbunden.
Die Toten, an mich gepreßt,
schweigen in allen Zungen.
Niemand liebt mich und hat
für mich eine Lampe geschwungen.

Ein wichtiges Merkmal dieser Dornenschutzmauer ist auch der Haß, welcher der »negative Aspekt der Liebe« (Priestley) sein kann. Auch wenn »größere Liebe zu sich selbst, zum Leben und zum anderen« ein Ziel jeglicher Therapie ist, so kann es doch Aufgabe des Therapeuten sein, zuerst den Haß aufzuspüren – und ihn auszuhalten. Besonders bei Patienten mit einer schweren narzißtischen Störung kann der Haß deshalb eine so verletzende Schärfe haben, weil diese Patienten nicht selten mit nachtwandlerischer Sicherheit die Schwächen des Therapeuten und Arztes treffen und ihn damit auch ohnmächtig machen. Das erfuhr ich in einer mehrjährigen Therapie mit einer Patientin, deren Haßphase gegen mich zwei Jahre lang währte. Um ihre gezielten Entwürdigungen ohne Gegenaggression zu ertragen und zu verarbeiten, suchte ich die Supervision eines psychotherapeutischen Kollegen auf. Wenn die Gewalt ihres Hasses gegen mich losbrach, so nützte mir zunächst einmal das Wissen darum wenig, welche frustrierende und emotionserstarrte Kindheit und Jugend diese sensible Frau erlitten hat. Zuerst kam es darauf an, dem Ansturm des Hasses überhaupt standzuhalten und einen Abbruch der Beziehung zu vermeiden. Erst dann war mit einer Wandlung der Gefühle zu rechnen, die ich später erwähnen werde.

Tasten und Lächeln

Zärtlichkeit enthüllt zögernd ihre Substanz. Beim tastenden Annähern gilt es auch, sachfremde Elemente abzuscheiden. Ein solches Hindernis ist beispielsweise Mitleid: So sehr es bei der ersten therapeutischen Begegnung eine Hilfe für den Arzt und Therapeuten sein kann, so wird es auf Dauer vor allem dann hinderlich, wenn sich sentimentale und unechte Gefühlsanteile mit einmischen.

Zu unterscheiden von Zärtlichkeit ist auch eine Zartheit, die als weiche, unsichere Halbherzigkeit oder sanfte Kindlichkeit verstanden wird, die als Empfindlichkeit und Schwäche dahinkümmert oder als dünne

Flüchtigkeit ein lockeres Leben führt. Ein Therapeut kann um so mehr Zärtlichkeit geben, je klarer, präziser und eindeutiger er sein Gegenüber anspricht. Dagegen kann der wortlose Hinweis, also etwas Ausgespartes in der sonst mit Worten gefüllten Therapie, ein durch seine Ungewöhnlichkeit aufweckendes Zeichen tastenden Annäherns sein. Während einer ziemlich verkrusteten und festgefahrenen Phase meiner eigenen Lehranalyse fand ich eines Morgens auf dem Tisch neben meiner Couch eine brennende Kerze und eine Rose; dieses wortlose Zeichen von Zärtlichkeit ließ mich erschrecken, es berührte intime Seiten in mir, die allzu lang stumm geblieben waren.

Dieses Beispiel zeigt aber auch: Zärtliche Gesten ebenso wie zärtliche Worte sind auf Empfänglichkeit und Resonanz angewiesen. Sich selbst in Rose und Kerze auszusetzen, war ein Risiko für meinen Analytiker: Seine Botschaft hätte an meiner Verkrustung ebenso abprallen können, wie sie einen Riß in meiner Mauer fand.

Tastendes Annähern kann im Lächeln hervortreten – gemeint ist hier jene Atmosphäre des Lächelns, in der eine Handbewegung oder ein Gesichtszug nur als ein Ausdruck für vieles hervortritt. Adelheid Krautschick versuchte nach dem Tode einer vierundzwanzigjährigen Patientin diese Sphäre in Worte zu fassen – sie schrieb ein Gedicht, das ihre Trauer in einem Lächeln mit auffing.

Lied
für meine Patientin Corda

Nun da Du nie
mehr lächeln wirst
in diesem Raum
Dein Lächeln blieb
wie losgelöst zurück
bedient sich meiner nun
von Zeit zu Zeit
wenn andere klagen hier
ihr Leid – da lächelnd Du
vom Sterben sprachst.

Rilkes Gedicht *Liebesanfang* ist gewiß nicht für die Liebe des Therapeuten geschrieben, aber es gibt doch jene Zartheit wieder, welche die Therapie braucht, um hinreichende Geborgenheit zu vermitteln.

Liebesanfang

O Lächeln, erstes Lächeln, unser Lächeln.
Wie war das Eines: Duft der Linden atmen,
Parkstille hören – plötzlich in einander
aufschaun und staunen bis heran ans Lächeln.

In diesem Lächeln war Erinnerung
an einen Hasen, der da eben drüben
im Rasen spielte; dieses war die Kindheit
des Lächelns. Ernster schon war ihm des Schwanes
Bewegung eingegeben, den wir später
den Weiher teilen sahen in zwei Hälften
lautlosen Abends. – Und der Wipfel Ränder
gegen den reinen, freien, ganz schon künftig
mächtigen Himmel hatten diesem Lächeln
Ränder gezogen gegen die entzückte
Zukunft im Antlitz.

Verzicht und machtvolles Ereignis in der Begegnung

Eros, Liebe und Zärtlichkeit sind in ihrer Fülle auch leidenschaftlicher Wunsch und fieberndes Begehren; nicht nur die zärtliche, innige Liebe gehört dazu, ebenso die wonnevolle Sehnsucht und wollüstige Begierde, strotzendes, schwellendes, üppiges Leben, das vor Eifer glüht, von Eros entfacht, dem geflügelten göttlichen Sohn Aphrodites, der Göttin der Schönheit. Hier entfalten sich gewaltige, mächtige Kräfte – Eros, Liebe und Zärtlichkeit sind machtvolle Gewalten.

In der klassischen griechischen Sprache sind vier Bedeutungen unseres einheitlichen deutschen Wortes »Liebe« auseinandergefaltet: die heftige, tosende Begierde (*Epithymia*), die sinnliche Geschlechtsliebe (*Eros*), die freundschaftliche Zärtlichkeit (*Philia*) und die fast geistige Liebe, die auch das Liebesmahl umfaßt (*Agape*). Diese Liebesformen können sich in kultischen zeremoniellen Akten erfüllen, sie waren religiösen Ursprungs und hatten feste religiöse Formen.

Zwar ist Therapie keine Religion, aber sie hat bei aller Möglichkeit des freien Spiels auch eine rituelle Form, eine Zeremonie: den bewußten Verzicht, die freiwillige Enthaltsamkeit. Freud betonte nicht umsonst immer wieder die Abstinenz, die jedoch nicht mit Unterdrückung gleichzusetzen ist. Abstinenz und freiwilliger Verzicht heißt Zähmen, es ist ein Umwandlungsprozeß. Die therapeutische Enthaltsamkeit ist keine Abwehrmauer, sie ist ein transparenter Transformator. Transformieren kann sich hier blinde Leidenschaft in umfassende Liebe, die klaren Blicks über die tiefen Kräfte ihres eigenen Selbst in Freiheit verfügen kann. Blindes Getriebensein kann sich in klarsichtige Freiheit wandeln. Es wirkt wie eine sinnvolle Bestätigung, wenn wir dem Ursprung des deutschen Wortes »lieb« nachgehen: Das indogermanische Adjektiv für frei (*fri, frio*) stand früher auch für »lieb«; erst im Frühgermanischen hat »lieb« den Bedeutungsplatz von »frei« eingenommen. Die Verwandtschaft von »frei« und »lieb« zeigt sich im »Freien« (zur Frau nehmen), »Freier«; ostschweizerisch heißt »fri« soviel wie lieb, zahm, freundlich, angenehm.

Bewußter Verzicht und Enthaltsamkeit ist auch nicht zu verwechseln mit Distanz und emotionalem Abstand: Die mitfühlende behutsame Nähe des Therapeuten muß immer gegenwärtig sein. Natürlich kann er nur dann mitfühlen und sich einfühlen, wenn er die Gewalten des Eros in sich selbst kennt und in sich fühlbar berühren kann. Der Transformator seiner Empathie beim Gespräch jedoch ist allein das zärtliche Wort; als Worttherapeut vermeide ich den Hautkontakt, denn hier beginnt für mich die Grenze der Enthaltsamkeit. Etwas anderes wäre es, wenn im Rahmen einer therapeutischen Methode Hautkontakte notwendig sind, wie zum Beispiel bei der kunstgerechten frauenärztlichen Behandlung und bei den vielerlei Leibtherapien.

Für diesen Hinweis auf die machtvolle Gewalt des Eros und den Verzicht sind zwei Therapiebeispiele aufschlußreich. In der Therapie wird immer wieder deutlich, wie der mächtige Aspekt der Liebe anfangs häufig in destruktiver Brutalität und entwürdigender Respektlosigkeit hervortritt.

Eine Patientin von lebensvollem Temperament träumte zwei Wochen vor Beginn der psychoanalytischen Therapie folgendes: »Radioaktiver Unfall, alles ist verbrannt und zerstört. Ich gehe mit meiner Tochter zu einer Klinik, dort wird sie mit gräßlichen Greifzangen gepackt. Ich laufe weg, um mir meinen Schmuck zu holen [Schmuck ist für sie Schutz], finde ihn nicht, kehre zur Klinik zurück. Dort ist mein Therapeut, der nimmt mich in den Arm und führt mich hinauf. Dort ist ein Schlammbad, dort sehe ich meinen ganz kleinen Embryo.« Sie hatte damals Angst, von mir nicht akzeptiert zu werden. Diesen Initialtraum erzählte sie mir einige Wochen nach Therapiebeginn in einer Atmosphäre konzentrierter Intensität: Hier mischten sich verhaltene Wucht mit einem tiefmelancholischen Blick, der alles von mir und an mir zu verschlingen schien. Die Gewalt dieser Situation war außerordentlich eindrücklich.

Der weitere Verlauf dieser Therapie ist buchstäblich lehrreich für das Thema »Sprache und Eros«: Die Frau litt seit ihrer Pubertät unter immer wieder aufflammenden chronischen Brustentzündungen (gynäkologische

Diagnose »chronische fibrozystische Mastopathie«); etwa ein halbes Jahr nach Beginn der Therapie bildeten sich, auch radiologisch erkennbar, die Entzündungsherde zurück. Die Haut, als körperliches Organ der Zärtlichkeit, reagierte ebenfalls in einem Umwandlungsprozeß; und gleichzeitig wandelte sich die Destruktivität ihrer verschlingenden Sehnsucht in Richtung auf eine Haltung freundschaftlichen Respektes – aber dazwischen lagen enttäuschende Frustrationen, ausgelöst durch den therapeutischen Verzicht.

Ebenso wie man von Trauerarbeit spricht, möchte ich hier von der Arbeit des Verzichtes sprechen – immer ist es eine »Arbeit der Liebe« (Rilke). Zärtliche Worte empathischen Verständnisses für die in der therapeutischen Situation sich zeigende Liebes-Not des Patienten zu finden, das ist das Wesen jener Arbeit der Liebe. In der Macht dieser Zwiesprache entsteht neues, bisher unbekanntes Leben. Das Wort ist dann mehr als ein flüchtiger Laut (so wie Eros ein geflügeltes Wesen), es wird zum gründenden Ereignis; so wie japanisch *Koto* das »Wort« und das »Ereignis« heißt und wie im Hebräischen *dabar* für »Wort« und »Geschehen« steht.

Solche Zärtlichkeit des Wortes benutzte die bereits erwähnte Patientin nach mehrjähriger destruktiver Haßphase – sie sprach vom »Aufgehobensein in Sprache« in der Therapie. Diese Erfahrung gestand sie sich erst ein, nachdem sie Kaskaden von Entwürdigungen hatte loslassen können. Auch hier hatte ich Enthaltsamkeit zu üben, nämlich Enthaltsamkeit in destruktiver Gegenaggression. Die Geborgenheit des »Aufgehobenseins in Sprache« begleitete sie mit einem Bild zärtlicher Nähe und Wärme: Sie fühlte, wie sie ihren Kopf in meinen Schoß legte. Von welch machtvoller Gewalt und gefährlicher Destruktivität dieses zärtliche Ereignis begleitet war, kann aus der Tatsache deutlich werden, daß die Frau kurz zuvor Ruhe und Geborgenheit in einem fast gelungenen, mir schon jahrelang vorher angekündigten Freitod-Versuch gesucht hatte: Sie lag mehrere Tage lang bewußtlos auf der Intensivstation. Es scheint so: Nachdem sie die Freiheit zum Tode gefunden hatte, war ihr auch die Freiheit zur Zärtlichkeit möglich.

Die folgenden Worte Ingeborg Bachmanns wiesen in dieser Therapie still den Weg:

Wir traten ein in verwunschene Räume
und leuchteten das Dunkel aus
mit den Fingerspitzen.[138]

Ich hatte ihr diese Zeilen bald nach Beginn der Therapie geschenkt, sie konnte sie damals schweigend und ohne sichtbare Resonanz annehmen.

Die schicksalshafte Gewalt des Gottes Eros, unter dessen Händen sich lustvolles Spiel unversehens in den Schauder vor der Größe und Wucht des Ereignisses wandelt, schildert auch Rilke:

Eros

Masken! Masken! Daß man Eros blende.
Wer erträgt sein strahlendes Gesicht,
wenn er wie die Sommersonnenwende
frühlingliches Vorspiel unterbricht.
Wie es unversehens im Geplauder
anders wird und ernsthaft ... Etwas schrie ...
Und er wirft den namenlosen Schauder
wie ein Tempelinnres über sie.
Oh verloren, plötzlich, oh verloren!
Göttliche umarmen schnell.
Leben wand sich, Schicksal wird geboren.
Und im Innern weint ein Quell.

Zärtlichkeit ist von tiefem Respekt getragen, sie lebt aus der eindeutigen und klaren, transparenten, niemals zweideutigen oder undurchsichtigen Enthaltsamkeit, sie fördert das Selbst des Kranken – seine Selbstsuche, seine Selbstfindung, seine Selbstbestimmung. Piet Nijs spricht von der »Tender loving care«: So nennt die angloamerikanische Fachliteratur die psychosomatische Grundeinstellung; sie bedeutet personale Zuwendung, menschliche Wärme mit Sicherheit und Geborgenheit. Diese Grundhaltung hat als Fundament ein geübtes Fachverhalten, das die Patientin mit verwirklichter Abstinenz möglichst nahe kommen läßt.

Diese Grundhaltung hat nichts mit einer semi-zärtlichen Sentimentalität zu tun, die Menschen in Not keinen Halt bietet. Ein guter Arzt liebt die Menschen. Ein guter Therapeut ist ein Mensch, der sich freut, wenn andere lebensfroh und lustvoll einander lieben können, wollen, dürfen und es wagen. *Tenderness* bedeutet Zärtlichkeit, die das Bedürfnis des anderen in einer wahren Begegnung anerkennt.

Zärtliche Worte sind Brückenbauer

Wir haben gesehen, wie durch die Zärtlichkeit der Sprache neues Leben entstehen kann, neues Leben zwischen Ich und Du, zwischen dem Patienten und seinem Therapeuten, zwischen dem Ich und seinem entfremdeten, kranken Leib und zwischen dem Ich des Patienten und seinem entfremdeten Leben, seiner verschütteten Lebensgeschichte. Zärtlichkeit als ein Gegenpol zur Leidenschaft (Lemaire) wird so zum Brückenbauer für neues Leben zwischen den Menschen und für neues Leben in der psychosomatischen Gestörtheit.

Der Gegensatz zur Zärtlichkeit ist also nicht Macht und Gewalt als solche, sondern brutale Respektlosigkeit und Destruktivität, das heißt blinde Machtgier, die das Eigenleben des anderen mißachtet. Denn auch Zärtlichkeit kann eine machtvolle und gewaltige Seite haben, sie kann unglaubliche Macht entfalten und gewaltig wirken (wenn auch nicht gewalttätig). Der zärtliche Klang der Stimme, ein zärtliches Wort kann die Härte neuromuskulärer Verspannungen sich lösen lassen. Wenn blinde Machtgier – wie sie in defizienten patriarchalischen Strukturen heute noch anzutreffen ist, sei es in einer Persönlichkeit, in zwischenmenschlichen Beziehungen oder in einer sozialen Institution wie Familie oder Klinik – durch Zärtlichkeit zu einer bewußteren und gewandelten Form des Machens (erlöst) wird[139], so würde damit unser in der Therapie praktiziertes zärtliches Handeln auch in die Gesellschaft hin ausstrahlen. Mit voller Absicht möchte ich die gesellschaftliche Bedeutung und unsere gesellschaftliche Verantwortung abschließend mit hineinnehmen – auch wenn mir bewußt ist, daß Zärtlichkeit angesichts der in unserer Welt aufgehäuften destruktiven Gewalt wie eine zerbrechliche ohnmächtige Pflanze wirken muß. Aber ebenso wie es besser ist, in der Dunkelheit ein Licht zu entzünden, statt die Dunkelheit anzuklagen, ebenso gut ist es, in unserer gewalttätigen Welt Zärtlichkeit walten zu lassen. In diesem Sinne äußerte sich auch Heinrich Bölls in einem Gespräch mit Christian Linder:

»Im Neuen Testament steckt eine Theologie der – ich wage das Wort – Zärtlichkeit, die immer heilend wirkt: durch Worte, durch Handauflegen, das man ja auch Streicheln nennen kann, durch Küsse, eine gemeinsame Mahlzeit – das alles ist nach meiner Meinung total verkorkst und verkommen durch eine Verrechtlichung, man könnte wohl sagen durch das Römische, das Dogmen, Prinzipien daraus gemacht hat, Katechismen; dieses Element des Neuen Testaments – das Zärtliche – ist noch gar nicht entdeckt worden; es ist alles in Anbrüllen, Anschnauzen verwandelt worden; es gibt doch gewiß Menschen, die durch eine Stimme, einfach durch das Tonmaterial einer bestimmten Stimme geheilt werden können; oder durch eine gemeinsame Mahlzeit. Nun, bei uns – in einem der unzärtlichsten Länder – wird man diese – nennen wir es einmal so – Theologie der Zärtlichkeit bestimmt nicht entdecken, aber vielleicht anderswo. Und nun denken Sie sich einmal so etwas wie sozialistische Zärtlichkeit. Nicht Dogmen oder Prinzipien retten die Menschen vor Verzweiflung – und dem Selbstmord –, sondern Spiel – und natürlich ist beim Spiel immer ein Risiko, nicht das dumme Risiko des Verlierens, sondern daß man nicht weiß, wie es ausgeht.«

12 Meine Erfahrungen mit Leib- und Bewegungstherapie in der Psychosomatik

Der Bewegungstherapie wird die Zukunft gehören – ebenso anderen aus den Künsten hervorgegangenen neuen Therapiemethoden. Davon bin ich überzeugt, weil ich eine Reihe von Erfahrungen, am eigenen Leib und bei Patienten, gewinnen durfte und mir zahlreiche Erfahrungen von Therapeuten bekannt geworden sind. Meinen eigenen Hintergrund bilden dabei die Methode Schlaffhorst-Andersen, eine Atem-, Stimm- und Sprechtherapie, ein spezielles, auf Bewegung und Leiberleben aufbauendes Verfahren, die Heileurythmie (von Rudolf Steiner im Rahmen der anthroposophischen Medizin begründete Bewegungstherapie), und mit Rhythmik und Rhythmikern gehe ich ebenfalls seit Jahren um – außerdem habe ich aus mehr kursorischer Selbsterfahrung kennengelernt: die personale Leibtherapie (Dürckheim), Atem- und Bewegungstherapie (Ilse Middendorf), Eutonie (Gerda Alexander) und Schauspieltherapie (Dürckheim/Wil van Hest). Ich kenne und schätze diese Erfahrungen zwar aus eigener Anschauung und aus beruflicher Zusammenarbeit mit diesen Kollegen, aber ich bin kein Könner in diesen Therapien. Könnerschaft und Kompetenz setzen eine Ausbildung und individuelle Weiterbildung von vier bis acht Jahren intensiver Arbeit voraus – also eine Ausbildung von der Qualität eines Hochschulstudiums. Eine bewegungstherapeutische Methode läßt sich nicht im Nebenbeiverfahren erwerben – das wäre gefährlicher Dilettantismus. Zu ergänzen ist: Ich habe als Psychosomatiker und Psychoanalytiker systematische bewegungstherapeutische Erfahrungen am wenigsten in der Psychiatrie gemacht – wenngleich ich fünfzehn Jahre in der Psychiatrie arbeitete; mehr Erfahrungen sammelte ich mit psychosomatischen Patienten.

In diesem Kapitel möchte ich in sieben Abschnitten die Dinge vorbringen, die für mich in der Bewegungstherapie bedeutungsvoll geworden sind.

Eingliederung:
Jede bewegungstherapeutische Schule ist wesentlich

Der Versuch, sich heute einen Überblick über die allein im deutschsprachigen Bereich arbeitenden Schulen der Leib- und Bewegungstherapie zu verschaffen, trifft rasch auf eine verwirrende Vielfalt: Es gibt gewiß über fünfzig verschiedene Schulen, insbesondere wenn man die oft auf der Bewegung basierenden Atemschulen dazunimmt. Eine solche Vielfalt erscheint mir organisch und richtig, weil sie auf diesem Wege auch der individuellen Vielfalt der Kranken gerecht werden kann – eine kompetente und qualifizierte Therapiearbeit natürlich vorausgesetzt.

In dem folgenden Schema ist der Versuch unternommen, einige dieser Schulen unter zwei Aspekten zu ordnen, nämlich ob sie mehr tiefenpsychologisch oder mehr kosmisch-anthropologisch orientiert arbeiten. Für die tiefenpsychologisch orientierten Schulen ist Bewegung *Ausdruck von etwas anderem*: von Gefühl, gefrorener Emotion, die durch ein biographisches Trauma verankert ist und deren zugrundeliegendes traumatisierendes Erlebnis unter der Therapie zum Bewußtsein kommt und so in die Persönlichkeit integriert werden kann. Die prinzipielle Logik dieses Verfahrens ist meist aus der Psychoanalyse und deren mannigfachen tiefenpsychologisch orientierten Methoden bekannt und vertraut. Dagegen ist für die kosmisch-anthropologisch orientierten Schulen Bewegung *Ausdruck ihrer Selbst*: Zwar wird Bewegung auch von Gefühl und Empfindung begleitet und erfüllt, aber hier weist Gefühl nicht auf biographische Traumata, Fixierungen oder Defekte hin, sondern auf sich selbst und die der Bewegung innewohnenden Kraftstrukturen. Jeder Schritt ist ein Ziel in sich. Wenn etwa eine Gruppe von Menschen im Kreis steht, durch ein Seil verbunden, so kann es geschehen, daß dieser Kreis in eine rhythmische Schwingung gerät. Der schwingende Kreis und der darin mitschwingende Mensch ist hier die Bewegung ihrer selbst.

Bewegung als ein Wesen und als eine Kraftstruktur ihrer selbst mit eigenem Gesetz – das ist die Arbeitsgrundlage kosmisch-anthropologisch orientierter Schulen. Der Name »kosmisch« ist deshalb gewählt, weil sich hier allgemeine Ordnungen (wie Kreis, Linie, Pentagramm, Öffnung, Schließung, dreiteiliger Rhythmus) verwirklichen, die auch in der Natur erscheinen – jedoch mit dem Zusatz »anthropologisch«, weil sich diese allgemeinen Ordnungsstrukturen beim konstruktiven Aufbau eines defekten menschlichen Körpers verleiblichen. In einem späteren Abschnitt wird an Beispielen zu zeigen sein, was hier im einzelnen unter »Verleiblichen von Bewegungsstruktur« zu verstehen ist.

Leib- und Bewegungstherapie-Verfahren

Tiefenpsychologisch orientiert ⟵⟶		*Kosmisch-anthropologisch orientiert*
Auflösung neurotisch-psychosomatischer Strukturen und Integration verdrängter Persönlichkeitsanteile		Verleiblichung allgemein-menschlicher Bewegungsstrukturen; konstruktiver Aufbau bei Defekten des Bewegungsleibes
Reichianische und neoreichianische Verfahren (z. B. Bioenergetik, *Lowen, Boadella*), Gestalttherapeutische Verfahren (*Perls*), Primärtherapie (*Janov*), Schreitherapie (*Casriel*), Konzentrative Bewegungstherapie (*Stolze*), Integrative Bewegungstherapie (*Berger/Petzold*), Subjektive Anatomie (*Uexküll*)	personale Leibtherapie (*Dürckkeim*)	Hauschka-Massage
	Atem- und Bewegungs-Therapie (*Middendorf*)	Heileurythmie (*Steiner*)
	Eutonie (*Alexander*)	Atem-, Stimm-Sprechtherapie (*Schlaffhorst/Andersen*)
	Rhythmik (*Bünner*)	

Die eigene Befindlichkeit erspüren

Die eigene leibliche Befindlichkeit zu erspüren ist selbstverständliche Grundlage jeder bewegungstherapeutischen Arbeit. Das »Hier und Jetzt« meines Lebens kommt damit zum Bewußtsein. Je tiefer und weiter ich mein Leibbewußtsein dringen lassen kann, um so besser werde ich als Therapeut arbeiten können. Eigene körperliche Defekte sind dabei kein grundsätzliches Hindernis; dagegen wäre es ein Hemmnis, sogar ein therapeutisch gefährliches, wenn ein eigener Defekt mir unbekannt oder von mit nicht akzeptiert wäre.

Wie durchschnittlich eingeschränkt mein Leibbewußtsein ist und wie diese Einschränkung durch eine gezielte Übung durchsichtig werden kann, erlebte ich bei Gerda Alexander. Wir standen bei Beginn der Übung aufrecht, um innerlich unser Leibempfinden wahrzunehmen; insbesondere achteten wir auf die Spannungszonen. Ich spürte – wie bei mir üblich – eine ausgeprägte harte Spannungszone im Schulterbereich, darüber hinaus fühlte ich mich spannungsfrei. Nun ließ uns Gerda Alexander so auf dem Boden liegen, wie es jedem am bequemsten war, und in etwa fünfunddreißigminütiger Arbeit systematisch mit der Zunge den Mundinnenraum Zone für Zone abtasten und die Spürung möglichst weit vorantreiben. Das heißt beispielsweise beim Abtasten der Gaumenschleimhaut, den Spürsinn durch das knöcherne Gaumendach bis in die Nase dringen zu lassen –

immer von konkreter Tastwahrnehmung erfüllt, jedoch nicht auf subjektive Phantasien konzentriert. Nach dieser Eutonie-Übung im Mundraum ließ sie uns wieder aufstehen und die gleiche aufrechte Haltung wie zu Beginn einnehmen mit der Aufforderung, jetzt unser leibliches Befinden wahrzunehmen. Ich war aufs Höchste erstaunt über zweierlei: Erstens fühlte ich mich so frisch, wie wenn ich gerade ein herrliches Bad in glasklarem Wasser genossen hätte. Zweitens spürte ich jetzt neben meiner Normalspannung eine Reihe weiterer Spannungszonen: im Nacken, in der Lendengegend, im Oberschenkelbereich. Mein Körperbewußtsein hatte sich bedeutend erweitert, für mich ebenso ernüchternd wie nicht unbedingt schmeichelhaft. Es war eine eindrückliche Übung, um die eigene Befindlichkeit zu erspüren.

Einen Körper haben, aber meine Bewegung sein

Der Mensch hat einen anatomisch-physiologischen Körper, der durch die mit analytischen Methoden vorgehende Medizin der letzten fünfhundert Jahre untersucht und beschrieben wurde – aber ich *bin* auch Bewegungsleib, und dieser unterscheidet sich fundamental von den durch die Schulmedizin beschriebenen physikalischen Bewegungsqualitäten: Meinen Bewegungsleib kann ich nur dann besitzen, wenn ich ihn auch lebe, wenn ich meine Bewegungen tätig vollziehe. Karlfried Graf Dürckheim sagte vereinfacht: Der Mensch hat einen (naturwissenschaftlich beobachtbaren) Körper, aber er ist sein Leib. Es ist die grundsätzliche Unterscheidung, wie sie Gabriel Marcel und in seiner Folge Erich Fromm zwischen Haben und Sein trifft. Der Bewegungsleib ist nur dann existent, wenn er ebenso durch das Subjekt gelebt wird wie objektiv von außen beobachtbar ist. Deshalb ist es ein Irrtum, man könne Bewegungstherapien durch objektivierbare Methoden wissenschaftlich unterbauen. Sogenannte objektive Methoden, seien es nun Videoaufnahmen oder die statistische Auswertung von einzelnen Bewegungselementen, täuschen insofern eine Illusion vor, weil sie nur den toten Körper, den Haben-Aspekt erfassen können; für die lebendige Bewegung sind diese Beobachtungsmethoden unangemessen.

Hier zeigt sich ein Problem der wissenschaftlichen Forschung bei Bewegungstherapien. Bisher sind bei diesem Problem meines Erachtens jedoch noch nicht einmal die Fragen präzise genug gestellt – geschweige denn, daß es schon gültige Methoden der Forschung gäbe. Nach der bisherigen Entwicklung ist nicht damit zu rechnen, daß diese Lücke in nächster Zeit geschlossen wird. Sie dürfte auch ein Grund dafür sein, daß die zahlreichen Richtungen und Schulen der Bewegungstherapie scheinbar unverbunden nebeneinander bestehen; denn eine methodische Sprache dürfte auch immer eine allgemein gültige Verständigung erlauben – das ist der einfache Grund, warum sich ein japanischer Mediziner heute ohne weiteres mit einem deutschen über ein medizinisch-schulwissenschaftliches Problem verständigen kann. Hingegen dürfte es fast unmöglich sein, daß sich ein deutscher Rhythmiker der Dalcroze-Schule mit einem japanischen Bewegungstherapeuten aus der Zen-Schule begrifflich verständigen kann.

Nehme ich den Satz ernst: »Ich bin meine Bewegung« (anstelle: »Ich mache eine Bewegung« oder »Ich habe einen Körper, der Bewegung produziert«), so ergibt sich daraus etwas sehr Weitreichendes: Eine Bewegung ist ein Wesen eigener Art mit eigenen Gesetzen. Mein subjektives Empfinden ist nur die Widerspiegelung des Bewegungs-Wesens. Wenn ich zum Beispiel aufrecht mit leicht gespreizten Beinen stehe und meinen Körper in Form einer Ellipse um sich selbst schwingen lasse, so kommt der Moment, wo ich deutlich spüren kann: Nicht ich mache diese Bewegung mit meinem Körper, sondern ich bin eins mit der schwingenden Ellipse – die Ellipse hat sich in der Schwingung mit mir verleiblicht.

Auch wenn es sich hier um einen Identifikationsprozeß handelt, so halte ich die Bezeichnung »Verleiblichen« (Inkarnieren) deshalb für zutreffender, weil mit Identifikationen meist ein nur seelischer Vorgang bezeichnet wird – hier aber ist es ein seelischer *und* leiblicher (psychosomatischer) Prozeß: Eine mit dem menschlichen Körper schwingende Ellipse ist ein Körperprozeß, zugleich auch eine seelische Empfindung. Dieser psychosomatische Vollzug hat physiologische Konsequenzen: Atmung und Kreislauf stabilisieren und harmonisieren sich. Wer diese Übung beherrscht, dem kann sie bei stundenlangem Stehen äußerst hilfreich sein: Er erleidet keinen Kreislaufkollaps.

In der schwingenden Ellipse läßt sich auch eine geometrische Figur erkennen. Und die Tatsache, daß geometrische Elemente in der organismischen menschlichen Bewegung deutlich werden können, hat seit einiger Zeit Architekten, Musiker und Rhythmiker zusammengeführt[140], denn Architektur ist ebenso gefrorene Musik wie Architektur geronnene menschliche Bewegung ist. Hier berührt sich die Bewegungstherapie mit Musik- und Plastiziertherapie[141] auf mannigfache Art.

Ich habe diese Berührung von Kräften des menschlichen Bewegungsleibes und Kräften der Architektur verschieden erlebt. So ging ich im Oktogon des Aachener Domes (ein karolingischer Zentralbau mit Zentrierung auf den geometrischen Mittelpunkt) versuchsweise von der Peripherie des Kreises auf den Mittelpunkt zu – mit geschlossenen Augen. Es war fast erschreckend für mich, wie stark die konzentrierende Kraft im Mittelpunkt zu erleben ist. Es war, wie wenn mich etwas festhielte. Ein anderes Erlebnis ist fast als therapeutische Wirkung von Architektur zu bezeichnen: Mit asthmatisch eingeengter Atmung saß ich einmal gesprächsweise in München am Marktplatz in der fünften Etage eines Cafés, gerade gegenüber den Rathäusern, links das neugotische, rechts das altgotische. Unbewußt glitt mein Blick an den neu- und altgotischen Formen entlang. Plötzlich bemerkte ich zu meinem Erstaunen, daß sich meine spastische Atmung immer dann normalisierte, wenn ich auf das altgotische, also das im eigentlichen Sinne gotische Rathaus schaute. Über meine Augenbewegungen hatten sich die schwingenden Formen der echten Gotik auf meinen Bewegungsleib und meine Atmung übertragen, so daß sich durch diese Schwingungen der spastische Krampf der Lungenbläschen löste.

An diesem Vorgang läßt sich noch etwas anderes ablesen: Für einen gesunden Menschen sind diese Prozesse des Bewegungsleibes normalerweise nicht bewußt erlebbar. Der Gesunde ist ohne spezielle Schulung dumpf und ahnungslos zufrieden. Alles tiefere Wissen kommt aus dem Leiden, man wird »feiner im Schmerz« (Nietzsche) – allerdings nur unter der Voraussetzung, daß der Schmerz nicht durch Pharmaka zugedeckt ist.

Neurotische Strukturen verhindern die Verleiblichung

Das Verleiblichen bestimmter Bewegungsformen kann zur Stabilisierung und Harmonisierung der psychosomatischen Befindlichkeit führen. Unter welchen Bedingungen vollziehen sich solche Verleiblichungsprozesse? Diese Frage ist für den Therapeuten von besonderem Interesse; insbesondere: Wie können Patienten mit neurotischen Strukturen derartige Verleiblichungsprozesse vollziehen? Aufgrund von Beobachtungen in den letzten Jahren in der ambulanten Zusammenarbeit mit Atem-, Stimm- und Sprechtherapeuten und Heileurythmisten hat sich mir eine Hypothese gebildet: Je ausgeprägter eine neurotische Struktur, insbesondere eine narzißtische Neurose ist, desto stärker sind Verleiblichungsprozesse behindert; der neurotische Abwehrpanzer, der nach der berechtigten Auffassung Wilhelm Reichs auch ein neuromuskulärer Panzer ist, schottet sich gegen die Verleiblichung von Bewegungsformen ab. Hingegen vermögen die mehr tiefenpsychologisch orientierten Körpertherapien gerade diesen Abwehrpanzer wirkungsvoll aufzulösen. Dazu ein Beispiel aus der Eutonie-Therapie, die von Gerda Alexander publiziert wurde.[142]

> »Die 29jährige Frau A., Mutter von drei Kindern, versucht, in eine Lerngruppe aufgenommen zu werden, um etwas gegen ihre Asthmaanfälle zu tun, an denen sie seit vielen Jahren leidet. Ihr Vater hat, soweit sie sich zurückerinnern kann, immer an Asthma gelitten (er starb an einem Asthmaanfall). Die Asthmasymptome von A. verschwanden mit dem Eutonietraining und sind seitdem

nicht wiedergekehrt. Zwei Jahre später meldete sie sich wieder zur Behandlung und zwar wegen Schmerzen in Zwerchfell, Herz und Magen. Sie war ohne Ergebnis in Massagebehandlung, Atemtherapie und Entspannungstraining bei einem Psychotherapeuten gewesen. Die Diagnose in der ärztlichen Überweisung lautete: ›psychosomatische Unruhe‹. Zur gleichen Zeit klagte sie über Aversionsgefühle beim Sexualverkehr mit ihrem Ehemann. Die Aversion verstärkte sich besonders, wenn ihre Nackenregion berührt wurde. Wegen ihrer Frigidität war sie in psychoanalytischer Behandlung gewesen. Bei ihrer ersten Eutoniebehandlung bricht sie in Tränen aus. Nach der dritten Behandlung wacht sie in der Nacht auf und stellt einen starken Äthergeruch fest. Sie steht auf, kann aber die Ursache nicht finden. Plötzlich erinnert sie sich an eine Situation, in der sie fünf Jahre alt war und die Mandeln von einem Arzt herausgenommen bekam, den sie sehr mochte. Als sie erwachsen war, traf sie diesen Arzt wieder und spürte jedes Mal ein starkes Gefühl der Unruhe und Aversion, ohne sich über die Ursachen klar zu sein. Nachdem diese Erinnerungen aus ihrem Unterbewußtsein aufgestiegen waren, verschwand ihre Aversion gegen Berührungen im Nacken. Nach ihrer vierten Behandlung kommt sie einige Minuten nach der Verabschiedung im Zustand eines schweren Schocks zurück. Sie berichtet, sie sei dem Arzt zufällig vor der Haustür begegnet. Nachdem sie etwas ruhiger geworden war, sagte sie ganz spontan: ›Jetzt muß ich mit meinem Mann ausgehen.‹ Nach dieser Episode besserte sich ihre Beziehung zu ihrem Mann ganz beträchtlich. Sie beginnt sich wieder für die Probleme ihrer Kinder zu interessieren, um die sie sich in den vorausgegangenen Monaten aufgrund ihres Zustandes nicht kümmern konnte. Nach ihrer sechsten Behandlung verreist sie. Seitdem zeigt sie nur noch leichte Spannungssymptome in Streßsituationen. Sie kam noch für einige Nachuntersuchungen. Durch den Tod ihres Vaters und den Wechsel einer Diät durchlebt sie zwischenzeitlich noch einmal eine hohe Belastung, konnte aber ihre Ausgeglichenheit kurzfristig wiedergewinnen. Ihre Ehebeziehungen sind jetzt vollauf befriedigend.«

Die tiefenpsychologische Deutung dieses Vorganges läßt sich in Kurzform so fassen: Die jahrzehntelang unbewußt fixierte erotische Bindung an diesen Arzt hatte zu tiefen vegetativen und zwischenmenschlichen Störungen (Asthma, später Frigidität, Spannungszustände) geführt, deren verdrängte biographische Ursache im Rahmen der Eutoniebehandlung nach und nach bewußt wurde; damit konnte dieser bisher unbewußte Konflikt jedenfalls teilweise in die Persönlichkeit integriert werden, und es kommt zum Verschwinden der Symptome. Vermutlich könnte im Anschluß daran eine Therapie mit Heileurythmie wirkungsvoll gewesen sein, während Heileurythmie *vor* der Auflösung und Integration des neurotischen Konfliktes zwar nichts geschadet, aber auch nichts bewirkt hätte; das heißt: Das heileurythmistische Bewegungsangebot wäre am neurotischen Panzer abgeprallt.

Kräfte intensivieren und differenzierte Bewegungsstrukturen verleiblichen

Um differenzierte Bewegungsstrukturen zu verleiblichen, muß der Patient zuvor gelernt haben, Kräfte zu intensivieren. Was bedeutet dies konkret? Dies sei zunächst an einem Beispiel für die Intensivierung von Kräften dargestellt: Wenn man entsprechend seinem eigenen Tempo die rechte Faust kräftig schließt, sofort wieder locker öffnet und danach eine Bewegungspause eintreten läßt, so wird man bei sich – vorausgesetzt der Bewegungsleib ist in Ordnung – eine vertiefte Atmung mit kräftiger Zwerchfellbewegung nach unten, verbunden mit dem Senken des Kehlkopfes beobachten. Derselbe Atemprozeß stellt sich ein, wenn man einen Daumen kräftig einwinkelt, locker streckt und pausiert – also mit weitaus geringerem Kraftaufwand der willkürlichen Skelettmuskulatur als beim Faustschluß. Abgesehen davon, daß weder diese Koppelung von willkürlicher Bewegung (Faustschluß oder Daumenkontraktion) und unwillkürlicher Atembewegung von der schulmedizinischen Physiologie erklärt werden kann, ist für das Thema wesentlich:

- In einem organismisch gut geübten Körper lassen sich durch gezielten Einsatz von Kräften an einem ganz anderen Ort des Körpers (therapeutische) Wirkungen hervorrufen. Das ist als *Prinzip der verschiedenen Lokalisation* zu bezeichnen.
- Bei verschiedener Lokalisation kann es zur *Steigerung der Kräfte* kommen, wenn die richtigen Bedingungen eingehalten sind.

Um am Kontrast die weittragende Bedeutung des Prinzips der Intensivierung von Kräften bei verschiedener Lokalisation deutlich zu machen, sei als Gegensatz hierzu die *Forcierung von Kräften* genannt. Kräfte werden forciert, wenn ein Patient willkürlich tiefer einatmet und willkürlich heftiger ausatmet. Was passiert dabei? Es kommt zur automatenhaften, maschinellen Atmung; zudem kann ein Asthmatiker durch die Forcierung leicht in seinen asthmatischen Atemtypus hineingleiten. Wenn dagegen der Asthmatiker geübt ist, kann er durch Intensivierung der Kräfte (in der geschilderten Technik) eine asthmatische Atmung ausgleichen. Derartige Übungstechniken gibt es in den verschiedenen Schulen in großer Anzahl und Vielfalt.

Das Prinzip der Intensivierung von Kräften in verschiedenen Lokalisationen ist eine therapeutische Grundtechnik aller kosmisch-anthropologisch orientierten Bewegungstherapien. Ein halbwegs gesunder Organismus kann durch derartige regelmäßige Übungen in einen Zustand von guter Vitalisierung (Eutonie im Sinne von Glaser), das heißt in ein stabil schwingendes Gleichgewicht von Spannung und Entspannung gebracht werden. Viele vegetative Fehlsteuerungen (zum Teil als vegetative Neurosen falsch etikettiert) lassen sich dadurch wirkungsvoll beeinflussen.

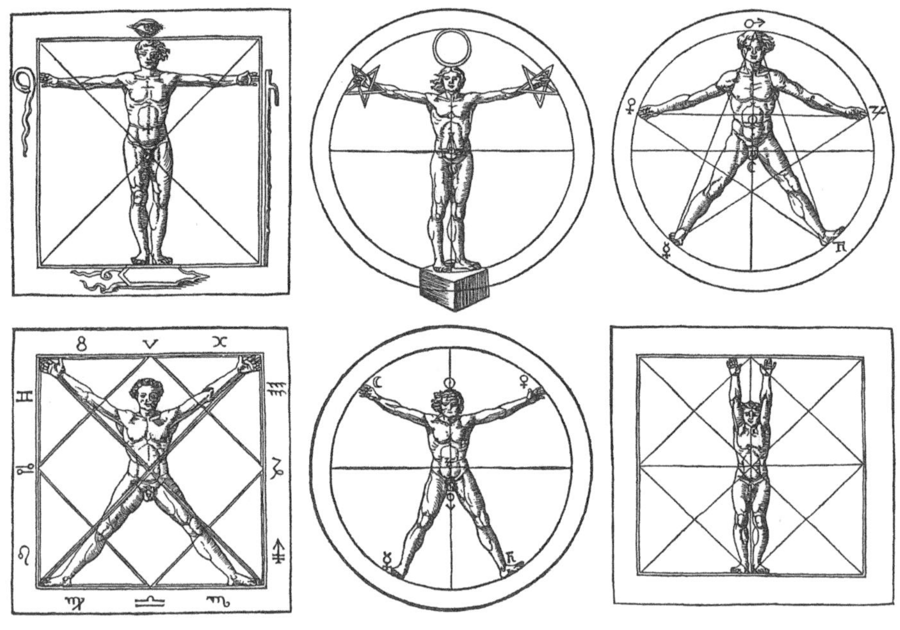

»Der Mensch als das schönste und vollendetste Werk Gottes, als sein Ebenbild und als eine Welt im Kleinen, hat einen vollkommeneren und harmonischeren Körperbau als die übrigen Geschöpfe und enthält alle Zahlen, Maße und Gewichte, Bewegungen, Elemente, kurz alles, was zu seiner Vollendung gehört, in sich, und alles gelangt in ihm, als dem erhabensten Meisterwerk zu einer Vollkommenheit, wie die übrigen zusammengesetzten Körper sie nicht besitzen.«

Agrippa von Nettesheim

Abbildung 4: Sechs geometrische Figuren über die menschliche Gestalt, aus *De occulta Philosophia Libri Tres* des Agrippa von Nettesheim (Colonia 1533, Liber Secundus, Cap. XXVII). Pentagramm rechts oben.

Meine Hypothese lautet: Eine derartige Eutonie des psychosomatischen Organismus (im Sinne von Glaser) ist die Voraussetzung für die Verleiblichung (Inkarnation) differenzierter Bewegungsstrukturen.

Anhand einer Therapiegeschichte kann verdeutlicht werden, wie sich differenzierte Bewegungsstrukturen inkarnieren: Eine siebenundvierzigjährige verheiratete Frau, wurde plötzlich vom Schub einer untypisch verlaufenden Multiplen Sklerose heimgesucht, ohne daß sie zuvor darunter gelitten hatte. Innerhalb von drei Monaten kam es unter dem Bild einer aufsteigenden Querschnittslähmung bis in den Brustbereich zur kompletten sensorischen und motorischen Lähmung beider Beine und der entsprechenden Rückenpartie, auch Blasen- und Mastdarmlähmungen setzten bereits ein, ebenfalls eine beginnende Lähmung des linken Armes, hinzu kam eine fast komplette Erblindung (infolge Atrophie beider Sehnerven). Die Patientin war so weit bewegungsunfähig, daß sie auf den Nachtstuhl gehoben werden mußte; ihr Körper unterhalb der Brustmitte hatte eine völlig veränderte Gefühlsqualität (medizinisch ausgedrückt: »Dysästhesie«); sie sprach von einem Betonklotzgefühl – selbstverständlich konnte sie auch nicht lokalisieren, wo ihre Beine lagen.

Diese Frau wurde dreizehn Monate lang in einer anthroposophischen Klinik (Paracelsuskrankenhaus Bad Liebenzell-Unterlengenhardt) mit den dort üblichen Therapiemethoden[143] wie Heileurythmie, Heilmalen, Hauschka-Massage (neben den anthroposophischen Pharmaka) behandelt, und ich hatte als Neurologe Gelegenheit, in größeren Abständen den Therapieverlauf zu beobachten. Es gibt ein differenziertes Therapietagebuch der Patientin. Sie begann es rückblickend im August zu schreiben. Der Tiefpunkt der Erkrankung (die Krisis der Lähmungen) lag zuvor im April (Karfreitag), und sie schildert darin unter anderem die Wirkungen der Heileurythmie. In der kritischen Phase hatte sie täglich eine Stunde Heileurythmie. Es seien auszugsweise einzelne Therapiephasen aus diesem Tagebuch zitiert, um daran die Verleiblichung differenzierter Bewegungsstrukturen zu demonstrieren. Dabei ist vorauszuschicken, daß sie zwei Jahre lang aufgrund ihrer Tätigkeit als Rhythmik-Sonderpädagogin mit einer qualifizierten Atem-, Stimm- und Sprechtherapeutin (Schlaffhorst/Anderson) bereits regelmäßig geübt und außerdem zuvor aus Interesse gelegentlich an Eurythmiekursen teilgenommen hatte.

»Am Tiefpunkt der Erkrankung war es so, daß ich nur wenige Eigenbewegungen mit den Armen machen konnte; im übrigen machte die Heileurythmistin die Übungen für mich über meinem Körper, ohne ihn zu berühren. Oder ich vollzog die Übungen gedanklich: Das Pentagramm, klein mit den Händen vollzogen, innerlich groß gedacht (vom Kopf in den rechten Fuß, dann in den linken Arm, dann in den rechten Arm, dann in den linken Fuß, dann wieder in den Kopf) verhalf mir dazu, meinen Körper überhaupt als existent zu erleben [Abbildung 3]. Noch jetzt, wenn ich beim morgendlichen Aufwachen mein Bein nicht finden kann, komme ich durch das Denken oder Üben des Pentagramms dazu, es wieder wahrzunehmen.«

Bemerkenswert ist hier unter anderem, daß die Strukturen des Bewegungsleibes allein durch die Therapeutin angeregt werden konnten, ohne daß diese körperlichen Kontakt mit der Patientin aufgenommen hatte. Der Verleiblichungsprozeß mit Hilfe wirklicher Ein-Bildung wird deutlich: Das kosmisch-anthropologische Bild des Pentagramms pflanzt sich in den Leib ein und dient damit dem konstruktiven Neuaufbau des defekten Körpers. Anders ausgedrückt: Spezifische und differenzierte Kraftstrukturen von anthropologischer Wertigkeit dienen der Neu-Konstruktion des zerstörten Leibes. Die Tatsache, daß diese Kraftstrukturen ohne körperlichen Kontakt der Therapeutin bei der Patientin angeregt wurden, erinnert an ein ähnliches Phänomen aus der Psychotherapie. Wenn der Therapeut innerlich die Bewältigungsstrukturen eines Konfliktes vorausahnt, ohne sie aber zu verbalisieren, gelingt es dem Patienten leichter, sein Problem tatsächlich zu bewältigen.

Ein anderes Beispiel bezieht sich auf die Differenzierung der Empfindungsqualitäten in Verbindung mit der Verleiblichung bestimmter eurythmischer Laute: *

»Wie wunderbar hatte ich es erlebt, als meine scheinbar eiskalten Beine [die Beine fühlten sich für die Patientin subjektiv eiskalt an, waren objektiv aber gut warm – ein typisches Abspaltungsphänomen von objektiver Körperwelt und subjektiver Leibwelt] von einer sanften Wärme umspült wurden, wenn sie passiv auf- und abgehoben wurden in der Bewegung des »M« oder wenn die Heileurythmistin die M-Bewegung über meinen Beinen durchführte.** Eines Tages war ich dann erstaunt, beim S-Laut eine völlig andere Wärmequalität feststellen zu können.*** Als ich saß, führte die Heileurythmistin das »S« um meine Unterschenkel herum aus. Die scheinbar eiskalten Beine wurden wie von einem sanft lodernden Kaminfeuer umzüngelt. Bei dem einen Laut also eine mildströmende, beim anderen Laut eine *lodernde Wärme*. Diese Erlebnisse wiederholten und wiederholen sich inzwischen auch vor allem bei der Durchführung der Grundformen, so daß sie allmählich einen objektiven Stellenwert erhalten. Das

* Zur Erläuterung: Die Eurythmie hat ebenso wie die Heileurythmie für jeden Buchstabenlaut von »A« bis »Z« bestimmte Bewegungsformen.

** Die Geste des »M« ist ein behutsames Nach-vorn-Tasten der Hände oder Füße, abwechselnd links und rechts.

*** Eine Geste des »S« ist die S-förmig von oben nach unten geführte Linie (eine scharfe Linie). Prinzipiell ist zu den Eurythmiegesten zu bemerken: Es sind nicht mechanisch durchgeführte Bewegungen; entscheidend ist die innere Empfindung und die sich daraus ergebende äußere Geste.

»S« zum Beispiel hatte noch einmal eine frappierende Wirkung, als ich es zum ersten Mal mit den Schultern versuchte, erst rechts, dann links: sanft züngelnde Flämmchen erwärmten erst die eine Rückenhälfte, dann die andere.«

Hier kommt es durch Inkarnation bestimmter Bewegungsstrukturen zum Neuaufbau von (defekten) Empfindungsdifferenzierungen, in diesem Fall der Wärmeempfindung. An diesem Beispiel läßt sich überzeugend die strukturelle Spezifität bestimmter eurythmischer Bewegungsformen zeigen.

Als ich die Patientin einmal besuchte, wurde ich Zeuge eines dramatischen Ereignisses und seiner therapeutischen Bewältigung. Es fand etwa vier Monate nach dem Tiefpunkt statt; die Bewegungsfähigkeit hatte sich soweit gebessert, daß die Patientin mit Hilfe einer anderen Person sich selbst auf den Nachtstuhl setzen und daß sie mit Mühe für kurze Zeit ihre Beine heben konnte. Ich notierte:

»Gegen 17 Uhr 30 lag sie auffallend blaß im Bett, es war nach einer Hauschka-Massage, während der sie schon im linken Arm ein Kribbeln und Strömen verspürt hatte, ebenso auch spürte sie kreisende Bewegungen in der Gegend von Magen und Sonnengeflecht. Nun hatte sie das Gefühl, der Körper steht von innen unter dem Druck mehrerer atü – wie wenn jemand vom Kopf her mit dem Wasserschlauch unter Hochdruck Wasser hineinpumpt. Dieser Druckstrom von oben nach unten in Armen, Beinen, Rücken und Leib fühlte sich geordnet, nicht chaotisch an – aber die Intensität war nicht zu bremsen. Sie versuchte, durch die ihr bekannten Eurythmieübungen den Strom in die Hand zu bekommen – vergeblich. Wenn sie die Arme gegen den Kopf hob, dann preßte es den Strom nach oben wie ein gewaltsam umgeleiteter Rückfluß. Wenn sie ausgestreckt im Bett lag, war es erträglich; wenn sie jedoch den Kopf bis zu einem Winkel von ca. 30° nach vorn abknickte, dann spürte sie rechts oberhalb des Knies im Oberschenkel, wie wenn dort ein Druckschlauch abgeknickt würde und zu platzen drohte.
Da sich der Zustand nach einer Stunde nicht besserte, holte ich auf Wunsch der Patientin ihre Heileurythmistin – diese war noch in der Klinik. Sie, die Therapeutin, ließ sich alles erklären und übte dann 20 Minuten lang mit der Patientin die eurythmischen Laute in der Reihenfolge A-E-S, und zwar immer von oben nach unten, vornehmlich die E-Bewegungsformen.* Schon nach vier Minuten Üben war die Patientin deutlich entlastet, wie ich ihrem unwillkürlichen Ausdruck entnahm. Die Heileurythmistin übte sehr intensiv, die E-Bewegung fast hart und am ganzen Körper (also mit Armen, Beinen und Schultern). Die Wirkung war für mich überzeugend, gegen 19 Uhr war der Durchbruch des Gefühls kanalisiert. Am kommenden Tag war die Patientin müde – aber sie fühlte sich wohl in ihrem Körper.«

* Eine Geste des »A« sind die im Winkel von ca. 90° geöffneten Arme (Öffnung), eine Geste des »E« sind gekreuzte Arme (Kreuzung, entschiedener Abschluß).

Diese Therapiephase ist deshalb bemerkenswert, weil die Spezifität der Bewegungswirkungen hier besonders eindrucksvoll war – es wurden hochdifferenzierte Bewegungsstrukturen eingesetzt, um einen gewaltsamen Durchbruch des Leibempfindens zu integrieren. (Das erinnert an psychotische Durchbrüche oder aggressive Durchbrüche bei Zwangsstrukturen, bei denen eine spezifische analytische Deutung unmittelbar zur Bewältigung der überschießenden psychischen Energie führen kann.)

Ein weiteres bemerkenswertes Detail ist die Wirkung einer differenzierten Bewegungsstruktur auf die Darmtätigkeit; wie schon erwähnt, hatte die nerval bedingte Darmlähmung gerade begonnen – infolgedessen war eine ausgeprägte Neigung zur chronischen Obstipation geblieben. Dazu heißt es im Tagebuch: »Das ›R‹ kann ich plötzlich als ganz heftig erleben.* Seither – toi, toi, toi – Erleichterung und beginnende Normalisierung beim Stuhlgang.« Hier zeigt sich, wie die Einpflanzung der Bewegungsstruktur nicht nur auf die Motorik und Sensorik (also die Willkürbewegungen und Körperempfindungen), sondern auch auf vegetative Funktionen, wie die Darmtätigkeit, einwirkt.

In dem Tagebuch sind noch eine Fülle von differenzierten Schilderungen über die Verleiblichung von Bewegungsstrukturen, weiterhin auch Strukturen von Musik, Farbe und Geruch notiert. Es sei dieser therapeutische Bericht mit einem allgemeinen Hinweis auf die Schwierigkeiten der Artikulation abgeschlossen, denn es ist schwierig, diese Erlebnisse in unsere übliche begriffliche und wissenschaftliche Sprache zu fassen. »Viele Erlebnisnuancen lassen sich doch sehr schwer in Worte fassen«, sagt die Patientin im Tagebuch und an anderer Stelle: »Es ist, wie wenn man von einem Weltenraum in den anderen fortschreitet […]. Jeder Laut gibt sein eigenes Wesen kund. Dieses Hinüberwechseln von einem Weltbereich in den anderen drängte sich mir wiederholt auf.« Wenn eine sonst eher nüchterne Hausfrau, Mutter und Sonderpädagogin von »Weltenräumen« beim Erleben einzelner eurythmischer Bewegungsstrukturen spricht, so deutet das auf die Erlebnisintensität hin, die ihr in ihrer Krankheit möglich war. Im Gespräch sagte sie gelegentlich: »Es war, wie wenn durch die Zerstörung der neuralen Körperstrukturen [infolge der Multiplen Sklerose] ein Schutz- und Abwehrmantel von mir genommen war; die Intensität meiner Wahrnehmungen sowohl für Destruktionen wie für konstruktive Gestaltungen war äußerst gesteigert – es kam jetzt nur darauf an, diese Intensitätssteigerung zu gestalten, da es sonst chaotisierte.« Offenbar war die Heileurythmie ein ausgezeichnetes Mittel zur konstruktiven Neugestaltung ihres Leibes.[144]

* Eine Geste des »R« ist das mit den Armen oder dem ganzen Leib vollzogene »rollende Rad«.

Dieser Prozeß ist ein steiniger Weg, auf dem destruktives Chaos, bewußter Verzicht und unbegreifliche Wandlung ständiger Begleiter der Konstruktion eines neuen Leibes sind[145] und nur der ständige Dialog zwischen Patientin und ihrer Therapeutin[146] die Inkarnation eines neuen Leibes ermöglichte.

Rhythmus und Herzmitte

Rhythmus in der Bewegungstherapie ist fließende Bewegungsgestalt: Jede Bewegung gestaltet sich in der Zeit, und jede Bewegung im Fluß der Zeit erhält ihre Gestaltung im Rhythmus. So wie der Leib im Raum dreidimensional gestaltet wird, so gestaltet sich der Leib in der Zeit im Rhythmus. Wer sich in den Fluß der Bewegung hineinstellt, wird von ihm getragen, vielleicht wird er chaotisch getragen. Wenn er das Fließen sich gestalten läßt, wird es zum Rhythmus. Entscheidend dabei ist: Jeder Mensch muß seinen eigenen Rhythmus, seine eigene Bewegungsgestalt im Zeitfluß finden.

Als Beispiele für kosmisch-anthropologische Rhythmen führe ich aus zwei Schulen einen Grundrhythmus an. Bei Schlaffhorst/Andersen ist es das Urbild von Einatmen – Ausatmen – Pause. Jenen Urrhythmus, der in diesem Sinne ein dreiteiliger ist, hat Goethe in einem Sechszeiler allerdings nur als Polarität gedacht:

Im Atemholen sind zweierlei Gnaden:
Die Luft einziehen, sich ihrer entladen;
Jenes bedrängt, dieses erfrischt;
So wunderbar ist das Leben gemischt.
Du danke Gott, wenn er dich preßt,
Und dank' ihm, wenn er dich wieder entläßt.

Der Atem ist hier ein spiritueller Vorgang[147] – es mag ein weiterer Schritt sein, der Spiritualität von Rhythmus und der Verleiblichung von Bewegungsstrukturen nachzuspüren. Goethe sieht nur die Zweiheit, was bei einem so sensiblen Geist, der selbst erhebliche Krankheiten durchmachte und von dem bekannt ist, daß er immer wieder seine empfindliche Persönlichkeit und seine psychosomatische Gesundheit mit äußerster Wachsamkeit behüten mußte, erstaunlich ist. Die Dreiheit sah er nicht; offenbar ist Polarität und Zweiheit leichter zu erleben und zu denken als Dreiheit.

Das andere Beispiel für einen dreiteiligen Grundrhythmus ist in der Eurythmie das dreiteilige Schreiten: Heben – Tragen – Senken (Abbildung 5). Wer einen der beiden Dreierrhythmen täglich eine kurze Zeit übt, wird eine Erfrischung verspüren können.

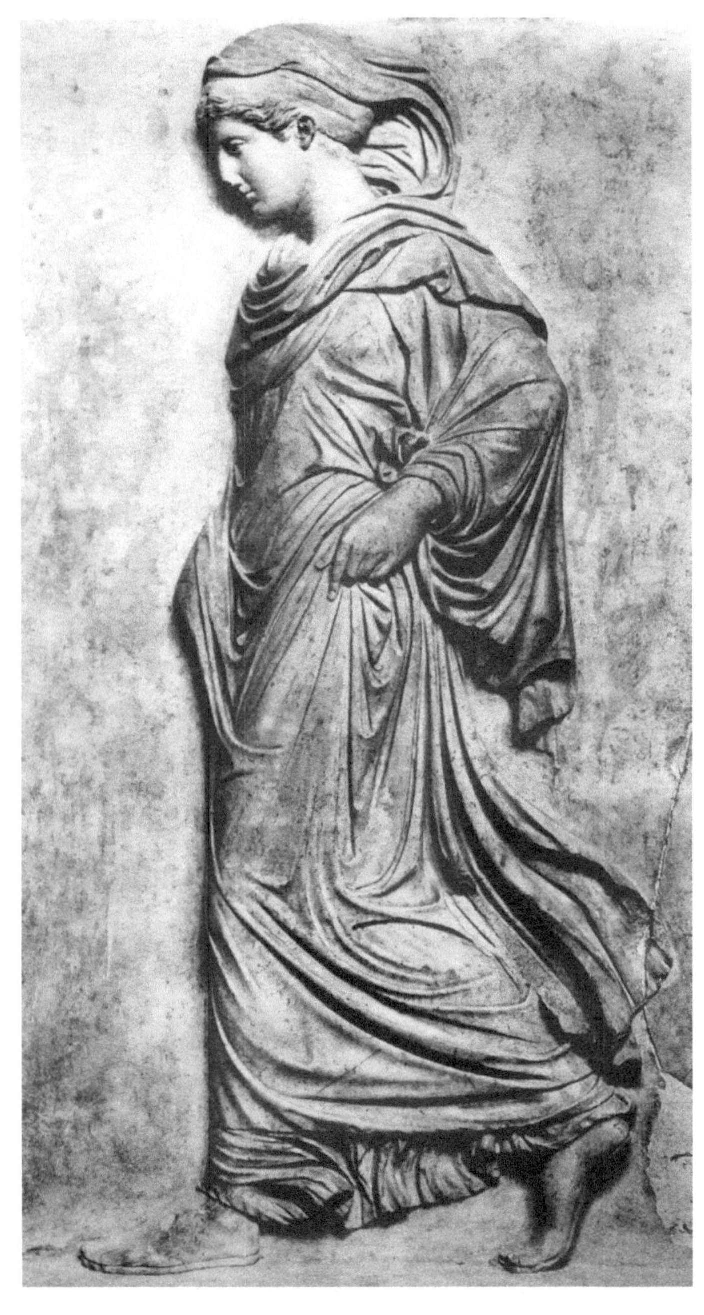

Abbildung 5: »Die Schreitende« (griechische Klassik; Vatikanisches Museum Rom)

Die Herzmitte in der Bewegungstherapie ist ordnende Bewegungsgestalt im Raum und der Ort, wo die gerichteten Kräfte von links und rechts, oben und unten, vorn und hinten zusammenstoßen. Diese drei Richtkräfte links/rechts, oben/unten und vorn/hinten sind völlig anderer Natur als die physikalisch definierte Dreidimensionalität. Die physikalische Definition ist zerebral-abstrakt, die drei Richtkräfte sind erlebter Bewegungsraum.

Anhand eines Erlebnisses sei geschildert, wie ich zwei dieser Richtkräfte in seltener Stärke wahrnahm. Auf einer kleinen Bühne von etwa vier auf fünf Metern Fläche stehend hatte ich folgende Aufgabe: Bei meditativem Vorwärtsschreiten mußte ich nach unten auf einen Punkt etwa drei Meter vor meinen Füßen blicken, beim Rückwärtsschreiten hatte ich genau horizontal in die Ferne zu sehen. Nun geschah folgendes. Beim Vorwärtsschreiten hatte ich das Gefühl, in eine enge, schützende Welt eingehüllt zu sein – ich bemerkte auch die zuschauenden Kollegen nicht mehr. Ich war wie in einer Kugel. Zudem war die Zeit ausgelöscht: Ich spürte nur den Raum um mich. Am Ende der Viermeterfläche angekommen, hob ich den Blick in die Ferne und begann rückwärts zu schreiten. Es war jetzt, wie wenn eine ungeheure Kraft mich tausende von Kilometern in die Ferne reißen wollte, und zwar setzte diese Kraft an den Augen, also zerebral an. Ich konnte mich nur dadurch im Gleichgewicht halten, daß ich die schon zuvor in mir aufgerichtete Senkrechte (also die Oben-Unten-Richtkraft) und die Vorn-Hinten-Kraft stärker werden ließ. Ich erlebte dann, wie die zuvor zerebral ansetzende horizontale Kraft, die mich nach vorn schleudern wollte, bis gegen den Brustkorb wanderte und sich so mit der Vorn-Hinten-Richtkraft vereinte – ich fühlte mich wie in einem Koordinatennetz von Kraftströmen, in denen ich mit meinem Körper wie ein Punkt langsam nach hinten glitt. Der Kreuzungs- und Führungspunkt war etwa die Brustmitte.

Hier könnte sich eine fruchtbare Diskussion anschließen über die verschiedenen Zentren im Bewegungsleib des Menschen. Der Hara-Punkt[148] – etwa zwischen Symphyse und Bauchnabel lokalisierbar – ist ein andersartiges Zentrum, das ebenso bewußt integriert sein muß wie die Herzmitte. Ein weiteres Zentrum ist der Nacken.

Integrale Therapie und Kunst

Die Erfahrung hat gezeigt, daß sich durch Verleiblichung kosmisch-anthropologischer Bewegungsstrukturen aus einem defekthaften Körper ein neuer Bewegungsleib aufbauen kann. Ähnliche Erfahrungen lassen sich gewinnen, wenn man – zum Beispiel anhand des oben genannten Therapietagebuches – die konstruktiven Wirkungen von Musik, Farbe, Geruch,

Poesie, Plastizieren bei zerstörten Menschenkörpern beobachtet. Es kommt zur Neugestaltung leiblicher Strukturen, was sich beispielsweise in der Fähigkeit zu Bewegung und Leibempfinden, jedoch auch an vegetativen Körperfunktionen und Wachstumsvorgängen zeigt*. Offensichtlich sind in den anderen Therapieverfahren (Musik, Malerei, Poesie, Plastizieren) ebenfalls Strukturen enthalten, die einen defekten Menschenkörper neu aufbauen können, vorausgesetzt, daß diese Strukturen sich sinnvoll verleiblichen.

Dies sei erwähnt, um auf die integralen psychosomatischen Wirkungen verschiedener Therapiemedien hinzudeuten. Und gerade hier eröffnen sich vielfältige Fragen: Wie baut jedes Medium in besonderer Weise an der Neugestaltung des Leibes? Wie ist diese besondere Gestaltungsweise der Medien differenziert zu beschreiben? Wo hat jedes Medium seinen Ort – wann muß es grundsätzlich angewandt werden? Eine andere Dimension von Fragen ist: Wenn man diese therapeutischen Erfahrungen ernst nimmt, so ergibt sich eine neue Definition des Menschen und seines Leibes. Bin ich als Mensch dann gestaltete Bewegung, strukturierte Musik, geformter Geruch, durchwirkte Poesie, ergriffene Begriffsbedeutung?[149]

So gesehen bekommen die klassischen und auch die vergessenen Künste eine neue Bedeutung. Sie sind nicht Anhängsel oder dekorative Schmuckstücke für den Menschen, sondern es sind konstruktive Notwendigkeiten, ohne die ein kranker Mensch nicht gesunden kann. Darüber hinaus liegt hier die »Notwendigkeit der Kunst«, die Ernst Fischer für einen echten Fortschritt der Menschheit beschwört. Kunst als Therapie für die Gesellschaft im weitesten Sinne des Wortes? Die traditionellen Strukturen unserer Welt zerfallen. In der Biologie ist es Raubbau und Umweltverschmutzung, in der Gesellschaft soziales Chaos, Luxus, Egoismus oder destruktiver Zentral-Bürokratismus – das Elend mit der Psyche ist uns bekannt genug. Dieser destruktive Prozeß ist offenbar ebenso unaufhaltsam wie notwendig. Wenn wir ihm ins Auge sehen, so ergibt sich daraus die Frage: Welche Welt läßt sich aus den beim Zerfall zu Tage tretenden Elementen neu bauen – eine mechanistisch fixierte und von Chaos zu Chaos taumelnde oder eine schöpferisch geformte Welt, bei deren Gestaltung Kosmos und Kunst Pate stehen?[150] Auch wenn die Vernunft der schöpferisch gestalteten Welt den Vorzug geben wird, so dürfen wir eines nicht vergessen: Kunst, schöpferische Gestaltung bedarf weitaus größeren Engagements als die Konstruktion einer mechanistisch-heilen Welt – vor allem lebt diese schöpferisch gestaltete Welt von unserem bewußten Verzicht.

* Beispielsweise hatte das Wachstum der Fußnägel bei der oben genannten Patientin monatelang aufgehört – nach einigen Monaten begannen die Nägel jedoch wieder zu wachsen.

13 Dieser kleine Funken Hoffnung

Verdichtete Sprache als Konzentrat einer Psychotherapie

Die hier zu behandelnden Gedichte sind alle im Laufe einer dreieinhalbjährigen Psychoanalyse mit meiner Patientin Jeanne entstanden.* Sie war in meine Sprechstunde gekommen, um die durch ihren Adoptivvater zwischen ihrem siebten und fünfzehnten Lebensjahr erlittene sexuelle Gewalt zu verarbeiten. Das Gedicht *Dieser kleine Funken Hoffnung* schrieb sie ein gutes Jahr nach Therapiebeginn.

Dieser kleine Funken Hoffnung

Und doch ist er täglich in mich hineingekrochen,
und hat mir wieder und wieder das Herz gebrochen –
dieser kleine Funken Hoffnung
Und doch hat er Haß und Abscheu wieder und wieder besiegt –
dieser kleine Funken Hoffnung
Unendliche Geduld hat er mir beschert,
mit feingewobenen Trugbildern mich betört –
dieser kleine Funken Hoffnung
Ausgeliefert hat er mich an dich –
dieser kleine Funken Hoffnung
Überleben konnt ich alle Schmach durch ihn –
durch diesen kleinen Funken Hoffnung.

In diesem Gedicht tritt die mehrfache Bedeutung des Funkens Hoffnung für Jeanne hervor. Er hat ihr das Herz gebrochen – und hat Haß und Abscheu besiegt; er hat ihr unendliche Geduld beschert und sie mit feingewobenen Trugbildern betört. Der kleine Funken Hoffnung hat sie immer wieder an den Adoptivvater ausgeliefert – denn sie lebte voll Sehnsucht nach väterlicher Zuwendung. Obwohl der Funken so zwielichtig war, hat er ihr dennoch letztlich zum Überleben verholfen. Das Gedicht spiegelt den Kampf wider zwischen den dunklen, illusionären, trügerischen, lebens-

* Sie hat während des therapeutischen Proszesses insgesamt 75 Gedichte verfaßt. Der Name Jeanne Rosenhag ist ein Pseudonym.

vernichtenden Aspekten und dem wirklichen Funken Hoffnung, der ihr Zukunft verhieß.

Im ersten Teil dieses Kapitels werden einige Gedichte Jeannes vorgelegt, verbunden mit therapeutischen Episoden: Sie können den therapeutischen Prozeß dieser Psychoanalyse widerspiegeln. Im zweiten Teil werden unter der Überschrift »Intensiviertes, perspektivefreies Wahrnehmen« einige allgemeine Reflexionen angeschlossen.

Gedichte Jeanne Rosenhags aus der Psychotherapie sexueller Gewalt

Jeanne Rosenhag – diesen Namen hatte sich meine Patientin auch im Hinblick auf unser gemeinsames Buch zugelegt[151], war Anfang dreißig als wir mit der Psychoanalyse begannen. Davor hatte sie eine zwei Jahre währende bioenergetische Therapie hinter sich, in deren Verlauf die inneren zerstörerischen Bilder des sexuellen Mißbrauchs so bedrängend geworden waren, daß sie nun eine weitere Verarbeitung suchte. Sie hatte ein akademisches Studium absolviert und arbeitete mit Interesse in ihrem politischen Beruf.

Sie ist von zierlicher und zugleich kräftiger Gestalt, es geht viel Kraft von ihr aus. Wenn ich sie vor den Therapiesitzungen aus dem schönen, geräumigen Wartezimmer abholte, strahlte sie meist Sicherheit und Ruhe aus, nur selten war am Anfang der Stunden etwas von Angst bei ihr zu spüren.

Hier wird schon an einem Zipfel die quälende Abspaltung deutlich, mit der sie sich auseinanderzusetzen hatte – eine Spaltung, die in vielen Variationen ihrem inneren Wesen als Kind Schutz gegeben hatte, die aber nun zu einem beengenden Gefängnis geworden war. Die Spaltung im weitesten Sinn war der wesentliche Grund, der sie zur Therapie getrieben hatte.

In der ersten Sitzung berichtet sie, wie sehr sie darunter leide, daß sie zwischen ihrem siebten und sechzehnten Lebensjahr, also etwa acht Jahre lang, von ihrem Adoptivvater sexuell mißbraucht worden war. Die Mißbrauchs-Szenen drängen sich innerlich zwangsartig auf, vor allem dann, wenn sie sich, seelisch und körperlich entspannt, ihrem Erleben hingeben möchte. So ist es auch verständlich daß sie im Erleben ihrer gesunden Sexualität in der geschlechtlichen Gemeinsamkeit mit ihrem Mann stark eingeschränkt ist.

Über diese sexuelle Störung im engeren Sinn hinaus mag Jeanne ihren Körper nicht. Sie empfindet sich als ein Wesen, das im Kopf sehr gut funktioniert, aber durch einen Schnitt vom Leib abgetrennt ist; auch der Leib funktioniere, aber sie fühle sich von ihm abgekoppelt. Sie empfinde sich selten als Frau, eher als Neutrum. Jeannes Körperbildstörung ist also umfassend. Die

Abspaltung beobachtet sie auch in ihrem seelischen Erleben: In der politischen Auseinandersetzung – sie ist aktives Mitglied einer Partei – ist sie wach und kritisch. Es mangelt ihr aber an Kritikfähigkeit gegenüber ihr nahestehenden Menschen; Kritik an ihrer eigenen Person empfindet sie als vernichtend.

Ihren mangelhaften Widerstand wirft Jeanne sich vor allem gegenüber dem Adoptivvater vor: Sie habe nicht die Kraft und den Mut gehabt, sich gegen die sexuelle Entehrung zu wehren. Diese Selbstvorwürfe peinigen sie und nagen in maßloser Weise an ihr. In Zeiten der Entspannung ist Jeanne ihnen hilflos ausgesetzt.

Weiterhin kann sie sich nicht erinnern, welche Schmach sie in der Zeit zwischen ihrem dreizehnten und fünfzehnten Lebensjahr erlitten hat – diese Erinnerungslücke (Amnesie) belastet sie deshalb ganz besonders, weil ihr dabei schmerzhaft zu Bewußtsein kommt, wie ein Stück ihres eigenen Lebens und ihrer eigenen Identität ausgelöscht ist.

Nach einer einjährigen Therapiephase, in der sich Jeanne vornehmlich mit aktuellen Problemen auseinandergesetzt hatte, begann sie sich mit ihren bedrückenden inneren Bildern zu konfrontieren. Seit dieser Zeit schrieb sie auch neben den psychoanalytischen Sitzungen zu Hause Gedichte, die sich auf ihr gegenwärtiges Erleben und ihre Mißbrauchsvergangenheit beziehen. Teilweise verarbeitet sie darin auch das Geschehen in den Therapiesitzungen. Diese schöpferische Produktion währte zwei Jahre lang.

Ihre bisher mir gegenüber abgemauerten inneren Bilder läßt sie erstmals in einem langen Brief an mich durchbrechen (Juni 1989).

> Ich quäle mich mit dem alltäglichen Horror meiner Kindheit und Jugend herum. Das folgende floß spontan aus mir heraus. Vielleicht hilft es mir, wenn Sie diese Bilder kennen.
>
> Brechreiz
>
> Übelkeit, Erbrechen hindern das Vergessen,
> Immer wieder brechen Wunden auf,
> leg ich Schokolade drauf.
> Bilder kriechen in den Magen,
> sind selbst dort kaum zu ertragen.
> Dürfen nicht ans Tageslicht,
> kriegen sonst ein Bleigewicht.
> Der alltägliche Horror
> das alltägliche Leid
> die alltäglichen Qualen
> und schließlich die Teilung des Ich.
> Mühsamer Heilungsprozeß im
> Strudel der Gefühle
> dem Ertrinken nah und doch dem
> Tode fern.

– Warum ist der alltägliche Horror so unbeschreiblich? Warum schwillt mir der Hals zu, wenn ich ihn herauswürgen will. Er ist unbeschreiblich, weil die Beschreibung grenzenlose Verzweiflung heraufbeschwört.

Night-Mare

Im Innern des Kindes gellt der Schrei: Hilfe, Hilfe, Hilfe. Ich werde zerstört. Das Kind steht allein. Die Verzweiflungsschreie hallen von den Wänden der Zelle zurück. Es dreht sich im Kreis und erblickt immer und immer wieder – nur seinen Peiniger. Mal tritt er auf in der Rolle des liebenden Vaters, mal in der des Herrschers über Leben und Tod.

Das Kind dreht sich im Kreis und erblickt immer wieder den Mißbrauchs-Vater. Er glotzt, er grinst, er schreit, er brüllt, er murmelt, er ist ein unbegreifliches wildes Tier. Die Drehung um die eigene Achse macht das Kind schwindelig. Es fällt. Es wünscht, der Fall möge bodenlos sein. Doch es findet sich in seiner alten Zelle, und über ihm grinst entgleist und zügellos der Mißbrauchs-Vater.

Das Kind flieht seinen Körper, wirft ihn zum Fraße hin. Kann sich so die Seele retten? Sie kann's, doch bleibt sie infiziert, in tiefstem Zweifel, ob es nicht Sünde war, den Körper preiszugeben.

Der alltägliche Horror

Eine halb geleerte Flasche Doornkaat, die eine Schnapslache unter sich verbreitete.

Ein blaugestreifter Bademantel, unter dem ein nackter Körper steckte. Ein Schwanz, der mich bedrohte, mich anwiderte, mich belauerte. Hände, grob und gefühllos, die niemals eine zärtliche Geste spendeten.

Hände, die sich ihren Weg bahnten, unerbittlich unter Rock oder Kleid, in jede Hose.

Hände, die nach mir griffen, die um den zarten Hügel meiner Scham kreisten und zustießen wie Raubvögel.

Hände, die sich an mir befriedigten.

Der alltägliche Horror: Ein Gesicht, das nur nach Innen sah, den eigenen trunkenen Wahnbildern nachsteigend.

Der alltägliche Horror: Gelallte Worte von einem, der immer Recht hatte, gerichtet an diejenigen, die er erbeutet hatte.

Der alltägliche Horror: Die Abendstunden – wieso schreit das Kind seiner Mutter zu – wieso warst du niemals da?!

Der alltägliche Horror: Der Sonntagvormittag im Büro, keine Hilfe weit und breit. Die Flucht auf's Klo, um den unerbittlichen Händen zu entkommen.

Der alltägliche Horror: Hingesabberte Worte und schwimmende Blicke, alles löste sich auf in Schnaps, nur die Hände taten ihr unerbittliches Werk. Schnitten wie Schneidbrenner meinen dünnen Verteidigungswall entzwei, vernichteten ihn bis keine Verteidigung mehr möglich war.

Der alltägliche Horror und die tägliche Angst – zwei Kinder eines Vaters.

In der darauffolgenden Stunde legt Jeanne sich spontan auf die Couch, während sie sonst immer, den Blickkontakt wahrend, mir gegenüber Platz genommen hatte. Sie erzählt jetzt die alltäglichen Horrorszenen, spricht fließend, sehr genau beschreibend, gequält. Sie habe sich immer hilflos und allein gefühlt, wie ein Kaninchen der Schlange gegenüber. Immer wieder ging sie dem Adoptivvater voller Hoffnung mit offenen Armen entgegen. Sie wollte und konnte damals sexuelle Reizungen nicht wahrnehmen, denn völlige Angst beherrschte sie, alles Gefühl war von ihr vertrieben.

Am Ende dieser Durchbruchstunde fühlt Jeanne sich entlastet – sie hat das Bedürfnis nach einem ausdrücklichen Lob für ihren Mut, das ich gern ausspreche.

Ihr Körper reagiert auf diese Vergegenwärtigung des alten Grauens in den folgenden zwei Wochen heftig mit Beschwerden, die ihr als Kind schon vertraut waren: Migräneanfälle, Übelkeit, Brechreiz, Erbrechen, panikartige Anfälle von diffuser Angst. Sie fürchtet, verrückt zu werden. Angst, ins Bodenlose zu fallen, vermischt mit Schuldgefühlen, beginnendem Haß und beginnender Verachtung gegen ihre Mutter (»Wenn ich sie verstoße, dann bringt sie sich um, und ich blute aus.«) ergreifen sie. Sie denkt daran, mit der Psychoanalyse aufzuhören. (»Du darfst da nicht länger hinsehen!«)

Jeanne fühlt sich wie ein »Abziehbild ihrer selbst« und hat das Empfinden von Unwirklichkeit der Gegenstände und Personen um sich herum (sogenannte Depersonalisationsgefühle und Intentionalitätsstörungen).

Auch ich verspüre Angst, Selbstvorwürfe entstehen in mir, verbunden mit der Frage, ob ich Jeannes seelische Belastungsfähigkeit richtig eingeschätzt habe. Zur Sicherheit verschreibe ich ihr das Rezept eines hochpotenten Tranquilizers, was ich als Psychoanalytiker fast nie tue, um nicht medikamentös-psychiatrische und psychotherapeutische Behandlung miteinander zu vermischen. Jedoch fühlt Jeanne sich dann so stark, daß sie dieses Medikament im Medizinschrank nur als Notreserve zur Hand haben muß, ohne es jemals zu benutzen.

Jeanne ist in diesen dramatischen Sitzungen darauf angewiesen, möglichst rasch Erklärungen für ihre chaotischen Gefühle zu erhalten, die sich auf die Benennung der gegenwärtigen Gefühle und auf die Zuordnung zu möglichen Stationen ihrer Kindheit beziehen. Vor allem versichere ich ihr, dieses Chaos sei ein notwendiges Durchgangsstadium, in dem alte festgefrorene Erinnerungen hochgespült werden, damit sie sortiert und dann auf Abstand gebracht werden können. Haßgefühle gegen den Adoptivvater und die Mutter tauchen wie die Spitze eines Eisberges auf – und sie verschwinden wieder. Ich bestätige jedesmal deren tiefe Berechtigung.

In der letzten Stunde vor einer längeren Unterbrechung der Therapie hat sich Jeannes seelischer Zustand soweit gefestigt, daß wir uns mit einer gewissen Zuversicht voneinander verabschieden können. In dieser Stunde bringt sie das Fotoalbum ihrer Kindheit und Jugend mit; es sind Fotos von einem lächelnden Mädchen zu sehen – für dieses Lächeln verachtet sie sich jetzt, denn sie glaubt, sie habe damals die grauenhafte Realität weggelächelt, statt sie herauszuschreien.

Lächeln verboten

Warum, zum Teufel, liebst du dein Lächeln nicht?
Bist doch unser kleiner Sonnenschein.
– Ich bin klein, mein Herz ist rein, soll niemand drin wohnen als Jesus allein –
Lächle deine Qualen fort, lächle um dein Leben
denn ein andres wirds nicht geben.
Immer nur lächeln, ganz gleich was passiert,
die Gesichtsmuskeln sind wunderbar dressiert.
Hinter dem Lächeln lauert der bodenlose Schrei.

Haß hat im Rahmen einer solchen Psychotherapie eine positive Aufgabe. Er vernichtet nicht, sondern er dient der Selbstverteidigung, der klärenden Reinigung, der Distanz zur gegen sich selbst gerichteten Zerstörungssucht. In zwei weiteren Stunden arbeitet Jeanne am Haß gegen ihren eigenen Körper. Denn ihr wird klar: Nicht nur der Vater hat sie vergiftet als ein Angreifer von außen, sie selbst ist vergiftet, ihr eigener Leib ist für sie ein hassenswertes Objekt. So wie sie einen Menschen haßt, so spricht sie voller Vernichtung von ihrem Leib, ihren Brüsten, Hüften, ihrem Unterleib – sie mag sich nicht im Spiegel sehen.

Fluch

Ich fliege einfach fort von dir
du maltraitiertes Ungetier.
Ich will dich gar nicht haben,
so leg dich zu den Küchenschaben.
Ich werd dich treten, werd dich schlagen
wirst du's wohl jemals wagen,
deine Stimme zu erheben,
um mir Widerstand zu geben?
Ich hol ein scharfes, langes Messer,
da klappt die Rache um so besser.
Welcher Triumph, oh welche Wonne,
wenn ich in deiner Qual mich sonne.
Du trägst die Schuld, nur du allein,
mußtest du ein Mädchen-Körper sein?
Verflucht sei jede Rundung deines Leibes,
war sie doch Vorschein schon des Weibes!

Dieser Fluch steigert sich noch, als Jeanne in den folgenden Stunden ihren Körper in einem Phantasie-Spiel zerstückelt. Danach erst kann sie Mitleid mit ihm entwickeln. Sie bildert in dieser Phantasie: »Ich nehme ihn an mich, möchte ihn zusammenflicken – lege ihn in einen Sarg mit Blumen, mit weißen und schwarzen Figuren. Ich selbst schwebe in einer Seifenblase.« Die Gedichte *Haß I* und *Haß II* folgen diesen Therapiestunden.

Haß I

Ich hasse dich so abgrundtief,
will dich zermalmen, will dich leiden sehn.
Ich nehm ein wonnevolles Bad in deinem Schmerz,
will dich in den Abgrund stoßen.
Will meine Zähne in dich schlagen,
will dich zerfetzen mit aller Macht,
will dir den Teufel austreiben.
Ich will, daß du verreckst,
denn das ist nur gerecht!
Du hast nichts anderes verdient,
du bist der letzte Dreck, bist schalgewordenes Bier, bist abgestandener Zigarettenrauch.
Du bist der Stein des Anstoßes, bist das Einfallstor,
du bist der Beweis für meine Unzulänglichkeit,
bist die ewig ätzende Erinnerung,
bist mir fremd, ein ekelhafter Gegenstand
MEIN KÖRPER
Wie süß ist mir die Rache an dir!

Haß II

Ich hasse dich so sehr, daß ich vor
Haß kaum schreiben kann.
Ich hasse dich so sehr, daß ich vor
Haß kaum leben kann.
Ich hasse dich so sehr, daß ich vor
Haß kaum lachen kann.
Ich hasse dich so sehr, daß ich vor
Haß kaum lieben kann.
Ich hasse dich so sehr, daß ich vor
Haß kaum atmen kann.
Ich hasse dich so sehr, daß ich vor
Haß kaum schweigen kann.
Ich hasse mich so sehr, daß ich's kaum überleben kann.

Aus einer Mischung von Zärtlichkeit, Mitleid und Haß gegen den Adoptivvater entsteht im Dezember 1989 das auch schon am Anfang des Kapitels zitierte wichtige Gedicht *Dieser kleine Funken Hoffnung*.

Dieser kleine Funken Hoffnung

Und doch ist er täglich in mich hineingekrochen,
und hat mir wieder und wieder das Herz gebrochen –
dieser kleine Funken Hoffnung
Und doch hat er Haß und Abscheu wieder und wieder
besiegt –
dieser kleine Funken Hoffnung
Unendliche Geduld hat er mir beschert,
mit feingewobenen Trugbildern mich betört –
dieser kleine Funken Hoffnung
Ausgeliefert hat er mich an dich –
dieser kleine Funken Hoffnung
Überleben konnt ich alle Schmach durch ihn –
durch diesen kleinen Funken Hoffnung.

Dieser kleine Funken Hoffnung leuchtet auch in einem Traumbild auf: Jeanne befindet sich in Prag, ein junger Mann springt ins Wasser, es ist ein tiefer Fluß, er rettet einen Säugling und gibt ihn einer Frau am jenseitigen Ufer. Die Gestalt des mutigen, kraftvollen jungen Mannes begleitet sie von nun an immer wieder. In den beiden letzten Stunden vor Weihnachten arbeitet Jeanne am Doppelgesicht der Aggression: Aggression dient der Autonomie, der granitenen Abgrenzung, dem Widerstand und Widerspruch, männliche Härte und volle innere Lebenskraft liegen darin. »Wenn ich die nicht habe, bin ich gelähmt – der böse Vater fällt durch diese Kraft von mir ab!« Auf der anderen Seite hat Aggression ihre selbstzerstörerische Seite, wie im inneren Bild des Adoptivvaters. So schreibt sie kurz vor Neujahr die beiden Gedichte *Haß-Geburt* und *Jenny*.

Haß-Geburt

Da steht er auf, der junge Mann in mir,
vom Selbsthaß fast zerquetscht, ein wenig taumelnd noch,
geblendet von dem neuen Jetzt und Hier,
kriecht er aus einem finstren Loch.
Doch bald schon steht er aufrecht da
und hebt die Hand, um neue Wege mir zu weisen.
Sein Bannstrahl trifft auf meine Herrn Papa,
sie legt er streng in harte Eisen.
Nicht schwarze Energie ist's, die er spendet,
Kampflust und Lebenskraft sind's, die er sendet.
So will ich denn den jungen Mann mit mir vermählen,
auf daß die Väter mich nicht weiter quälen.

Jenny

Und wenn der Kopf fällt, sage ich – hoppla!
Nun wird Euch der Garaus gemacht, die Ihr ums Leben
beinah mich gebracht.
Da hilft nicht zittern, betteln oder greinen,
ich werf nach Euch mit schweren Steinen.
Seht her, Seeräuber-Jenny lebt in mir,
entfaltet Manneskräfte wie ein Stier.
Nun endlich sind Kampflinien neu gewoben,
und alle Fronten haben sich verschoben.
Der Feind steht draußen, sieh doch dort!
Und Jenny plant eiskalt-heißblütig seinen Mord.
So ist das Leben meine Herrn – ich werd Euch in den
Abgrund zerrn.
Die Selbstzerfleischungs-Geißel verdorrt an meinem Arm
in Jenny's Händen zuckt es rachedurstig warm.
S'ist Euer Hals, den sie umfassen,
denn endlich lernte ich Euch hassen.

Die drei folgenden Gedichte vom Januar und Februar 1990 zeugen von der Ankunft des Neuen, vom Kampf mit dem inneren Lebensfeind und ihrer männlichen Kraft.

Fürbitte

Ich will nicht mehr leiden,
will mir den schwarzen Schleier von der Seele ziehn
will nicht mit Messern selbst mich schneiden,
will, daß in mir die Margeriten blühn.
Den Rand des Abgrunds habe ich gekostet,
dem trunksüchtigen Tode zugeprostet.
Soll denn das nie ein Ende finden,
soll stets am steilen Felsen ich mich winden?
Kaum glüht ein Funken Hoffnung auf,
wirft Er die schwarze Decke drauf.
Fühl mich so schrecklich ungeschützt,
weil alter Granit mich nicht mehr stützt.
Mag dieses die Metamorphose sein,
der Schmetterling ist noch erschreckend klein.
Fest eingesponnen in sein Verwandlungs-Haus
ahnt er das Licht und kann noch nicht hinaus.
Wie sehne ich den Tag herbei,
an dem der Schmetterling geboren sei.

Lebensfeind

Dein bleiches Haupt hast siegreich du erhoben,
all meine Aufbruch-Stimmung war zerstoben.
Du bist der Lebensfeind der messerscharfe,
der spielt auf seiner Höllenharfe.
Du haßt den jungen Mann in mir,
willst ihn vernichten voller Todesgier.
Du bist's, der meine Lebensfestung mörderisch bestürmt,
der tonnenschwere Felsen auf mich türmt.
Du bist's, der mir die Luft zum Atmen nimmt,
der kreischt in meinen Ohren bis kein Lebenston mehr stimmt.
Du bist der Lebensfeind, eiskalt und giftig auf den Tod,
du wächst und weidest dich an meiner Not.
Du bist zum Zweikampf hochgerüstet,
weil's dir nach Rache immerfort gelüstet.
Du hebst den Arm, der Kampf, er soll beginnen. Wirst du ihn oder
werde ich gewinnen?

Auch für den weiteren Fortgang der Therapie ist das Schreiben von Gedichten eine von Jeannes Energiequellen: Dies ist deshalb bemerkenswert, weil die Inhalte überwiegend den Kampf mit der Zerstörung darstellen. Entscheidend ist demnach nicht der Inhalt, sondern die Bildekraft, die im intensiven Gestalten der Gedichte deutlich wird. Die Sommerarbeit eröffnet Jeanne mit ihrem Gedicht *Warum – Die Frage aller Fragen*.

Warum – Die Frage aller Fragen

Erwachsne Fragen an ein Unerwachsnes:
Warum hast du dich nicht gewehrt?
Weil ich Liebe brauchte.
Warum hast du kein Rückgrat bewiesen?
Weil ich einen Vater suchte.
Warum hast du nicht mit der Bodenvase zugeschlagen?
Weil ich die Hoffnung nicht aufgeben wollte.
Warum hast du es niemandem gesagt?
Weil ich die Worte dafür nicht kannte.
Warum hast du deinen Körper aufgegeben?
Weil ich Angst hatte.
Warum hast du es so lange ertragen?
Weil von Anfang an alles verloren war.
Warum hat man dir nichts angesehen?
Weil ich mich jeden Morgen im Spiegel betrachten mußte.
Warum bist du nicht geflohen?
Weil ich Liebe brauchte.
Warum hast du gelächelt?
Weil ich einen Vater suchte.

Warum hast du abends dein Zimmer verlassen?
Weil ich die Hoffnung nicht aufgeben wollte.
Warum hast du ihm nicht Angst und Abscheu ins Gesicht geschleudert?
Weil ich die Worte dafür nicht kannte.
Warum hast du nicht seine gewalttätigen Hände verbrüht?
Weil ich Angst hatte.
Warum hast du nicht deine Mutter ins Vertrauen gezogen?
Weil von Anfang an alles verloren war.
Warum warst du Musterschülerin und perfekter Hausfrauenersatz?
Weil ich mich jeden Morgen im Spiegel betrachten mußte.

Weil ich Liebe brauchte, weil ich einen Vater suchte, weil ich die Hoffnung nicht aufgeben wollte, weil ich die Worte dafür nicht kannte, weil ich Angst hatte, weil von Anfang an alles verloren war, weil ich mich jeden Morgen im Spiegel betrachten mußte, weil ich Liebe brauchte, weil ich einen Vater suchte, weil ich die Hoffnung nicht aufgeben wollte, weil ich die Worte dafür nicht kannte, weil ich Angst hatte, weil von Anfang an alles verloren war, weil ich mich jeden Morgen im Spiegel betrachten mußte ...

Weil ich mißbraucht wurde.

Die Inquisition hat keine Fragen mehr.

Das Gedicht *Warum* übergibt mir Jeanne Anfang Juni in gedrückter Stimmung, sie ist blaß. Ich lese es uns laut vor. Mit der »Warum-Frage« hat Jeanne sich seit ihrem siebzehnten Lebensjahr gemartert; damals entstand diese Frage in ihr, nachdem ihr allmählich das Grauen des Mißbrauchs bewußter wurde. Sie beschließt diese Sitzung mit den Worten: »Mit der Warum-Frage habe ich mich selbst und das kleine Mädchen in mir gequält – jetzt ist Schluß damit – die Inquisition hat keine weiteren Fragen mehr!« Sie fühlt sich für heute befreit.

Anfang Juli war ich einige Tage krank. Das wirkte sich auch auf den therapeutischen Prozeß nachhaltig aus. Jeanne grollte, sie fühlte sich zerfasert und verlassen: Sie vermißt die Kontinuität. Eine unstillbare Sehnsucht nach Kontinuität bricht auf – eine Kontinuität, die es in ihrer Kindheit nie gegeben hat. *Unwiderruflich* entsteht.

Unwiderruflich

Tröstende Hand auf meinem Haar
– unwiderruflich verloren.
Vertrauen auf väterliche Kraft
– gar nicht erst geboren.
Teilnahmsvolle Blicke auf mein Wesen
– im Alkohol-Alptraum ersoffen.
Starker Arm zu meinem Schutz

– vom Begierde-Blitz getroffen.
Hände, die mit Liebe sprechen
– herbeigesehnt, doch nie gespürt.
Seele, die zur Sonne strebt
– von der schwarzen Schwester berührt.
Zuversicht der Kindheit
– unwiederbringlich verloren.
Diamant, der allem widersteht
– unwiderruflich geboren.

In dieser Zeit stellte ich die schon lange voll Staunen in mir lebende Frage: »Wie kommt es eigentlich, daß Sie in ihrer Kindheit trotz dieser extremen, zementbrockenschweren Bedrückung und Brutalisierung überhaupt seelisch überlebt haben?« Zunächst ist Jeanne verwirrt über diese Frage. Dann spricht sie von einem inneren Diamanten – er habe ihr rettendes Licht in ihrem Inneren zugeführt. Es entstehen die folgenden Gedichte.

Diamant

Hinter dem Granit erscheint der Diamant,
im tiefsten Morast gibt ihm die Sonne die Hand.
Gemeinheit zerschellt an seiner Kraft,
Brutalität gewinnt über ihn keine Macht.
Mißbrauch kann ihn nicht infizieren,
das Böse kann ihn nicht berühren.
Denn, wo Himmel und Diamant sich verbinden,
ist nur das Reine und Gute zu finden.
Hinter dem Schicksal funkelt unsterblich der Diamant,
knüpft mein Leben mit der Unendlichkeit ein lichtes Band.

Hüterin des Diamant

Hüterin des Lebens-Diamant –
bisher hab ich dich nicht erkannt.
Nur einen Flügelschlag von mir entfernt
hast du meine Lebenslektion mit mir gelernt.
Da, wo ich schier an Gemeinheit zerbrach,
riefst du kleine Hoffnungs-Feuer in mir wach.
Wo mich der Abgrund zärtlich rief,
fingst du mich auf, schon viele Meter tief.
Dein ist: die Kraft des Wassers, das den Felsen bricht,
Dein ist: die Macht, aus der unerschütterliche Liebe spricht.
Auf leisen Sohlen halfst du mir den Sieg erringen,
mit deiner Hilfe konnt mir der Weg durchs Tal gelingen.

Der Diamant ist ein lebendiges Symbol des Persönlichkeitskerns. Indem Jeanne sich dieses Kerns ihrer selbst bewußt wurde, fand sie einen positiven Anknüpfungspunkt an das Selbstgefühl ihrer Kindheit und Jugend. Damals wurde sie durch den Diamanten als Kern ihres inneren Widerstandes gegen den Mißbrauchsvater getragen. Es bildete sich so eine innere Kontinuität ihres Selbstbewußtseins und Selbstwertgefühls. Das Aussprechen dieses Bildes in der Therapie war eine wesentliche Station unserer Arbeit: Jeanne gewann neuen, festen Boden. Zugleich war uns mit diesem Bild ein Symbol geschenkt, das immer wieder wie selbstverständlich in unseren Dialog miteinfließen konnte.

Als ein Verzweiflungsschrei tönt danach das in den Sommerferien entstandene Gedicht *Respekt*.

Respekt

Verschaffe dir doch endlich Respekt.
Respekt, Respekt, Respekt, Respekt, Respekt
Wie eine Bombe detoniert dieser Satz in meinem Innern.
Alle meine Fähigkeiten verschmelzen zu einem winzigen Punkt vor
der furchtbaren
Aufgabe:
Verschaffe dir Respekt.
Uralte Schuld ergießt sich wie saurer Wein und Bittermandel über mich.
Respekt, Respekt, Respekt, Respekt, Respekt, Respekt
Ja, hätte ich mir damals Respekt verschafft,
hätte ich mich damals wutschnaubend aufgebäumt.
hätte, hätte, hätte, hätte, hätte, hätte
Dann wäre alles anders gekommen.
Vor mir hat niemand Respekt.
Respekt, Respekt, Respekt, Respekt, Respekt, Respekt
Von der obersten Respektsperson respektlos mißbraucht,
nicht Schutzwall noch Grenze respektiert.

Einen Schritt weiter geht das Gedicht So-Sein. Vertrauen und Offensein ergänzen sich durch Kontrolle.

So-Sein

Einfach so sein
Einfach offen sein
Einfach weit sein

Mich dir zeigen
Dir offen sein
Dir weit sein

Wenn das so einfach wäre!

Auf der Hut sein
Die Kontrolle bewahren
Den ehernen Wegweiser umklammern.

Mich dir zeigen – ein wenig
Dir offen sein – zwei Fuß breit
Dir weit sein – wenn genug Platz ist

Einfach so sein?
Einfach offen für jeden Angriff?
Einfach weit für jede Enttäuschung?

Niemals mehr so sein, wie damals.
Niemals mehr offen sein wie ein Kind.
Niemals mehr weit sein ohne Rückzugslinie.

Einfach So-Sein:
Offen und weit sein, wo es gut tut,
auf der Hut, wo es nicht gut tut,
einfach so zu sein.

In der 150. Sitzung erwähnt Jeanne, sie habe etwas übersprungen, nämlich die Trauer um ihre eigene, nicht gelebte Kindheit. Sie denkt an das reine, strahlende Kind im fünften, sechsten Lebensjahr, dessen Lebensfreude zerstört worden ist durch die Entwertung des Adoptivvaters. Sie trauert um einen nicht gelebten und auch nicht mehr lebbaren Lebensabschnitt. Sie kann aber auch Mitleid haben mit dem Unmenschen, der ihr diesen Verlust zugefügt hat. Jeanne trauert um ihn.

In der 151. Sitzung läßt Jeanne sich nochmals ihren Initialtraum vorlesen. Sie entdeckt jetzt erstmals von Haß und Ekel verschüttete Schichten in sich und spürt, wie sie den Adoptivvater als Kind doch auch geliebt hat. Sie sei ihm mit offenen Armen entgegen gekommen, er habe für ihre Puppen einen kleinen Puppenkleiderschrank gebastelt. Jeanne hält es für möglich, daß der Adoptivvater sie zunächst väterlich geliebt hat und sich später sexueller Mißbrauch und väterliche Liebe vermischten. Sie ist traurig darüber, daß der Haß in ihr und die haßerfüllte Gestalt stärker sind als die liebevolle Gestalt.

Nach dieser Entwicklung überrascht es nicht, daß Jeanne mir den im Juni 1991 geschriebenen Abschiedsbrief für unsere 152. Sitzung mitbringt. In jener denkwürdigen Stunde lese ich den Brief auf ihren Wunsch hin laut vor. Vor dem Schlußsatz stocke ich und weine lange. Jeanne sagt zu mir: »Ich habe nicht mehr geweint, meine Tränen liegen in diesem Brief.«

Abschiedsbrief

Nun ist es also Zeit für den Abschiedsbrief. Schreien möchte ich, statt mich zu stummen Worten zwingen. Verdammt, ich habe Dich geliebt. Ahnst Du überhaupt, wie mich diese Erkenntnis quält?! Dein Hochmut soll vor diesem Satz fallen, Du sollst an diesem Satz sehend werden und ersticken: Ich habe Dich geliebt! Ich habe auf Dich gewartet mit offenen Armen, bereit, Dir mein Vertrauen zu geben. Ich habe Dich geliebt, Du warst ein großer starker Mann mit breiten Schultern, der mich beschützen sollte. Stattdessen hast Du meine Seele verfinstert und meinen Körper eingefroren. Und was das Schlimmste an allem ist, Du hast nicht mal gespürt, was Du mir angetan hast. Du warst gefühllos wie ein Roboter, präzis und unerschütterlich wie eine Maschine. Du warst ein Seelenkrüppel und wolltest mich zu Deinem Krüppel-Ebenbild machen. So weit so schlecht: Das weiß ich alles schon längst, aber jetzt das Schmerzlichste: Ich habe Dich geliebt, wenn Du mich, das Kind, wahrgenommen hast: Da war der Puppenschrank, den Du für mich bautest, die Blumen, die Du mir zu Silvester schenktest, da waren die nüchternen Momente, wenn Du mit mir gesprochen und nicht geschrien hast. Sicher, die Momente, in denen Du mein Vater warst, waren selten wie kostbare Edelsteine. Du ahnst nicht, wie sehr gerade ich Dich gebraucht hätte, ohne mißbraucht zu werden. In mir war ein unermeßlicher Schrei nach Liebe, nachdem mein eigener Vater mich so schmählich im Stich gelassen hatte. Doch Du warst taub für diesen Schrei und blind für meine Bitten. Ich habe Dich geliebt, für mich warst Du kein dahergelaufener Strauchdieb, kein Verbrecher, der Kinderseelen mordet. Ja, ich erinnere mich, manchmal warst Du nüchtern, und dann hast Du mir Rechenaufgaben erklärt oder sogar mit mir gespielt. Doch meist warst Du ein elender Falschspieler. Ich habe Dich geliebt, doch Du hast mich gezwungen, meine Liebe zu begraben. Der Sarg war schwarz und zentnerschwer. Vielleicht mußtest Du auch einmal eine Liebe begraben, dann weißt Du ja: das ist die furchtbarste Sache der Welt. Du warst nicht zufrieden mit dem besten was ich Dir geben konnte, Du wolltest Deine Gier befriedigen, Deine Gier nach Macht und nach sexueller Unterwerfung. Es hat Jahre gedauert, bis ich meine Liebe begraben konnte. Ich wollte mich einfach nicht von ihr trennen. Schließlich warf ich sie fort, keine Träne hab ich ihr nachgeweint, ich warf sie fort und trat still zur Seite. Aber danach war da in mir der stumme Schrei der bleiernen Leere. Begreifst Du mich endlich, nicht Dich habe ich begraben, sondern mich. Aber jetzt ist es Zeit, Auferstehung zu feiern, und Du bekommst von mir ein Begräbnis erster Klasse: Ruhe sanft, möge Gott Deine gestörte Seele zu sich nehmen und Dir die Augen öffnen. Ich werde Dich in Erinnerung behalten als das, was Du warst: Der große Zerstörer mit den Edelstein-Momenten, in denen Du mein Vater warst.

Damit war ein wesentlicher Punkt des verschlungenen Therapiepfades erreicht. Wir arbeiteten noch weitere achtunddreißig Stunden bis Anfang März des folgenden Jahres zusammen.

Intensiviertes, perspektivefreies Wahrnehmen

Diese spontane Produktion von Gedichten ist keine Poesie-Therapie im formalen Sinn. Daß die Patientin gerade in der Psychoanalyse mit mir ihr Leben in Gedichte konzentrierte – sie hat davor und danach niemals

Gedichte geschrieben –, mag deshalb nicht ganz zufällig sein, weil ich selbst gern mit Lyrik arbeite, aber nicht in den Psychotherapien. Ich hatte sie also nicht angeregt zum Gedichteschreiben. Für Jeanne entsprang das Schreiben aus einer inneren Not: Diese Gedichte flossen aus ihr heraus, sie feilte nicht an ihnen; in der verdichteten Sprache konzentrierte und intensivierte sich die innere Destruktivität. Jeanne konnte sich durch die verdichtete Sprache der zerstörerischen Kräfte ihrer Seele bemächtigen und dazu einen gewissen Abstand gewinnen. Schließlich leitete sie damit einen Wandlungsprozeß ein, der sich in einem verständnisvollen Blick auf den grausamen, gewalttätigen Adoptivvater vollendete.

Auch wenn die Gedichte auf den außenstehenden Betrachter möglicherweise grauenhaft und ekelerregend wirken – für meine Patientin und mich als Begleiter dieses Dramas sind sie ein Dokument innerer Stärke und Wandlungsfähigkeit. Der Diamant ist das Bild des Unzerstörbaren in aller Zerstörung.

In dieser Intensität verlaufende Psychotherapien sind eine Seltenheit. Aber auch wenn die Intensität einer so verdichteten Sprache selten ist, kommt darin etwas Wesentliches von Therapie zum Ausdruck: Getragen vom Schutz des therapeutischen Dialoges sind solche Wandlungsprozesse nur möglich in der Gestalt eines intensivierten sinnlichen Mediums. Der Sinnesbereich ist dabei sehr verschieden: Bewegung, Farbe, Form, Musik, Leiberleben – und eben auch das Wort. Es ist eine zukünftige Forschungsaufgabe, die Wirkung der verschiedenen Sinnesbereiche und der ihnen zugeordneten Therapiedisziplinen (Musik-, Körper-, Bewegungs- und Maltherapie et cetera) zu differenzieren.

Bei Jeanne intensivierte sich der Wandlungsprozeß einer sexuell mißbrauchten Frau im verdichteten Wort, bei Bettina Eggers Patientin Lynn in Farben und Formen.[152] Es mag therapeutisch und wissenschaftlich reizvoll sein, beide Therapieprozesse miteinander zu vergleichen, beispielsweise unter dem Aspekt ihrer verschiedenen Tiefenwirkung von Wort und Farbe.

Jeannes Therapiegeschichte mag auch ein Beispiel für die Kreativität des Wortes sein. Therapie mit kreativen Medien – dieses Wort wird heute viel gebraucht. Es kann den Irrtum hervorrufen, daß allein schon der Umgang mit Farben oder musikalischen Tönen kreativ sei – und andererseits die Wort-Sprache in der Therapie ein nicht-kreatives Medium darstelle. Um es klar auszudrücken: Schöpferisch ist nicht das Medium als solches, sondern die Art, wie wir in der Therapie damit umgehen. Kreativ und schöpferisch ist unser Umgang mit dem Medium, und da Farbe, Ton und Wort gleichermaßen als Medien in unseren Therapien auftauchen, können sie auch gleichermaßen kreativ wirken.

Die Gedichte Jeannes veranlaßten mich erneut, über die Beziehung von Kunst und Therapie nachzudenken. Conrad Ferdinand Meyer (1825-

1898) wird das Wort zugeschrieben: »Mein Glaubensbekenntnis ist das Wort von Goethe: nicht das Poetische realisieren, sondern das Reale poetisieren.«[153] Nicht um die Verkörperung des Imaginativen geht es, sondern darum, dem Wirklichen eine poetische Gestalt zu geben. Indem das Wirkliche eine neue Gestalt bekommt, sinkt es auch nicht zum Ausdrucksmittel für etwas anderes, hinter ihr stehendes herab. So scheint mir auch in den Bildern Lynns bei Bettina Egger und in der Geschichte Jeannes die Wirklichkeit in neuer Gestalt geschaffen zu sein. Im übrigen mag diese auch noch so grausam und ekelhaft sein – sie ist in ihrer Intensität leichter erträglich als durch Tonband oder Video reproduziert.

Die Gestalt jener poetischen Wirklichkeit, wie sie in Therapien sichtbar werden kann, sei nun noch beschrieben unter dem Aspekt intensivierten, perspektivefreien Wahrnehmens – und zugleich sind dabei einige Brücken zur modernen Kunst zu schlagen.

Wesentliches Anliegen der ursprünglichen Psychoanalyse im Sinne Freuds und auch anderer tiefenpsychologischer Schulen wie etwa der analytischen Psychologie C. G. Jungs war es, für isolierte, scheinbar sinnlose Symptome (bei einzelnen Patienten, in Gruppen oder auch in Gesellschaften) einen Sinn zu finden. Die psychoanalytische Arbeit, die Interpretation, stellt Zusammenhänge zwischen scheinbar weit auseinanderliegenden Erlebnissen, Erinnerungsspuren und Verhaltensweisen her; indem Erlebnisse als Produkte isolierter biographischer Ereignisse verknüpft werden, stellt sich ein sinnvolles Evidenzerleben für den Patienten ein; das kann stabilisierend, heilend, ja sogar sinnstiftend wirken.

Die Psychotherapie als Lehre hat aus diesem Grund im Laufe des vergangenen Jahrhunderts in verschiedenen psychotherapeutischen Schulen solche sinnstiftenden Erfahrungen gesammelt und systematisiert. Heute sind daraus verschiedene, sich voneinander abgrenzende Systeme entstanden, die innerhalb einer jeweils streng klassifizierten psychotherapeutischen Methodik zum Tragen kommen.

Genau dieses System mit einer an ihm fixierten Methode mußte ich in der Arbeit mit Jeanne verlassen, um angemessen mit ihr zu arbeiten. Stattdessen mußte ich eine experimentelle Haltung entwickeln, die es ihr ermöglichte, ihre Gefühle und Empfindungen auch unabhängig von theoretischen Bezügen (also sinnstiftenden Aspekten) erleben zu lernen.

Indem aber ein System aufgehoben oder durchbrochen wird, entsteht – zunächst einmal – Bodenlosigkeit. Die Wirklichkeit, gegründet und getragen durch systematische Zusammenhänge (Sinnbezüge) entschwindet: Beuys reflektiert dieses Erleben als Künstler, wenn er die vordergründigen Wirklichkeitsbezüge aufhebt: »Da ist ein Loch – und das ist die Wirklichkeit.«[154]

Für Beuys kommt es darauf an, mit Hilfe einer geistigen (künstlerischen) Übung die »innere Substanz der Dinge« so wahrnehmen zu lernen, daß sie ihr eigenes Wesen offenbaren. Zunächst aber erscheint bei dieser Übung durch Aufhebung der vordergründigen Scheinrealität die Wirklichkeit als Loch.

Dieser Prozeß der De-Realisierung vollzieht sich offenbar in ähnlicher Weise beim Künstler wie beim Psychotherapeuten und Patienten. Lyotard spricht vom Zimmer des Psychoanalytikers deshalb auch zu Recht von einem »de-realen Ort«, wo sich in der Distanz zur sozialen und rationalen Realität neue Wirklichkeiten bilden können.

Die vom Künstler wie vom Therapeuten angestrebte Aufhebung der systematischen Realität bringt beide allerdings in eine besondere Rolle: die des Narren oder des Verrückten – gemessen an der durchschnittlichen Realität. Der Therapeut als der Verrückte seines Patienten muß bereit sein, die notwendigerweise zu realisierende Bodenlosigkeit vorspringend für seinen Patienten zu vollziehen. Dieser Vor-Sprung macht ihn – in den Augen vieler Menschen – zum Verrückten oder, gelinde gesagt, zum Narren. Denn er bezieht eine Position, die jenseits der normalen Schein-Realität liegt. Üblicherweise drücken Therapeuten diesen Positionswechsel nicht mit solchen Worten aus – aus Selbstschutz.

Künstler formulieren in ihren Selbstzeugnissen diesen Prozeß deutlich. »Man muß vor allem den Mut dazu haben, in den Augen der Leute als Verrückter zu erscheinen.« (Beuys) Der estnische Schriftsteller Jan Kross erkennt in seiner eigenen Lage als Künstler das zwickmühlenartige Paradox mit den Worten: »Sei kein Narr! Aber sei es trotzdem!« – Wenn er die Wahrheit (damals im stalinistischen System lebend) schreiben will, ist er ein sich selbst gefährdender Narr, der sich vor dieser Narrheit zu hüten hat; und doch muß er die Wahrheit schreiben, will er sich selbst als Künstler treu bleiben. Der 1943 als Dreiundzwanzigjähriger verstorbene Lyriker Hermann Kükelhaus brachte das Narrentum für sich auf diesen Nenner:

> Der Tor steht da
> vom Tod umwittert
> – in grauer Welt
> ein Narr der Held.[155]

Diesem Gedanken folgt auch der französische Philosoph Michel Foucault (1926-1984). Er sprengt unser seit 2500 Jahren gewohntes Denksystem und läßt einen Horizont von Intensitäten aufleuchten:

»Zu denken sind eher Intensitäten als Qualitäten und Quantitäten; eher Tiefen als Längen und Breiten [...] tausend Passivitäten und Durcheinander, wo gestern das souveräne Subjekt herrschte. Man hat sich im Abendland immer geweigert, Intensitäten zu denken. Zunächst hat man sie im Meßbaren und im Spiel der Gleichheiten aufgehen lassen. [...] Die Intensität – mit ihren freien Differenzen und ihren Wiederholungen denken, ist keine geringfügige Revolution in der Philosophie. Hier wird das Negative (als Reduktion des Differenten auf Null und Nichts) zurückgewiesen; mit einem Male werden also die Philosophien der Identität und der Kontradiktion verworfen; die Metaphysiker und Dialektiker, Aristoteles und Hegel: geschmälert wird das Ansehen des Wiedersehens (das es dem Wissen gestattet, unter den verschiedenen Wiederholungen die Identität wiederzufinden und aus der Differenz immer wieder den gemeinsamen Kern herauszuschälen); mit einem Schlag werden die Philosophen der Evidenz und des Bewußtseins abgewiesen; Husserl nicht weniger als Descartes. Verworfen wird schließlich der große Fetisch des Selben, der von Platon bis Heidegger die abendländische Metaphysik in seinen Bannkreis gezogen hat.«

Der Essay Foucaults endet mit dem Appell: »Machen wir uns frei, um denken und lieben zu können, was sich in unserem Universum seit Nietzsche mit Donnergrollen ankündigt: ungebändigte Differenzen und ursprungslose Wiederholungen, die unseren alten erloschenen Vulkan erschüttern; die seit Mallarmé die Literatur gesprengt haben; den Raum der Malerei zerklüftet haben (mit Rothkos Teilungen, Nolands Streifen, Warhols Serien); die seit Webern die feste Linie der Musik endgültig gebrochen haben; die alle Zeiteinbüche unserer Welt ankündigen.«[156]

Bei meiner Patientin war ein entscheidendes Ereignis im Laufe der therapeutischen Arbeit die sich steigernde Intensität, und die Wiederholung fand im Schrei und im Ekel – unsäglicher und unsagbarer Schmerz – ihren Ausdruck. Damit ist nicht gesagt, dies sei heilsam gewesen oder dies seien gar »Heilfaktoren«. Heilsam dürften eher der tragende Dialog und die Kräfte des Dritten gewesen sein.[157] Aber Intensität und Wiederholung sind Phänomene, die notwendigerweise und wesentlich die Therapiearbeit bestimmen. Sie müssen, und damit folge ich Foucault, zunächst einmal losgelöst von überkommenen Bezugssystemen und Denkfiguren erlebt und gedacht werden – auch wenn alte Denksysteme mit Begriffen wie Identität, Analogie, Qualität, Quantität, Kausalität später im Hintergrund auftauchen mögen. Jedoch im Hier und Jetzt der therapeutischen Arbeit an den »alltäglichen Horror-Szenen« (wie Jeanne es treffend benennt) gilt das Gesetz der Intensität und Wiederholung. Die Frage nach einem Sinn dieser Szene oder die schlaue Differenzfrage: »Wodurch unterscheidet sich dieses wovon?« würde den Wiederholungs- und Intensivierungsprozeß nur stören. Die Engführung auf jenen Punkt extremen Schmerzes und extremer Intensität ist notwendig – auf dem Höhepunkt der Engführung kann es zum Durchbruch durch den Schmerz und damit zu einer Wandlung kommen.

Der bereits zitierte Satz Celans kann auch hier vor Mißverstehen bewahren; Intensität nicht Expansion lautet die Devise: »Die Kunst erweitern? Nein. Sondern geh mit der Kunst in deine allereigendste Enge. Und setze dich frei.« Intensität ist nur zu erlangen durch bewußten Verzicht auf Weite und Breite.

Wenn Intensitäten die sichtbaren Spitzen sind, so ist die unsichtbare Energie der sie tragende Strom. Schon Freud fühlte sich Anfang des 20. Jahrhunderts (1920) in seinem Aufsatz *Jenseits des Lustprinzips* veranlaßt, grundsätzliche Gedanken zur seelischen Energie (Libido) zu formulieren. Mögen die damals formulierten Ideen mechanistisch, spekulativ klingen, mögen sie auch schematisch mißbraucht worden sein, so hat er dennoch eine Schicht seelischen Erlebens angesprochen, die jenseits der Welt der inneren Bilder und erst recht jenseits rational erfaßbarer Realitäten liegt. Es geht um die Kraftprozesse als solche – es geht hier um die »Produktivkraft als Energie, die zu Umwandlungen und Verwandlungen fähig ist«[158], nicht um die Libido als »Begehren nach Etwas« oder um den »Mangel an« (also Libido als Finalitätsprinzip oder dessen Mangel, die Frustration).

Um das Energetische in seinen Umwandlungsprozessen zu beschreiben, gebraucht Lyotard den Begriff *Lyse* im Gegensatz zur *Analyse*; *Lyse* heißt Auflösung, Verflüssigung von Abschottungen, dagegen werden in der *Analyse* elementare Konstruktionsprinzipien herausgearbeitet.[159] Am Beispiel der modernen Malerei weist er darauf hin, wie Abschottungen zwischen Kubismus und Surrealismus, zwischen Fotografie und Aquarell aufgelöst werden.[160]

Am Beispiel kosmischer Energiekreisläufe verdeutlicht Lyotard die Einbindung des Menschen in allgemeine Energiekreisläufe in der Kunst. Die Pueblo-Indianer malen auf Sand; sie nehmen Pigmente und legen sie auf dem Sand zurecht. Diese chromatische Einschreibung kann verwehen – sie geht in die allgemeinen Energiekreisläufe ein. Hier zeigt sich ein Kontrapunkt zu unserer konservativen Lebenshaltung in der Kunst: Wir sammeln Bilder, bewahren sie, benutzen sie gar als Kapitalanlage oder Spekulationsobjekte. Die Pueblos sind zukunftsorientiert: Sie verschenken und verschwenden ihre Energie.[161]

Wenn Kasimir Malewitsch im Jahre 1919 in seinem Aufsatz zum Energieprinzip *Über die neuen Systeme in der Kunst* bei van Gogh erkennt, »wie alles in einer einzigen kosmischen Bewegung schwingt«[162], so durfte van Gogh mit seinem abendländischen Bewußtsein ähnlich empfunden haben, wie die Pueblo-Indianer in ihrem vermutlich magischen Bewußtsein. Jedoch wird bei van Gogh wie überhaupt in den geschilderten Ansätzen zur Kunst, Philosophie und Therapie deutlich: Die sich seit Aristoteles entwickelte und seit Descartes und erst recht seit den angewandten Naturwissenschaften des 19. Jahrhunderts immer mehr in die Verengung und Defizienz gelangte rationale Struktur wird nun gesprengt und überstiegen. Die integrale Struktur im Sinne Jean Gebsers zeichnet sich ab – von den ausschließlich dem systematischen Denken verhafteten Zeitgenossen mit Schrecken registriert, von jenen auf die Zukunft Gerichteten mit einem Seufzer der Hoffnung.

Ein Aspekt des Energetischen muß dem Heilkundigen und Arzt im traditionellen Sinn wie eine Blasphemie erscheinen: Ärzte pochen – zu Recht – seit Alters her auf den Satz der Erfahrung (Kritiker sprechen vom Dogma der Erfahrung): Probate und sichere therapeutische Methoden haben sich im Laufe von Jahrzehnten und Jahrhunderten als fester Bestand der Erfahrung angesammelt. Ärztliche Erfahrung ist insofern das aus der Tradition kristallisierte Konzentrat; es ist ein Edelstein – so erscheint es konservativen Ärzten und Therapeuten. Dagegen stellt Lyotard den Satz: »Die moderne Kunst ist ein Experiment mit dem Empfinden«.[163] Oder: »Experimentieren ist der Erfahrung diametral entgegengesetzt«.[164] Hier wird ästhetisches Neuland erkundet und gefunden. »Die Kunst besteht heute in der Erkundung von Unsagbarem und Unsichtbarem, man stellt dafür seltsame Maschinen auf, mit denen sich das, was zu sagen die Ideen und was zu spüren die Stoffe fehlen, vernehmbar und spürbar werden läßt«.[165]

Die bekannten Worte von Beuys »Kunst gibt das Unsichtbare wieder«[166] und von Paul Klee »Kunst gibt nicht das Sichtbare wieder, sondern macht sichtbar« (1920) klingen dabei wie eine vertraute Begleitmelodie.

Dabei »bildet der Mensch das Zentrum, um das herum sich Bewegung ereignet[167] – wobei die Bewegung keineswegs nur aus der Perspektive der Fluchtpunkte vorkommt, sondern auch vorn und hinten, seitlich, oben und unten, der Mensch ist eine Achse, um die sich Millionen von Mechanismen drehen«.[168] »Der Mensch ist der Organismus der Energie«[169] – in diesem Satz gipfelt schließlich das wie ein Glaubensbekenntnis zum Energieprinzip anmutende Büchlein des Russen Malewitsch aus der Malschule des Marc Chagall in Witebsk.

Das Vordringen des Energetischen läßt sich ablesen an weiteren Phänomenen. Während die klassische und traditionelle Kunst auf das Unveränderliche, auf Einheit des Seins und des Sinnes, auf Transparenz Wert legt und während sie die Sehnsucht nach Sinn und Romantik huldigt, läßt die postmoderne Kunst eine ungeheure Vielfalt und Inkommensurabilität der Werke zu Wort kommen.[170] Die klassische Einheit ist dahin und abgeschrieben. Das muß den Besucher der Documenta in Kassel ebenso verwirren wie den modernen Arzt und Therapeuten, unter dessen Augen klassische Krankheitsbilder ebenso wie die bekannten Charaktertypen der Vergangenheit sich auflösen in eine unüberschaubare und nicht miteinander vergleichbare Vielfalt. Mit Lyotard zu sprechen: Die Disziplin des Unendlichen erscheint. Unvergleichliche Vielfalt und ein Zipfel der Unendlichkeit können nur bei einer neuen Haltung des Künstlers in Erscheinung treten: Er verschwendet sich, statt sich auf die Eroberung seiner Identität zu konzentrieren. »Statt den Leser, den Hörer oder Betrachter auf sich selbst zurückzuwerfen oder ihm ein System zu beweisen, führt er sie in die Disziplin des Unendlichen.«[171]

Das Energetische wird sichtbar mit der Lösung von der Perspektive. Die Lösung oder gar die Zerschlagung der Perspektive ist der Preis dafür, daß der Mensch sich mit der ihm bisher unbewußten Erlebnisschicht von Kraft und Energie mehr verbindet als bisher. Dieser Bewußtseinssprung, eine Mutation der Menschheit (Bertaux), kann auch ins Nichts und damit ins Verderben führen, denn sichere Gefilde werden verlassen. Daß dabei auch destruktives, nicht nur sensibles und produktives Chaos hochschäumt, ist ein notwendiger Prozeß. Diese Lösung von der Perspektive bezieht sich zunächst einmal auf die Malerei. Aber der Sprung geht über die Malerei hinaus. »Als man die Gesetze der Perspektive festlegte, wurden dadurch die bildenden Künste (also alle Künste) an die Leine gelegt. Der Künstler bekam seinen Standort zugewiesen, von dem aus er zu operieren hatte.« (Malewitsch)

Auch über die Künste hinaus »übt der perspektivische Keil großen Einfluß auf die menschliche Psyche aus. [...] Als die Kunst aber Wachstum und Entfaltung forderte, mußte die Katakombe der Keilperspektive zerschlagen werden. Man fing an, die Welt anders zu sehen, wir entdeckten ihre mannigfaltigen Bewegungen.« (Malewitsch)

Die Perspektive in der bildenden Kunst ist das Symbol des rationalen, verräumlichten Denkens: Unser so gestaltetes Denksystem macht Ereignisse immer in räumlicher Art fest, die Zeit als immanente Kraft dagegen läßt sich nicht begrifflich verorten, lokalisieren, dagegen lokalisiert auch die klassische Psychoanalyse auf der biographischen Zeitachse, die aber räumlich vorgestellt wird, nämlich mit Längen-Breiten-Ausdehnung. (»Dann und dann ist es passiert, an dem und jenem Ort...«) Erst durch die Lösung vom Ort kommen wir zum Erleben von Intensitäten und von Energie – zu zeitimmanenten Kraftprozessen.

Paul Klee hat diesen allgemeinen Zusammenhang über Raum und Zeit schon 1920 in seinen schöpferischen Konfessionen formuliert. Er stellt das bisherige Denken auf den Kopf, indem er nicht die statische räumliche Struktur, sondern die Dynamik der Zeit und der Bewegung zum primären Prozeß der Wirklichkeit erhebt. »Bewegung liegt allem Raum zugrunde [...]. Denn auch der Raum ist ein zeitlicher Begriff. Wenn ein Punkt Bewegung und Linie wird, fordert das Zeit. Ebenso, wenn sich eine Linie zur Fläche verschiebt. Desgleichen die Bewegung von Flächen und Räumen.«[172]

Wenn Jeanne zu einer neuen emotionalen Haltung gegenüber sich selbst, ihrer Umgebung und ihrem Adoptivvater fähig geworden ist, so hat sie deshalb die Hölle der alten Haltungen und der früheren inneren Erlebnisse nicht vergessen: Diese Erlebnisse sind auch in ihrer vollen destruktiven Gewalt erinnerbar – aber im Sinne der Verfügbarkeit. Sie müssen nicht, sie können erinnert werden. Jeanne hat mit dem Verflüssigungsprozeß eine größere Freiheit über ihr Seelenleben gewonnen – eine Freiheit, die auch zwischenmenschliche Früchte trägt. Daß der Verlust der bisherigen, eingeengten Perspektiven für sie Gefühle von Bodenlosigkeit, Schwindel, Desorientierung mit sich brachte, war Gegenstand vieler Stunden im therapeutischen Prozeß. An die Stelle einer Sichtweise waren mehrere, im Prinzip unendlich viele getreten. Dieser Wandel des Erlebens von der festen Position zur willkürlichen Bewegungsfreiheit war nicht nur ungewohnt, er brachte auch vorübergehende Angst. Es ist eine ins Leuchten geratene Angst, wie Nelly Sachs sie in dem schon zitierten Vierzeiler benennt.

Weine aus die entfesselte Schwere der Angst
zwei Schmetterlinge halten das Gewicht der Weiten für Dich
und ich lege Deine Träne in dieses Wort:
Deine Angst ist ins Leuchten geraten.

Einige Aspekte der verdichteten Sprache

Jeanne Rosenhag und ich haben die Therapie auch als ein Wunder erlebt – das Wunder eines gelungenen Wandlungsprozesses.

Die Worte ihrer Gedichte verhalten sich wie Kieselsteine, die bei der Spurensuche des Wandlungsprozesses Hinweise für den Weg sind, den wir vier Jahre nach Ende der Psychoanalyse aus der Erinnerung reflektiert haben.

Wie bildeten sich die Gedichte bei Jeanne, wie war die *Quelle dieser Sprache*? Die Gedichte sind keine Systematisierung der psychoanalytischen Sitzungen und keine rationalen Kopfprodukte. Nicht von oben kamen die Worte, sie wurden von unten heraufgequält und hervorgefunkelt. Dabei war die Kraftquelle als solche bildlos und inhaltsleer – Inhalt bekam das Aufsteigende erst durch Worte und Bilder. Der einleitende Initialtraum der Psychoanalyse war dabei eine unbewußte Vor-Bildung: In ihm verfolgte Jeanne einen jungen Mann, einen Mörder; dabei kam sie selbst in Lebensgefahr, mußte den Jüngling aus Notwehr erschießen, konnte ihm jedoch vor seinem Tode noch Worte der Versöhnung und Vergebung zusprechen des Inhalts: »Ich liebe dich nicht, aber ich fühle und erkenne, daß du auch ein Mensch bist, und daß es Gründe dafür gibt, daß du dich so schrecklich verhalten hast.« Dieses Versöhnungsbild wirkte unbewußt wie eine Leitschiene des therapeutischen Prozesses.

Inhaltsleere Triebkraft und Hochspannung entsprangen einer Quelle von unten, bekamen erste Gestalt in gebündelten Gefühlen von Haß, Trauer, Versöhnung, und Liebe und Hochspannung flossen schließlich in geschriebene Wortsprache hinein. Jeanne sagt darüber in der Reflexion: »Wie habe ich sie geschrieben? Wie ist es zu den Worten gekommen? Ich setzte mich an den Schreibtisch und wußte nicht, was dabei herauskam Das steigt wie Seifenblasen aus dem Inneren auf – die Worte waren da, ich habe nicht danach gesucht. Es kristallisierte sich spontan in Worte, geschriebene Worte. Gefühl war beim Schreiben nicht so stark – ich habe selten geweint beim Schreiben – das war vorher. Erst der (Initial)-Traum, dann der seelische Zusammenbruch, dann die Erschütterung und schließlich dann das Schreiben.«

Mein Kollege Hans Müller-Wiedemann erlebt die Quelle der Sprache Jeannes in Verbindung mit der Transzendenz: Diese Verdichtungen sind »ein sich in der Sprache ›Entringen‹ aus der Sphäre, in die Sprache schon immer gefallen ist«, so wie Mozart seine Musik aus unmittelbarem Hören der Sphärenharmonie komponierte – ein Gedanke, wie er später bei Pavel Florenskij ebenfalls zu finden ist: Sprache hat eine überpersönliche kosmische Heimat, für die der Sprechende durch seine Sprachschöpfung aber auch weiter verantwortlich ist. In der intensiveren Sprache kann dieses überpersönliche Verbundensein mit der Menschheit wie mit dem Kosmos besonders deutlich werden.

Zwischen Jeanne und mir haben sich vier *Schichten* von Sprache entfaltet. Diese dürften sich in einer Tonbandanalyse von einem neutralen Untersucher kaum unterscheiden lassen. Jedoch: Die Differenzierung läßt sich spüren, mit Hilfe unserer Spürung sind die Schichten eindeutig zu unterscheiden. Ich nenne sie: den elementaren Energiefluß, das emotional gesättigte Bild, die Ich-Du-Begegnung und die rationale Begriffssprache.

Der elementare Energiefluß entspringt der ständigen Spannung zwischen Ich und Du. Er ist die Voraussetzung für sprachliche Verständigung und heilsame Wirkungen. Als Tragendes und Beständiges, als Netz und Verbundensein steht er auch für das Vertrautsein und Grundvertrauen, das für eine heilsame und wirkungsvolle Therapie unabdingbar ist – auch wenn Risse und Sprünge von Skepsis und Mißtrauen, zum Beispiel bei Übertragungskrisen, notwendiger Energiefluß Teil des therapeutischen Prozesses sind. Der Energiefluß wird ausgelöst durch Sprache, ist aber nicht identisch mit ihr. Dieses energetische Element ist fließendes Leben, das verkrustete Strukturen verflüssigt, aber nicht einreist. Vielmehr werden Abschottungen durch Umgestaltung und Wandlung in kleinen Schritten gelöst – auch wenn krisenhafte Brüche und Einbrüche zum Prozeß gehören.

Müller-Wiedemann schrieb als Antwort auf Jeannes Gedichte zu diesem elementaren Grundvertrauen: »Wenn vom Diamant die Rede ist, so erinnert das an die Tiefenkraft des unverweslichen Leibes, des materielosen Auferstehungsleibes, in den wir, ohne es zunächst zu wissen, schon vor jeder Kränkung, Beleidigung, ja Vernichtung, gerettet sind, weil er die Hoffnung trägt.«

Ich spreche über diesen Energiefluß deshalb ausführlicher, weil er nicht selten übersehen oder verwechselt wird mit der Bildschicht. In ihr sind Gefühle ebenso wie Traum- und Wachbilder beheimatet, die gesättigte Emotionalität und die Zartheit unserer Empfindungen. Auch die Gedichte sind Ausdruck der Bildschicht. Dem Therapeuten bereitet es heute jedoch allgemein weniger Schwierigkeiten, die rationale Sprache mit ihren Definitionen, ihren Eingrenzungen und Abgrenzungen von der Bildschicht zu unterscheiden.

Dagegen gibt es leichter Verwechslungen, wenn die Schicht der Ich-Du-Begegnung ins Spiel kommt. Die Freiheit der Begegnung von Ich und Du ist etwas fundamental anderes als die verstrickende Übertragungs-/Gegenübertragungsbeziehung zwischen Patientin und Therapeut. Deutlich kommt dies bei der Geschlechter-Begegnung zum Ausruck: Zwischen Jeanne und mir wurde bei den nicht selten deutlich erotischen und manchmal auch sexuellen Spannungen erst allmählich klar, welcher Begegnungsaspekt dieser Erotik zugrunde lag. Als Frau und Mann begegneten wir uns in der Rolle von Töchterlichkeit und Väterlichkeit. Diese Begegnung konnte bewußt ihre Erfüllung finden, sie war in dem Prozeß der therapeutischen Wandlung sinnvoll und notwendig integriert.

Die intensivierte Sprache der Gedichte Jeannes offenbart sich in *vielfältigen Funktionen*. Zuerst sind sie ein *Kontaktmittel*: Sie übergab mir ihre ersten Gedichte (*Brechreiz, Night-Mare*, *Der alltägliche Horror*) in der denkwürdigen Sitzung Ende Juni 1989. Mit diesem Kontakt brach sie den Damm ihrer Abwehr – und auch ich konnte nun teilnehmen und mich in Kontakt setzen, mich berühren lassen von der Welt des inneren Grauens und der inneren Hölle. Diese Berührung durch intensivierte Sprache überwindet die »Stummheit, die uns oft begleitet – eine Bedrohung, wie sie sich in der Neuzeit im technischen Handeln stumm und ohne Gegenüber ausdrückt. In dieser Stummheit des Agierens verschwindet die Liebe.« (Müller-Wiedemann) Das zunächst Unsagbare findet in der verdichteten Sprache seine Kristallisation: Es ist *Kristallisation* des Grauens. Dafür müssen präzise zutreffende Worte gefunden werden. Erst wenn das Grauen ins Wort kommt, kann auch der elementare Fluß zwischen uns fließen. Schrecklichkeiten müssen benannt sein, dann löst sich Energie, und Energie wird verstärkt. Der therapeutische Dialog hat diese Befreiungsbewegung in Gang gebracht, und die wachsende Sprachfähigkeit ist Ausdruck des Wandlungsprozesses.

Die Kristallisation des Grauens schafft auch *Distanz*; es ist die bannende Kraft der Sprache. Zwar kann das Schreckliche nicht ausgelöscht werden – aber ihm wird seine übermächtige Kraft über die Seele entzogen. Es ist ein Entgiftungsprozeß: Schritt für Schritt entledigt Jeanne ihr seelisches Erleben vom Gift irregeleiteter Schuldgefühle und perverser Gewaltlust. Der Kristall konzentrierter Sprache ist wie ein Handwerkszeug für diesen Entgiftungsvorgang.

Es gibt eine *Magie des Wortes*. Der russische Universalgelehrte Pavel Florenskij[173] hat sie genauer beschrieben, und zwar philosophisch-linguistisch und naturwissenschaftlich. Die Magie des Wortes und erst recht die der verdichteten Sprache ist eine hochdifferenzierte Struktur und Formenergie (das Phonem, der Lautleib). Das Wort ist ein Wesen eigener Art, ein dreigegliederter Organismus (Phonem, Morphem, Semem); normalerweise wird uns der musikalisch erfaßbare Laut-Aspekt des Wortes bewußt und der Aspekt des *Sinnes*, der Bedeutung eines Wortes. Laut und Sinn des Wortes sind die beiden uns bekannten Aspekte. Die Psychotherapie und erst recht die Psychoanalyse befassen sich allerdings fast nur mit der Bedeutung, mit dem Sinn des Wortes – die anderen Aspekte werden nicht beachtet. Laut und Bedeutung lassen sich in Jeannes Gedichten jedoch klar differenzieren, und hinzu kommt noch ein dritter Aspekt: die Gestalt. Man denke an die ständigen Wiederholungen im Gedicht *Haß II*: »Ich hasse dich ... « und zum Schluß die selbstvernichtende Wendung »Ich hasse mich ... « Die Laute im Wort Haß verströmen ihre spezifische Energie. Dagegen können Sinn und Bedeutung des Wortes Haß unser Gefühl erschrecken, empören oder auch festigen – hier hat der Haß eine konstruktive Funktion. Dazu kommt eine spezifische Gestaltung und Umgestaltung dieses Gedichtes – in den ständigen, fast hämmernden Wiederholungen und in der überraschenden Wendung gegen sich selbst zeigt sich die zwischen Laut und Bedeutung liegende Gestalt dieser Sprache.

Im Wort trete ich aus den *Grenzen meiner Beschränktheit* heraus und verbinde mich mit der Menschheit ebenso wie mit dem Kosmos. Das sind die gesellschaftlich-seelischen und natürlich-physikalischen Aspekte der Magie des Wortes (Florenskij). Nicht nur, daß ich dabei das Wort gestalte. Auch umgekehrt: Ich gehe in die Gestalt des Wortes hinein, ich durchspüre das Wort mit allen verfügbaren Sinnen. Dann wird das Wort zum »Kondensator des Willens, zum Kondensator der Aufmerksamkeit, zum Kondensator des gesamten seelischen Lebens« in diesem Augenblick. Es wirkt dann mit verstärkter Macht auf das seelische Leben dessen, der es ausspricht und danach auf das Objekt und den Menschen, an den das gesprochene Wort gerichtet ist (Florenskij).

Heute ist von der Heilkraft der Sprache wieder vermehrt die Rede. Sie steht ebenso wie die Heilkraft der Musik, der Bewegung, des Malens, des

Plastizierens und des Schauspielens außer Zweifel. Ihre Erforschung und wissenschaftliche Beschreibung ist eine Zukunftsaufgabe. Jedoch ist zu bedenken: Wissenschaft lähmt die lebendigen Heilkräfte der Künste, wenn sie schablonenhaft und mechanisch angewendet wird. Denn die Kunst des Heilens entspringt in jedem Augenblick wieder neu, jeder therapeutische Moment ist von beiden Therapiepartnern originär zu gestalten – gewiß mit dem wissenschaftlich Wißbaren im Hintergrund – aber nur in diesem originären Schöpfungsaugenblick kann Heilkraft sich entfalten. Sie ist nicht programmierbar.

Der *Prozeß der Sprachbildung* beim Therapeuten kann hier deshalb kurz gefaßt werden, weil es darüber bereits eine umfangreiche Literatur gibt. Nur drei Aspekte seien angedeutet.

– Meine Worte sind in weitaus stärkerem Maße als bei Jeanne vom *Kopf gesteuert*, es sind rationale Produkte, auch wenn sie angeregt sind durch Gefühle, körperliche Reaktionen und Empfindungen. Jedoch haben sie nicht dieses Maß an Tiefe und an verdichteter Gestaltung wie bei ihr.
– Jeanne glaubt, daß ich Gefühle und Zusammenhänge vorher empfunden und erkannt hätte, bevor sie sie sah. Sie sieht darin die *vorspringende Fürsorge* im Sinne des bekannten Psychotherapeuten Gaetano Benedetti. Dieses Vorspringen überrascht mich insofern, weil ich oft das Umgekehrte erinnere: Jeanne brachte das ins Wort, was ich bei ihr und mir spürte. Dieser scheinbare Widerspruch unserer Eindrücke in der Erinnerung dürfte damit zusammenhängen, daß wir im gleichen Strom schwimmen, daß der Fluß der Lebensenergie uns kraftvoll verband.
– Zuhörer, auch fachlich ausgebildete Psychotherapeuten, wurden beim Hören der Gedichte von Ekel überschwemmt und ergriffen, während ich den Ekel zwar empfand und erkannte, aber nicht durch seelische Überschwemmung ergriffen und behindert war. Ich vermute verschiedene Gründe. Der therapeutische Raum gibt einen Schutz für beide Partner des therapeutischen Prozesses. In diesem hermetisch abgeschlossenen Raum ist die destruktive Energie gebändigt – ihr schwarzer Schattenwurf wird in diesem Raum verwandelt. Destruktivität wird hier zwar entfesselt, aber sie wird in lebendiger Gestaltung sogleich und wieder in Worte gebunden. Bei diesem Kondensationsprozess ist der Therapeut Teilhaber – indem er teilhat, schützt ihn der Prozeß. Sogleich ist mein Interesse, meine Aufmerksamkeit intensiv gerichtet auf die Entwicklung, die Förderung dieses Kondensationsprozesses – auch diese Stärke meines Interesses schützte mich. So bilden therapeutischer Prozeß und therapeutischer Dialog Schutzhüllen gegen Destruktivität für beide – für die Patientin und ihren Therapeut.

Worin unterscheiden sich Jeannes Gedichte vom lyrischen Gedicht? Sie hatte nie die Absicht gehabt, mit ihren Gedichten ein ästhetisches Produkt zu gestalten, nicht um die Hervorbringung eines Kunst-Werkes war es ihr getan, so wie es die Absicht der Dichterin ist. Jeanne wollte dem Grauen in ihrer Seele Ausdruck verleihen, sie wollte nicht primär und auch nicht vor allem das Wort gestalten. Beim Vergleich mit einer Lyrikerin ist die Absicht, die bewußte Intention, grundverschieden, auch wenn sowohl Lyrikerin als auch die Patientin ihr seelisches Befinden zum Ausdruck bringen.

Psychotherapie ist die Kunst, mit Worten, Begriffen und Bedeutungen richtig umzugehen, sie sachlich und tief zu klären. Sie ist ein Intensivierungsprozeß zur Klärung, Zuordnung, Konstruktion und Rekonstruktion, ein Prozeß von Gestaltung und Umgestaltung seelischen Ausdrucks. Das ist die Absicht von Therapie.

Der Lyrikerin dagegen geht es primär um die Gestaltung des Wortes, es geht um das Medium, nicht vor allem um die Gestaltung persönlicher seelischer Erlebnisse. Kunstlyrik prägt mich, begleitet mich, sie kann auch heilsam sein. In der Kunstlyrik ist Begriffssprache, Bedeutungssprache, Lautsprache, Rhythmussprache und etymologische Sprache zu einer Einheit, einer ästhetischen Ganzheit geworden. Diesen Anspruch haben die Gedichte Jeanne Rosenhags nicht. Zum Vergleich ein letztes Mal das mehrfach erwähnte Gedicht von Nelly Sachs.

> Weine aus die entfesselte Schwere der Angst
> Zwei Schmetterlinge halten das Gewicht der Welten für Dich
> und ich lege Deine Träne in dieses Wort:
> Deine Angst ist ins Leuchten geraten.

Der Vergleich mit diesem Vierzeiler zeigt: Die Dichterin spielt mit dem Gegensatz von »Schwere der Angst« und der Leichte von zwei Schmetterlingen, die paradoxerweise das Gewicht der Welten halten. Der Schmetterling als Symbol der Wandlungskraft und Metamorphose ist auch eine Metapher für den Wandlungsprozeß innerhalb dieses Gedichtes: Die entfesselte Schwere der Angst gerät über die ins Wort gelegte Träne ins Leuchten.

Natürlich will uns Nelly Sachs ebenso wie Jeanne Rosenhag eine Botschaft senden über die Hoffnungskraft eines Wandlungsprozesses auch in verzweifelter Lebenslage. Aber sie hat offensichtlich an ihrem Vierzeiler lange gefeilt – immer in der Sphäre der Wortsprache.

14 Ausbildung für Künstlerische Therapien

Wofür bildet sich der Künstlerische Therapeut aus?

Einige allgemeine Aspekte der Ausbildung

Das allgemeine verkürzte Erfolgsdenken der Gegenwart hat inzwischen auch auf die Medizin und Künstlerische Therapien übergegriffen. Der Erfolg einer Heilbehandlung wird fast ausschließlich am Verschwinden von Krankheitssymptomen und Beschwerden festgemacht. Um ihn – auch juristisch – zu sichern, werden von den Fachgesellschaften sogenannte Leitlinien ausgearbeitet für die Behandlung von bestimmten Krankheiten, mit eng umschriebenen Methoden der Diagnostik und Therapie. Dem allgemeinen Ruf nach Qualitätssicherung will man durch derartige Leitlinien gerecht werden. Das, was unter Qualität in Künstlerischen Therapien verstanden werden muß, bleibt dabei meist auf der Strecke.[174] Sofern die Fachgesellschaften noch keine wissenschaftlich gesicherten Methoden vorlegen können, wird die gesellschaftliche Akzeptanz (und damit auch die finanzielle Vergütung durch Krankenkassen) in Frage gestellt. Dabei werden unter wissenschaftlich gesicherten Methoden praktisch nur die in der klassischen Medizin gebräuchlichen der Erfolgsstatistik gebraucht, im allgemeinen sind es ausschließlich statistische Verfahren. Daß diese Methoden für die Künstlerischen Therapien unbrauchbar sind und ihr Wesen zerstören, hat Rosemarie Tüpker zwar dargelegt, aber ihre überzeugenden Argumente werden verleugnet.[175]

Die Realität dieser Gedankenreihe ernst zu nehmen, ist deshalb notwendig, weil das Erfolgsdenken heute auch auf die Ausbildung Künstlerischer Therapeuten durchschlagen kann oder schon durchgeschlagen ist. Es sind subversive, unbewußte gesellschaftliche Prozesse, die hier ablaufen und zu beachten sind. Die Domäne und Zukunftsträchtigkeit Künstlerischer Therapien ist dadurch bedroht. Inwiefern? Das an der wissenschaftlichen Statistik orientierte Denken muß sich immer auf Fakten der Vergangenheit beziehen – Künstlerische Therapien leben jedoch von einer nicht durch Fakten oder festlegende Begriffe eingeengten Zukunft; und diese ist nicht durch Vergangenheit zu bestimmen. Wer es tut, verschüttet die Zukunft.

Ressourcen der menschlichen Gesundheit sind immer höchst individuell und nie durch rationale Begriffe bestimmbar – diese Quelle unserer

Gesundheit würde durch das Denken im statistisch gefundenen Durchschnitt und durch ausschließliche Verstandesbegriffe zugedeckt, jedenfalls erhielt sie keinen Lebensraum. Was kann sich daraus für die Grundzüge der Ausbildung zum Künstlerischen Therapeuten ergeben? Es seien dazu einige Gedanken erläutert, wie sie Rosemarie Tüpker[176] auf dem ECARTE-Kongreß im September 1999 in Münster vorgetragen hat.

Wenn heute immer lauter der Ruf nach der Ausbildung zur perfekten therapeutischen Fachkraft mit abprüfbarem Wissen und ebenso abprüfbaren Fähigkeiten erschallt, so ist demgegenüber zu sagen: In den Künstlerischen Therapien sollen Menschen ausgebildet werden mit ihren höchstpersönlichen Wertvorstellungen, ihrem verantwortungsbewußten Engagement, ihrer individuellen Sensibilität und Empathie – und diese Menschen wollen auch ernst genommen werden mit ihren Schwächen und Schattenseiten sowie ihrer eigenen Biographie. Nur wenn angehende Therapeuten in ihrem individuellen Sosein durch ihren Dozenten ernst genommen sind, wird sich eine tragende Ich-Du-Beziehung in der Lehrer-Schüler-Beziehung ausbilden können; dann können wir auch erwarten, daß Therapeuten die Ich-Du-Beziehung in der therapeutischen Beziehung verantwortlich gestalten.

»Statt auf einen einheitlichen Wissenskanon (der sowieso nie genügt) könnten wir darauf setzen, in den Studenten ein ausreichendes Empfinden für ihr (wie unser) Nicht-Wissen zu erzeugen. Statt auf fertige Konzepte zu vertrauen, mögen wir vertrauen auf die Fähigkeit zur Reflexion. Nicht die Antworten sollten am Ende der Ausbildungszeit mehr geworden sein, sondern die Fragen und die Arten des Fragens.

Statt nur auf einen einheitlichen Output an Wissen und Fertigkeiten könnten wir darauf setzen, die individuellen Fähigkeiten des einzelnen zu entdecken, wertzuschätzen und zu fördern. Wir sollten darauf vertrauen, daß diese Gesellschaft vermutlich besser funktioniert, wenn Auszubildende eine Förderung ihrer individuellen Werte erfahren, als wenn wir eine Selektion dessen betreiben, was angeblich *die* Gesellschaft, in Wirklichkeit *der Markt* braucht. Statt also nur zu fragen, was muß ein Künstlerischer Therapeut im Durchschnitt können, könnten wir auch fragen: Was ist an diesem Studenten das Besondere? Wie kann dieses Besondere so gefördert werden, daß es wiederum anderen Menschen weiterhilft.

Als Dozenten haben wir die Aufgabe, einerseits eine Richtung zu haben und zugleich auf die Offenheit der Entwicklung vertrauen zu müssen, die wir in Gang setzen. Wir müssen nicht zuvörderst unser Wissen weitergeben, sondern einen Prozeß in Gang setzen, der mehr Wissen und Können ermöglicht, als es von uns selbst zu erreichen war.«[177]

Allerdings gelten diese Grundsätze nur dann, wenn durch eine strenge und kontrollierbare künstlerisch-therapeutische Ausbildung eine ganz bestimmte Kompetenz des Künstlerischen Therapeuten erreicht wird. Was muß er können und nachweislich (auch abprüfbar) gelernt haben?

1. Er muß sein künstlerisches *Handwerkszeug* kennen und beherrschen. Bei einem Musiktherapeuten beispielsweise gehört dazu eine musikalische Grundausbildung von 3-4 Jahren (wie sie an Hochschulen oder zumindest Fachhochschulen angeboten wird). Entsprechendes gilt für alle anderen künstlerisch-therapeutischen Disziplinen.

2. Er muß fähig sein zur *methodischen Reflexion* der *therapeutischen Beziehung*. Dazu gehört die Kenntnis und Handhabung der Übertragung/Gegenübertragung, der Begegnung und des therapeutischen Flusses.[178] Das wird in der Regel erreicht durch ein intensives Training von 5-7 Jahren, das durch Lehrtherapie und systematische, gegebenenfalls berufsbegleitende Supervision gewährleistet wird.

3. Der Therapeut muß *alle* in Therapien auftauchenden psychologischen und psychovegetativen Prozesse erkennen und *selbst* handhaben können. Er kann nicht komplizierten therapeutischen Situationen ausweichen, indem er zum Beispiel bei akuter Suizidalität den Patienten zum Psychiater schickt und der Patient sich unterdes suizidiert. Auch dazu gehört ein jahrelanges, eventuell berufsbegleitendes Training unter Supervision. Vor allem muß der angehende Therapeut die Erfahrung von der *autonomen Gestaltungskraft des therapeutischen Prozesses* überhaupt gemacht haben – ohne diese grundlegende Erfahrung wird er ständig in Versuchung sein, den Prozeß zu manipulieren statt ihm Raum zu geben.*

4. Der Student muß Kenntnisse in Psychologie, Psychodynamik, Psychopathologie, Physiologie und Anatomie, auch in sogenannter subjektiver Anatomie (Uexküll), sowie somatischer und vegetativer Krankheitslehre erworben haben. Diese Kenntnisse werden von Disziplin zu Disziplin verschieden gewichtet sein, so zum Beispiel werden Tanz-, Leib- und Bewegungstherapeuten fundierte Kenntnisse von Anatomie und Physiologie haben müssen, während beim Musiktherapeuten darauf weniger Gewicht zu legen ist. In jedem Fall aber muß das Konzept der Salutogenese bekannt sein.[179] Diese stellt die Gesundheit und die Heilkräfte in den Mittelpunkt, während Pathologie und Pathogenese sich mit Krankheit und Krankheitsentstehung befassen. Salutogenese ist als ein zukunftsträchtiges Konzept anzusehen (Nefiodow).

* Siehe auch Seite 83ff, insbesondere Seite 97ff.

5. Schließlich ist *Teamfähigkeit* beim Künstlerischen Therapeuten erforderlich. Der Wille und die Fähigkeit zur Kooperation mit anderen Berufsgruppen wie Sozialarbeitern, Ärzten, Krankenschwestern, Heilpädagogen, Pädagogen und Sozialpädagogen, Seelsorgern ist erforderlich. Teamfähigkeit läßt sich durch geeignete Gruppenmethoden wie etwa themenzentrierte Interaktion üben.[180]

Sie ist auch deshalb notwendig, weil Künstlerische Therapeuten grundsätzlich ein *verbindendes Glied* zwischen sehr verschiedenen Berufsgruppen darstellen können: mehr wissenschaftlich ausgebildeten Ärzten und Psychologen, mehr praktisch orientierten Berufen wie Krankenschwestern, Sozialarbeitern und organisatorisch-juristisch-soziologisch orientierten Managern und schließlich Psychotherapeuten und Seelsorgern, die auf den einzelnen Patienten intensiv ausgerichtet sind.

6. Fähigkeit zur kritischen Reflexion des eigenen Ansatzes, beziehungsweise der erlernten Methoden; sowie Fähigkeit, diese Methoden nach Indikation und Kontraindikation zu unterscheiden.

7. Fähigkeit zur Kooperation mit anderen künstlerisch-therapeutischen Schulen. (Ein Anfang ist gemacht mit der »Kasseler Konferenz der Musiktherapeuten« und deren »Kasseler Thesen«.)

Ausbildungsstätten

Dieser Überblick umfaßt Ausbildungsstätten in Deutschland, der Schweiz, Österreich und den Niederlanden, soweit sie mir bekannt sind. Einzelne sind nur dem Namen nach erwähnt, da keine weiteren Informationen zu erhalten waren.

Allgemeiner Überblick

Den Ausbildungsstätten in Künstlerischen Therapien wurden die folgenden Fragen zur Beantwortung vorgelegt.

1.	a)	**Name und Anschrift der Ausbildungsstätte** mit Tel. und Fax, gegebenenfalls Name von Ausbildungsleiter/in
	b)	gelehrte Disziplin (z. B. Tanztherapie, Heileurythmie, Musiktherapie, Kunsttherapie et cetera)
2.		Träger der Institution (Land, Stadt, Verein et cetera) Status: Hochschule, Fachhochschule, anderes
3.		Studienzeit (Semester, Studienjahre, Trimester)
	a)	grundständige Ausbildung?
	b)	Aufbaustudium?
4.		Schwerpunkt (z. B. klinisch therapeutisch, sozialpädagogisch) hauptsächlich angewandte Verfahren (z. B. Holz, Stein, Ton, Aquarell)
5.		weltanschauliche Richtung beziehungsweise ideeller Ansatz (z. B. psychoanalytisch, anthroposophisch, humanistisch)
6.		Abschluß (z. B. Diplom-Kunsttherapeut, staatliche Prüfung, private Prüfung)
7.		geschätzte Studienkosten insgesamt für die Studierenden (BaföG-anerkannt?)
8.	a)	Aufnahmevoraussetzungen (z. B. Abitur, Fachhochschulabschluß, Abschluß Hochschule, etwa Musikstudium)
	b)	Anzahl der aufgenommenen Studenten pro Semester beziehungsweise Trimester oder Jahr

Der Überblick ist geordnet entsprechend der oben genannten Numerierung (1.-8.) Die Tabelle ist nach Disziplinen (I-V) und darunter nach Ortsanschriften aufgeführt. Die Anordnung enthält keine Aussagen über die Qualität der Ausbildung.

I. Kunsttherapie

1. a) **Alanus Hochschule Alfter**
Johannishof, D-53347 Alfter, Tel. 02222/93 21 0, Fax 02222/932 121
b) Kunsttherapie

2. Private Trägerschaft, staatliche Anerkennung beantragt, Hochschule

3. a) 3 Jahre Künstlerische Ausbildung
b) 1 Jahr Kunsttherapie

4. Klinisch therapeutisch
Grundstudium Bildhauerei: Holz, Ton, Stein, Metall
Grundstudium Malerei: Aquarell, Öl, Guache, Pastell, Kohle etc.
Aufbaustudium Kunsttherapie: Aquarell, Ton, Kohle, Pastell

5. anthroposophisch

6. private Prüfung: Diplom der Alanus Hochschule

7. DM 400 pro Monat / 4 Jahre DM 14.400

8 a) Grundstudium: Künstlerische Mappe
Kunsttherapie: Quereinstieg (für Externe) Fachhochschul-/ Hochschulabschluß mit künstlerischer Ausrichtung
b) Grundstudium: 25, Therapiestudium: 20

1. a) **ARTABAN Schule für Künstlerische Therapie**
Westfälische Str. 82, D-10709 Berlin, Tel./Fax 030/86 14381
Katharina Gutknecht
b) Kunsttherapie

2. Verein: Gemeinschaft zur Förderung heilpädagogischer

Maltherapie, Berlin e.V.
Vom Senat Berlin genehmigte Ergänzungsschule

3. 4 Jahre (8 Semester)

4. klinisch/heilpädagogisch/sozialpädagogisch
alle 3 Bereiche: Aquarell/Ton

5. anthroposophisch

6. private Prüfung – schuleigenes Diplom

7. Studienkosten: DM 16.800
Aufnahme: DM 200
Prüfungen: 2. Semester: DM 150
Prüfungen: 5. Semester: DM 150
Abschluß: DM 300
Diplom: DM 300
nicht BaföG-anerkannt

8. a) abgeschlossene Berufsausbildung oder Fachhochschulabschluß
b) circa 12/14 pro Jahr

1.	a)	**Privathochschule für Kunsttherapie** Mühlweg 18, D-89143 Blaubeuren, Tel. 07 344/3443, Fax 07 344/3378 Jens Drescher/Christine Pommerenke
	b)	Kunsttherapie (berufsbegleitend)
2.		Förderverein Kunsttherapie e.V. private Ergänzungsschule
3.	a)	5 Studienjahre 3 Wochenenden im Monat
4.		klinisch-therapeutisch malerisch/bildhauerisch (Farbe, Holz, Stein)
5.		anthroposophisch-medizinisch, philosophisch
6.		interne Prüfung, öffentliche Ausstellung, Diplom
7.		Studiengebühren circa DM 15.500 + Materialkosten nicht BaföG-anerkannt
8.	a)	mittlerer Bildungsabschluß + Berufsausbildung (künstlerisch/sozial)
	b)	pro Jahr maximal 25

1.	a)	**Hochschule Bildende Künste** Cottbuser Str. 37, D-01129 Dresden Tel./Fax 0351/8496706 Dipl-Psych. Sigrid Völker/Prof. Dr. Karl Heinz Menzen
	b)	Aufbaustudium Kunsttherapie
2.		–
3.	a)	–
	b)	2 Jahre
4.		– –
5.		–
6.		–
7.		– –
8.		– –

1. a) **Institut für Psychoanalytische Kunsttherapie** (IPK)
Küchengartenstr. 8, D-30449 Hannover
Tel 0511/454671
Sekretariat: Dietmar Becker
b) Kunsttherapie

---

2. Privatinstitut

---

3. a) –
b) 4-jährig berufsbegleitend,
10 Wochenenden pro Jahr + 4 Seminarblöcke à 5 Tage

---

4. klinisch therapeutisch
Malen und Zeichnen

---

5. psychoanalytisch

---

6. private Prüfung mit Möglichkeit eine Graduierung
des DFKGT zu erwerben

---

7. circa DM 15.000
nicht BaföG-anerkannt

---

8. a) Hochschulabschluß; 3 Jahre berufliche Praxis
b) zweijährig jeweils circa. 25 Studenten

1. a) **Universität Hildesheim**
Institut für Bildende Kunst und Kulturwissenschaft
Marienburger Platz 22, D-31141 Hildesheim
Tel. 05121/883-630 (Sekretariat)
Anna Schwerdtfeger
b) in Vorbereitung: Studienschwerpunkt Kunsttherapie mit Ziel
»Aufbaustudiengang Kunsttherapie«
mit Anbindung Lehramt Kunst und Kulturpädagogik

---

2. Land Niedersachsen
Universität

---

3. a) –
b) voraussichtlich 4-6 Semester

---

4. klinisch therapeutisch
alle zu gestaltenden künstlerischen Materialien

---

5. psychoanalytisch

---

6. voraussichtlich Diplom

---

7. –
–

---

8. a) –
b) –

1. a) **Institut für Kunst und Kunsttheorie**
Abteilung für Kunst und ihre Didaktik
(Universität Köln, Erziehungswissenschaftliche Fakultät)
Gronewaldstr. 2, D-50931 Köln, Tel. 0221/4704707, Fax 0221/4704716
Univ. Prof. Dr. Peter Rech, Kunsttherapeut (HPG), Lehrtherapeut (DGKT)
Tel. 0221/4704705
b) Kunsttherapie mit Anschlußverfahren Bewegung/Performance

---

2. Land Nordrhein-Westfalen
Universität

---

3. a) grundständige kunsttherapeutische Teilausbildung (Wahlpflichtfach)
nach der Zwischenprüfung im Dipl.-Studiengang Erziehungswissenschaft:
4 Semester (23 Semesterwochenstudium)
b) –

---

4. kunsttherapeutisch, kreativtherapeutisch, klinisch-propädeutisch
Verfahren der bildenden Kunst, kulturvergleichende Verfahren,
Anschlußverfahren (Bewegung/Performance)

---

5. psychoanalytisch

---

6. Diplom-Pädagoge, -Pädagogin; akademische Prüfung;
Teilprüfung in Kunsttherapie (Hinweis im Zeugnis)

---

7. –
BaföG-anerkannt

---

8 a) Abitur, ZVS, Vorlage künstlerischer Arbeiten
b) 6-12 pro Semester

1. a) **Kölner Schule für Kunsttherapie**
Plankgasse 42, D- 50668 Köln, Tel. 0221/131108 Fax 0221/137619
Univ. Prof. Dr. Peter Rech, Kunsttherapeut (HPG), Lehrtherapeut (DGKT),
Tel. 0221/4704705
b) Kunsttherapie mit Anschlußverfahren Bewegung/Performance; Dramatherapie

---

2. Trägerverein der Kölner Schule für Kunsttherapie
privat

---

3. a) vierjährige Zusatzausbildung (reine Selbsterfahrungsausbildung, psychotherapeutisch gestützt, Krisenintervention); zusätzlich: persönliche Lehranalyse
b) –

---

4. klinisch therapeutisch, Bildverfahren, dramatische Verfahren

---

5. psychoanalytisch

---

6. Graduierung (4-tägiges Graduierungskolloquium)

---

7. DM 3.500,– pro Jahr

---

8. a) pädagogisches oder psychologisches und/oder künstlerisches
oder kunsttherapeutisches Studium
b) 3 Gruppen à 12 pro Jahr

1.	a)	**Hogeschool Leiden** Sociaal Kunstzinnige Therapie Postbus 382, NL-2300 AJ Leiden Ausbildungsleiter: Dr. D. Keijzer
	b)	Kunsttherapie
2.		Fachhochschule
3.	a)	1 Studienjahr
	b)	3 Studienjahre
4.		kunsttherapeutisch Zeichnen, Malen, Plastizieren
5.		anthroposophisch
6.		staatliche Prüfung
7.		Hfl 4.000,– pro Jahr –
8.	a)	Abitur
	b)	60 Vollzeit 30 Teilzeit

1.	a)	**Institut für Kunst und Therapie** (IKT) Nederlinger Str. 85, D-80634 München Sekretariat Tel./Fax 089/74576607 Prof. Dr. Gertraud Schottenloher
	b)	Kunsttherapie
2.		private Gesellschaft des bürgerlichen Rechts private Ausbildungsstätte
3.	a)	–
	b)	4 Jahre berufsbegleitende Weiterbildung
4.		(klinisch)-therapeutisch Malerei und Zeichnung, Ton
5.		psychoanalytisch – humanistisch – systemisch
6.		private Prüfung, Zertifikat
7.		DM 18.000,– –
8.	a)	Hochschul- oder Fachhochschulabschluß in humanwissenschaftlichen, sozialen oder künstlerischen Fächern
	b)	alle 3 Jahre 18 Studierende

1. a) **Akademie der Bildenden Künste München**
Aufbaustudium Bildnerisches Gestalten und Therapie
Von-der-Pfordten-Str. 19, D-80687 München
Tel. 089/54643 4 5 6, Fax 089/54643 4 5 7
e-mail: kunsttherapie.adbk.mhn.de
Prof. Dr. Gertraud Schottenloher
b) Kunsttherapie

---

2. Freistaat Bayern
Hochschule

---

3. a) –
b) 4 Semester

---

4. künstlerisch-therapeutisch, klinisch-therapeutisch
alle bildnerischen Verfahren, Maltechniken, Bildhauerei (Stein, Ton, Holz), Zeichnung u.a.

---

5. kreatologisch-künstlerisch – psychoanalytisch – humanistisch – systemisch

---

6. Zertifikat (staatlicher Abschluß)

---

7. keine Kosten (kein BaföG)
–

---

8. a) Kunsthochschulabschluß oder Fachhochschulabschluß in entsprechenden Fächern
b) circa 14 pro Jahr

1. a) **Christelijke Hogeschool Noord-Nederland**
Instituut Mensen Maatschappij, afd. Creatieve Therapie
Rengerslaan 8, Postbus 1298, NL-8900 CG Leeuwarden
Tel. 0031-58-2330336, Fax 0031-58-2330480
Jan-Berend vd Wijk/Directeur
b) Kunsttherapie, Dramatherapie

---

2. Niederländischer Staat
University of professional education

---

3. a) 4 Studienjahre
b) –

---

4. therapeutisch
alle bildnerischen Materialien, Naturmaterialien

---

5. eklektische Ansätze

---

6. Diplom

---

7. Hfl 3.000,– pro Studienjahr
–

---

8. a) Fachhochschulreife; Aufnahmeexamen
b) unbeschränkt

1. a) **Fachhochschule für Kunsttherapie der freien Kunstschule**
Sigmaringer Str. 15, D-72622 Nürtingen, Tel. 07022/933360,
Fax 07022/933623, Prof. Fritz Marburg
b) Kunsttherapie

---

2. Stiftung für Kunst und Kunsttherapie Nürtingen
Stiftung des bürgerlichen Rechts
Neckarstr. 13, D-72622 Nürtingen

---

3. a) 8 Semester
b) –

---

4. mehrere
Alle klassisch bildnerischen und verwandten Verfahren und Techniken (z.B. Puppen, Masken, Tonfeld, Video, Spiel, Landart, Filz, Natur- und synthetische Materialen) Projekte.

---

5. keine Festlegung, aber Orientierung in der Kunst, Vermeidung von Einseitigkeit, z.B. aus der des Materialismus

---

6. Diplom-Kunsttherapeut, staatliche Prüfung

---

7. DM 375 pro Monat
4 Jahre DM 18.000,–
–

---

8. a) Sonderprüfung laut STUPO + Aufnahmeprüfung
(künstlerisch und therapeutisch
–
b) 50 pro Jahr

1. a) **Freie Kunst-Studienstätte Ottersberg**
Am Wiestebruch 66-68, D-28870 Ottersberg, Tel. 04205/39490,
Fax 04205/394979, Rektor: Prof. Peer de Smit
b) Kunsttherapie – Bildende Kunst – Darstellende Kunst

---

2. Verein
staatlich anerkannte Fachhochschule

---

3. a) 12 Trimester (4 Jahre)
b) –

---

4. klinisch-therapeutisch und sozialpädagogisch
Ton, Aquarell

---

5. anthroposophisch

---

6. Diplom-Kunsttherapeut, staatliche Prüfung

---

7. DM 18.000,– zuzüglich Prüfungsgebühren + Materialkosten
BaföG anerkannt

---

8. a) Fachhochschulreife
b) 30-35 pro Trimester; circa 100 pro Jahr

1. a) **Hogeschool van Utrecht**
Faculteit Sociaal Agogische opleidingen/(FSAO)
afd. Creatieve Therapie
Hooglandseweg-Noord 140, Postbus 1128,
NL-3800 BC Amersfoort
Tel. 0031-33-4791 3 0 0, Fax 0031-33-4723622)
Direktor:Leon v. d. Griendt
b) Kunsttherapie, Musiktherapie, Dramatherapie, Gartentherapie

---

2. Niederländischer Staat
Praxis University of professional education

---

3. a) 4 Studienjahre
b) 4 Studienjahre

---

4. therapeutisch
alle bildnerischen Materialien; Naturmaterialien

---

5. ekletische Ansätze

---

6. Diplom

---

7. Hfl 3.000,– pro Studienjahr
–

---

8. a) Fachhochschulreife; Aufnahmeexamen
b) unbeschränkt

1. a) **Seminar für Mal- und Gestaltungstherapie**
Plenergasse 10/21, A-1180 Wien
b) Mal- und Gestaltungstherapie

---

2. privat
berufsbegleitende Fortbildung

---

3. a) 3 Jahre

---

b) –

---

4. psychosozialer, pädagogischer, klinischer Bereich
Farben, Ton, Collage, Rollenspiel, Maskenbau, Märchenarbeit, Imaginationen

---

5. integrativer Ansatz mit Schwerpunkt analytische Psychologie nach C. G. Jung

---

6. Mal- und Gestaltungtherapeut (Zertifikat)

---

7. circa 8.000,00 Euro
–

---

8. a) abgeschlossener psychosozialer, klinischer oder künstlerischer Grundberuf
b) circa 40 pro Jahr

1. a) **Wiener Schule für Kunsttherapie**
Weiterbildungsinstitut
Sekretariat: Porzellangasse 48/6, A-1090 Wien,
Tel./Fax 01/31 56 53 1
Irmgard M. Starke und Mag. Ernst J. Wittkowski
b) –

---

2. private Weiterbildungsstätte
Verein Wiener Schule für Kunsttherapie

---

3. a) 4 jährige nebenberufliche Weiterbildung
b) 2 Jahre Grundausbildung
c) 2 Jahre Begleitung der praktischen Anwendung

---

4. –
Mittel der bildenden Kunst, bevorzugt Tonerde und bildnerisches Material

---

5. Theorie der Gestaltbildung, tiefenpsychologischer Ansatz, PHRONETIK®.

---

6. private Abschlußprüfung (Zertifikat)

---

7. zur Zeit öS 35.000,00 pro Jahr; dazu Kosten für 82 Stunden
Einzeltherapie und 24 Stunden Supervision
Kosten für die Prüfung: circa öS 6.000,00
–

---

8. a) Mindestalter 24 Jahre
abgeschlossene Berufsausbildung
(möglichst im psychosozialen, medizinischen oder künstlerischen Bereich)
mindestens 1 Jahr Berufstätigkeit
Fähigkeiten im künstlerischen, visuellen Bereich und im Kontakt mit Menschen
b) –

1. a) **Institut ISIS**
Forchstr. 106, CH-8032 Zürich
Tel. 01/38 233-09, Fax -07
Thomas Lempert, Lic.theol.
b) Kunst- und Ausdruckstherapie, kunst- und ausdrucksorientierte Pädagogik,
kunst- und ausdrucksorientierte Psychotherapie

---

2. Stiftung EGIS, Adresse wie 1.
Unabhängiges Institut in vertraglicher Verbindung mit der Europäischen
Hochschule für Berufstätige EHB in Leuk, Wallis-Schweiz, und mit dem
Lesley Coll. Graduate School, Cambridge, MA-USA

---

3. a) 18 Monate
b) 18 Monate bis 4 Jahre (je nach Studienrichtung)

---

4. je nach Studienrichtung: klinisch therapeutisch, therapeutisch selbständig,
psychotherapeutisch, pädagogisch/beratend
Intermedial: Kunst/Gestaltung, Tanz, Theater, Poesie, Musik

---

5. phänomenologisch

---

6. institutsinternes Zertifikat oder in Verbindung mit einer Hochschule
Magister Artium in Künstlerischen Therapien mit Psychologie im
1. Nebenfach (EHB) oder Master of Arts in Expressive Therapies (Lesley Coll)
staatl. Prüfung

7. sFr. 17.500,– bis 20.500,– (ohne Unterkunft/Verpflegung,
Lehrtherapie, Supervision, Hochschulkosten)
–

8. a) für Studiengang kunst- und ausdrucksorientierte Psychotherapie
Universitätsabschluß, für die anderen Studienrichtungen individuelle
Bedingungen im Aufnahmeverfahren
b) 20 bis 30 pro Jahr

1. a) **Institut für Humanistische Kunsttherapie**,
Feldeggstr. 21, CH-8008 Zürich
Tel. 01/3835361, Fax 01/3835394
Dr. phil. Bettina Egger
b) Kunsttherapie

2. privat
private Institution

3. a) 3 Jahre Grundausbildung
b) 1 Jahr Diplomkurs

4. kunsttherapeutisch
Farben, Kleister, Papier

5. humanistisch

6. Diplom-Kunsttherapeut

7. sFr. 20.000,–
–

8. a) pädagogisches Grunddiplom
b) 36-42

Fachgesellschaften und Berufsverbände

- *Berufsverband für Anthroposophische Kunsttherapie BVAKT*, Roggenstr. 82, D-70794 Filderstadt

- *Berufsverband für Kunst-, Musik- und Tanztherapie BKMT* – Europäischer Dachverband für Künstlerische Therapien/ First European Association of Arts Therapies FEAT Clin-Search, Wollankstr. 61, D-13359 Berlin

- *Deutsche Gesellschaft für Künstlerische Therapieformen und Therapie mit kreativen Medien DGKT*, Kühlwetterstr. 49, D-40239 Düsseldorf, Tel. 0211/632524

- *Deutscher Arbeitskreis für Gestaltungstherapie/ Klinische Kunsttherapie DAGTP*, Calmbacherstr. 23a, D-75378 Bad Liebenzell

- *Deutscher Fachverband für Kunst- und Gestaltungstherapie e. V. DFKGT*, Sigmaringerstr. 15, D-72622 Nürtingen (Ysenburgstr. 10, D-80634 München, Tel. 089/1679984)

- *Europäische Akademie für Anthroposophische Kunsttherapie*, Choisyweg 2, NL-3701 TA Zeist

- *Europiean Consortium for Arts Therapies Education* ECARTE, P.O. Box 9029, Nijmegen, Netherlands

- *Gesellschaft anthroposophischer Ärzte in Deutschland*, Roggenstr. 82, D-70794 Filderstadt, Tel. 0711/7799711

- *Internationale Gesellschaft für Kunst, Gestaltung und Therapie IGKGT/ International Association for Art, Creativity and Therapy IAACT*, Dr. Philipp Martius, Radeckestr. 34, D-81245 München, Tel. 089/888090

- *Medizinische Sektion am Goetheanum*, Hochschule für Geisteswissenschaft Dornach, CH-414 Dornach

- *Nederlandse Vereniging voor kreatieve Therapie NVKT,* Fivelingo 253, NL-3524 BN Utrecht, Tel. 00 31-30-80 04 32, Fax 00 31-30-89 30 86

- *ÖFKG – Österreichischer Fachverband der Kunst- und Gestaltungstherapeutlnnen*, c/o Mag. Ernst J. Wittkowski, Postfach 51, A-1090 Wien

- *ÖGKT – Österreichische Gesellschaft für Kunst und Therapie,* c/o Dr. Josef Shaked, Währinger Str. 15/11, A-1090 Wien

- *Schweizer Fachverband für Gestaltende Psychotherapie und Kunsttherapie GPK* c/o Stefan Seiler, Postfach, CH-8031 Zürich (Postfach 1306, 8038 Zürich)

- *SPV,* Weinbergstr. 31, CH-8006 Zürich

- *Vereniging voor Kunstzinnige Therapie op antroposofische grondslag,* Vlietenburg 34, NL-2804 WT Gouda

II. Musiktherapie

1. a) **Musiktherapeutische Arbeitsstätte e.V.**
Grundständiger Studiengang Musiktherapie
Gemeinschaftskrankenhaus Havelhöhe
Kladower Damm 221, Haus. 8a, D-14089 Berlin, Tel. 0 30/36 80 81 45,
Fax 0 30/36 80 81 46, Leiter: Peter Fausch, Musiktherapeut BVAKT
b) Musiktherapie (BVAKT)

2. Verein
privat

3. a) 4 Jahre (8 Semester)
b) –

4. aktive und rezeptive Musiktherapie
übungszentriert, mit rein akustischem Instrumentarium und Stimme

5. anthroposophisch

6. Zertifikat
Qualifikation gemäß den Richtlinien des BVAKT

7. circa DM 15.000,–
kein BaföG

8. a) Fachhochschule, vergleichbar
b) zweijährlich max. 12 Studenten

1. a) **Hochschule der Künste**
Fakultät Musik/Seminar Musiktherapie, Mierendorffstr. 30, D-10589 Berlin
Tel. 0 30-31 85-25 53, Fax 0 30-31 85-26 80, e-mail: forschmt@hdk-berlin.de
b) Musiktherapie

2. Hochschule
staatlich

3. a) 6 Semester berufsbegleitend
b) Weiterbildungs- und Ergänzungsstudiengang Musiktherapie (Teilzeitstudium)

4. klinisch therapeutisch
–

5. psychoanalytisch (Langenberg), entwicklungs-psychologisch (Schumacher)

6. Diplom-MusiktherapeutIn

7. DM 13.000,– (externe Lehrmusiktherapie, Supervision)
kein BaföG

8. a) mindestens 3jährige auf Studieninhalte oder Musiktherapie bezogene Berufspraxis
supervisionsbegleitetes klinisches Vorpraktikum – mindestens 6-10 Wochen
Teilnahme an Informations- und Einführungsveranstaltungen
b) 12-14 Studenten

1. a) **Akademie für angewandte Musiktherapie in der Deutschen Musiktherapeutischen Vereinigung Ost e.V.**
Fachklinik Klosterwald
Bahnhofstr. 33, D-07639 Bad Klosterlausnitz
Tel/Fax 03 66 0 1 /8 59 77
Leiter: Doz. Dr. phil. habil. Christoph Schwabe
b) Musiktherapie
aktive Gruppenmusiktherapie; regulative Musiktherapie Sozialmusiktherapie

---

2. gemeinnütziger Verein:
Deutsche Musiktherapeuten Vereinigung Ost e.V. (DMVO e.V.)
private Ausbildungsstätte

---

3. a) –
b) berufsbegleitend
Basiskurs: 2 Jahre
Aufbaukurs: 1 Jahr

---

4. sowohl klinisch therapeutisch als auch sozialpädagogisch beziehungsweise präventiv
aktive Musiktherapie (Instrumentalimprovisation, tänzerische Musiktherapie, Bewegungsimprovisation, Bildgestalten mit Musik)
Rezeptive Verfahren (Regulative Musiktherapie)

---

5. erkenntnistheoretischer beziehungsweise lerntheoretischer Ansatz

---

6. private Prüfung
nach bestandenem Basiskurs: Zertifikat nach Aufbaukurs:
Berufszuerkennung »Musiktherapeut der DMVO e.V.«

---

7. circa DM 8.700,–
nicht BaföG-anerkannt

---

8. a) Berufstätigkeit in einem klinischen, sozialen, pädagogischen oder musischen Beruf
b) nachfrageabhängig: Beispiel 1998: 52 Studenten

1.	a)	**Fachhochschule Frankfurt/M.** Weiterbildendes Studium Musiktherapie Nibelungenplatz 1, D-60318 Frankfurt/M. Tel. 069/1533-2836, Fax 069/1533--2867 Verwaltung: Tel. 069/1533-2680, Fax 069/1533-2683 Leitung: Prof. Dr. Almut Seidel
	b)	Musiktherapie
2.		siehe oben: Fachhochschule Frankfurt Fachhochschule
3.	a)	–
	b)	Weiterbildungsstudium: 6 Semester, Abschluß danach
4.		klinisch-therapeutisch, rehabilitativ, sozialpädagogisch, vergleiche »Kasseler Thesen« Musik
5.		In der Lehre: bewußt schulenintegrativ, um den späteren Kollegen die Wahl ihrer therapeutischen Heimat zu ermöglichen. Vom Werdegang der Dozenten her: psychoanalytisch, humanistisch, systemisch, verhaltenstherapeutisch.
6.		staatliche Prüfung, Hochschulzeugnis
7.		DM 10.360,– keine BaföG Anerkennung
8.	a)	abgeschlossenes Hochschulstudium (FH, Universität) in Pädagogik, Sozialpädagogik, alternativ: anderer Hochschulabschluß und 6 Jahre einschlägige Berufserfahrung
	b)	pro Jahr maximal 14

1.	a)	**Institut für Musiktherapie der Hochschule für Musik und Theater Hamburg** Harvestehuder Weg 12, D-20148 Hamburg Tel. 040/42848-2554, Fax 040/42848-2666 Lehrstuhlinhaber und Direktor: Prof. Dr. Hans-Helmut Decker-Voigt, Ph.D./M.A.
	b)	Musiktherapie sowie Musikmedizin
2.		Freie und Hansestadt Hamburg Hochschule
3.	a)	8 Semester
	b)	6 Semester
4.		klinisch therapeutisch aktive Musiktherapie (Improvisation) rezeptive Musiktherapie, Mischformen und mehrmediale Verfahren
5.		psychoanalytisch sowie humanistisch-psychologisch
6.		Zusatzstudium: Zertifikatsabschluß (geplant Bachelor) Aufbaustudium: Diplom-Musiktherapeut (alles staatliche Prüfungen)
7.		Zusatzstudium: kostenlos Aufbaustudium: derzeit monatlich. DM 508,– –
8.	a)	–
	b)	Zusatzstudium: alle 3 Semester bis zu 8 Aufbaustudium: alle 3 Jahre bis zu 16

1.	a)	**Fachhochschule Heidelberg** Staatlich anerkannte FH der SRH-Gruppe, Fachbereich Musiktherapie Maaßstr. 26/28 D-69123 Heidelberg, Tel. 06221/884150/51, Fax 52 Dekan: Prof. Dr. Hans Volker Bolay
	b)	Musiktherapie
2.		SRH-Gruppe Berufsförderungswerk Heidelberg FH Heidelberg private, staatlich anerkannte Fachhochschule
3.	a)	8 Semester
	b)	–
4.		klinisch-musiktherapeutisch Musik
5.		tiefenpsychologisch, musikalisch-phänomenologisch
6.		staatlich anerkannter Abschluß: Diplom-Musiktherapeut (FH)
7.		circa DM 25.000,– Bafög-anerkannt
8.	a)	Fachochschul- beziehunsgweise Hochschulabschluß
	b)	circa 25 pro Jahr

1. a) **Institut für Musik am Freien Musikzentrum München**
Berufsbegleitende Weiterbildung Musiktherapie
Ismaningerstr. 29, D-81675 München, Tel. 089-41 42 47-0, Fax -60
Dr. Monika Nöcke-Ribaupierre, Dr. Tonius Timmermann
b) Musiktherapie

---

2. Freies Musikzentrum e.V. München
gemeinnütziger Verein

---

3. a) –
b) berufsbegleitende Weiterbildung 7 Semester

---

4. klinisch therapeutisch
verschiedene musiktherapeutische Verfahren auf tiefenpsychologischer Grundlage

---

5. pragmatischer Eklektizismus, tiefenpsychologisch orientiert

---

6. private Prüfung, Anerkennung durch Berufsverband

---

7. circa DM 26.000,–
–

---

8. a) mindestens Fachhochschulreife
b) alle 2 Jahre 14 Studenten

1. a) **Institut für Musikpädagogik**
Westfälische Wilhelms-Universität Münster
Zusatzstudiengang Musiktherapie
Philippistr. 2, D-48151 Münster
Sekr.: Fr. Reinmüller Tel. 0251/83-29467, Fr. Seyfi -29246
Fax 0251/83-25317
Leitung: Dr. Rosemarie Tüpker Tel. 0251/83-29291
e-mail: Dr. Rosemarie Tuepker@t-online.de
b) Musiktherapie

---

2. Land Nordrhein-Westfalen
Universität

---

3. a) –
b) Zusatzstudiengang; Regelstudienzeit 4 Semester,
durchschnitttliche Studienzeit 5-6 Semester

---

4. klinisch therapeutisch Musik – Sprache – Schweigen

---

5. psychoanalytisch, morphologisch

---

6. Diplom-MusiktherapeutIn, staatliche Prüfung

---

7. übliche Sozialgebühren der Universität
Lehrmusiktherapie muß selbst finanziert werde
BaföG nach neuester Gesetzeslage Streitfall

---

8. a) Abitur und 1. Staatsexamen Sekundarstufe I oder II mit dem Unterrichtsfach Musik oder Primarstufe mit dem Schwerpunktfach Musik
b) 6-10 Studierende pro Semester

1. a) **Gesamthochschule Universität Siegen**
Hölderlinstr. 3, D-57068 Siegen
Tel. 0271/64157, Fax 0271/6609512
Prof. Dr. Harmut Kapteina/Inge Kritzner
b) Zusatzausbildung Musiktherapie

---

2. Staatlich
Universität Siegen in Kooperation
mit dem Musiktherapeutischen Institut BAI, Siegen

---

3. ca. 3 Jahre

---

4. pädagogisch und therapeutisch
musiktherapeutische Methoden

---

5. psychoanalytisch/humanistisch

---

6. Zusatzqualifikation

---

7. circa DM 7.000,-
–

---

8. a) Abschluß eines helfenden Berufes
b) circa 20

1. a) **Institut für Musiktherapie Universität Witten/Herdecke**
Alfred-Herrhausen-Str. 50, 58448 Witten
Tel. 02302/926782, Fax 02302/926783
Leitung: Prof. Dr. Dagmar Gustorff, Prof. Dr. Lutz Neugebauer
b) Musiktherapie

---

2. freie Trägerschaft
Universität

---

3. a) –
b) 4 Semester (in der Regel)

---

4. klinisch-therapeutisch, Musik (schöpferische Musiktherapie)

---

5. humanistisch

---

6. Diplom-MusiktherapeutIn, staatlich anerkannt,
Möglichkeit zur Promotion (Dr. rer. medic.)

---

7. keine (nur Lebenshaltung)
–

---

8. a) Musik-/Musikpädagogik-/Kirchenmusikstudium
b) circa 6 pro Jahr

1. a) **Universität für Musik und darstellende Kunst Wien**
Lothringerstr. 18; A-1030 Wien
Tel. 01/5 88 06-0, Fax 01/5 87 28 97
b) –

---

2. –
Universität

---

3. a) –
b) –

---

4. –
–

---

5. –

---

6. –

---

7. –
–

---

8. a) –
b) –

1. a) **Zürcher Institut für Musiktherapie**
Berufsbegleitende Ausbildung Musiktherapie (bam)
Geschäftsstelle: Sonnenrain 4, CH-8716 Schmerikon
Tel/Fax 0041-55-2 92 12 35
Leiter: Dr. Fritz Hegi, Tel. 0041/1/4 82 35 69
b) Musiktherapie

---

2. Zürcher Institut für Musiktherapie als Verein organisiert
selbsttragende berufsbegleitende Zusatzausbildung auf Fachhochschule
bis Hochschulniveau

---

3. a) 3 Jahre Aufbaustudium
b) 1 Jahr Praxisjahr

---

4. klinische Musiktherapie
Musik (Improvisation und Rezeption)

---

5. Methodenvielfalt

---

6. Zertifikat (Anerkennung auf staatlicher Ebene steht bevor)

---

7. sFr. 31.500,–
–

---

8. a) psychologische Grundkenntnisse, Eigentherapie, musikalische Grundkenntnisse
b) pro Studiengang (alle 4 Jahre beginnt ein neuer Kurs) 18 TeilnehmerInnen

Fachgesellschaften und Berufsverbände

- *Berufsverband für Anthroposophische Kunsttherapie BVAKT*,
  Roggenstr. 82, D-70794 Filderstadt

- *Berufsverband klinischer Musiktherapeutinnen und Musiktherapeuten e. V. BKM*,
  Bahnweg 34, D-48291 Westbevern

- *Bundesarbeitsgemeinschaft der staatlich anerkannten Musiktherapieausbildungen*,
  Universität GH Siegen, Hölderlinstr. 3, D-57068 Siegen

- *Deutsche Gesellschaft für Musiktherapie e. V.(DGMT)*,
  Bundesgeschäftsstelle Libauer Str. 17, D-10245 Berlin

- *Deutscher Berufsverband der Musiktherapeutinnen und Musiktherapeuten e. V. DBVMT*,
  Tünkenhagen 3, D-23552 Lübeck

- *Ecarte (European Consortium for Arts Therapies Education)*,
  c/o Sahra Scoble, Univ.of Exeter,
  Newton Road, Torquay TQ2 BY, South Devon UK

- *Gesellschaft anthroposophischer Ärzte in Deutschland*,
  Roggenstr. 82, D-70794 Filderstadt, Tel. 07 11/7 79 97 11

- *Hoogeschool Enschede*, Studiengang Musiktherapie,
  Postbus 70.000, NL-7500 KB Enschede

- *Kasseler Konferenz aller musiktherapeutischer Fachgesellschaften und Berufsverbände* (zu erreichen über die Berufsverbände)

- *Medizinische Sektion an der Freien Hochschule für Geisteswissenschaft Goetheanum*, CH-4143 Dornach

- *ÖBM – Österreichischer Berufsverband der MusiktherapeutInnen*,
  Mantlergasse 47/3, A-1130 Wien, Tel./Fax 01/8 76 08 91

- *Schweizer Fachverband für Musiktherapie SFMT*, Sekretariat: Dominik Traub, Sterneugasse 1, CH-4125 Riehen, Tel. 0041-61-641 80 50
- *Ständige Ausbildungsleiterkonf. privatrechtlicher musiktherapeutischer Ausbildungen SAMT*, Wehrlestr. 22, D-81679 München

- *Universität Aalborg*, Studiengang Musiktherapie, Institut for Musik og Musiktherapi, Kroghstrade 6, DK-Aalborg

- *Verein zur Förderung der Nordoff/Robbins Musiktherapie e. V.* Beckweg 4, D-58313 Herdecke

- Sowie verschiedene entsprechende Berufsverbände in Japan, USA, Südamerika, wissenschaftliche Akademien und Universitäten.

- *DMVO* (Deutsche Musiktherapeutische Vereinigung Ost), Bahnhofstr. 33, D-07639 Bad Klosterlausnitz.

III. Bewegung, Tanz, Leibtherapie

1.	a)	**Margarethe Hauschka-Schule** Gruibingerstr. 29, D-73087 Boll, Tel. 0 71 64/45 64, Fax 0 71 64/40 34 Irmgard Marbach
	b)	Künstlerische Therapie/Malen-Zeichnen-Plastizieren
2.		Verein zur Förderung der Rhythmischen Massage und der Künstlerischen Therapie im Sinne v. M. Hauschka e.V. Gruibinger Str. 29, D-73087 Boll private Fachschule
3.	a)	1,5 Jahre Studienzeit, Aufbaustudium
	b)	–
4.		medizinisch-therapeutisch Hauptsächlich Naß in Naß, Schicht-Technik, Ton
5.		anthroposophisch
6.		Diplom: Künstlerische Therapie schulinterne Prüfung
7.		zur Zeit DM 4.050,– kein BaföG
8.	a)	–
	b)	im Jahr ca. 10 Studenten

1.	a)	**Goetheanum, Freie Hochschule für Geisteswissenschaft** Medizinische Sektion, Postfach 134, CH-4143 Dornach Tel. 0 61-7 06 42 90, Fax 0 61-7 06 42 91 Christine Junghans/Leitung, Dr. Gudrun Wolff-Hoffmann
	b)	Heileurythmie-Ausbildung
2.		Goetheanum, Medizinische Sektion, privat Fachhochschule
3.	a)	–
	b)	1,5-2 Jahre
4.		– –
5.		anthroposophisch
6.		Diplom-Heileurythmist
7.		sFr. 5.100,– zusätzlich Praktika kein BaföG
8.	a)	Eurythmie-Studium (4-5 Jahre)
	b)	circa 18 pro Jahr

1. a) **Heil-Eurythmie-Ausbildung Hamburg e.V.**
Suurheid 20, D-22559 Hamburg
Tel. 040/8 70 28 06
Leiter: Pauline Grounds, Lasse Wennerschou
Düpenautal 9c, D-22589 Hamburg
b) Heileurythmie

2. private Trägerschaft

3. a) –
b) –

4. –
–

5. anthroposophisch

6. private Prüfung

7. Sudiengebühren DM 6.300,–
–

8. a) Euyrythmie-Ausbildung
b) 12 pro Jahr

1. a) **Akademie Monheim am Rhein**
Langen Institut gGmbH, Hoftstr. 16, D-40789 Monheim,
Tel. 0 21 73/93 66 93, Fax 0 21 73/93 55 95
Marianne Eberhard-Kaechele*
b) Tanz- und Ausdruckstherapie

2. Langen Institut als freier, privater Träger
Ergänzungsschule

3. a) 2 Jahre Vollzeit, 1 Jahr Klinikpraktikum
b) 4-5 Jahre

4. klinisch-therapeutisch
Bewegungsanalyse, Tanz- und Bewegungsgestaltung, Intermedialer Transfer

5. psychoanalytisch, Schwerpunkt: tiefenpsychologisch
ergänzend: kunsttheoretisch, phänomenologisch humanistisch

6. Berufsverband der Tanz- und AusdruckstherapeutInnen Deutschland/ Österreich e.V. (BdTA) sowie des Tanz- und AusdruckstherapeutIn des Bundesverbandes für Tanztherapie (BVT)

* Langen Institut: Mitglied im Verband deutscher Privatschulen (VDP), im World Council for Psychotherapy – WCP, in der Deutschen und Internationalen Gesellschaft für Kunst, Gestaltung und Therapie, affiliiertes Institut im internationalen Network of Expressive Arts Therapy Training Centers/CH, Kooperation mit der Palucca Schule Dresden - Hochschule für Tanz, weitere Mitgliedschaft und Kooperationen in nationalen, europäischen und internationalen Fachverbänden.

7.		Gesamtkosten circa DM 25.000,– bis DM 35.000,– BafóG anerkannt
8.	a)	abgeschlossene Berufsausbildung, Abitur, je nach Ausbildungsart/ Fachrichtung auch andere Qualifikationen
	b)	Vollzeit-Ausbildung: jährlich 16-20 Aufbaustudium: jährlich bis 30

1.	a)	**Heileurythmie-Ausbildung - Stuttgart** Heubergstr. 15, D-70188 Stuttgart Tel. 0711/282927, Fax 0711/2624078
	b)	Heileurythmie
2.		Heileurythmie-Ausbildung e.V., Adresse wie unter 1 privat
3.	a)	1 Jahr (3 Trimester) plus circa 7 Monate Praktikum
	b)	–
4.		– –
5.		anthroposophisch
6.		interne Prüfung/Diplom (Abschlußkurs 3–4 Wochen) –
7.		Studiengebühr DM 6.000,– (DM 2.000,– pro Trimester), Gebühr für den Abschluß DM 450,– und Lehrmittel – Kosten circa DM 250,– kein BafóG
8.	a)	abgeschlossene Grundausbildung in Eurythmie an einer vom Goetheanum in Dornach anerkannten Eurythmieschule, Pflegepraktikum von mindestens 4 Wochen an einer Krankenanstalt
	b)	16 – 20 pro Jahr

Fachgesellschaften und Berufsverbände

- *Berufsverband für Anthroposophische Kunsttherapie e. V.,*
  Roggenstr. 82, D-70794 Filderstadt

- *Bundesverband für Tanztherapie Deutschland e. V. (BVT),*
  Hofstr. 16, D-40789 Monheim, Tel. 0 21 73/93 66-94 Fax -95

- *Verband diplomierter Heileurythmisten in der Schweiz,*
  In den Zielbäumen 8, CH-4143 Dornach

- *Vereinigung anthroposophisch orientierter Ärzte in der Schweiz,*
  Dr. med. Eva Streit, Paracelsus-Spital, Bergstr. 16,
  CH-8805 Richterswil, Tel. 00 41-1-7 87 21 21 Fax 00 41-1-7 87 29 40

IV. Atem, Sprache, Stimme

1. a) **Dora Gutbrod Schule für Sprachkunst**
Postfach 701, CH-4144 Arlesheim, Tel./Fax 00 41-61-7 01 51 64
Schulleitung: Ursula Ostermai
b) Sprachgestaltung, Sprachkunsttherapie

2. gemeinnütziger Verein, BL
private Kunsttherapieschule

3. a) 3 Jahre
b) 1 Jahr

4. künstlerisch, pädagogisch-heilpädagogisch-therapeutisch, klinisch-therapeutisch
Sprache

5. anthroposophisch

6. Diplom-Kunsttherapeut/In
Fachrichtung Sprache

7. sFr. 21.720,–
BaföG anerkannt

8. a) Grundkenntnisse in der Anthroposophie, Beherrschen der deutschen Sprache, max. Alter: 35 Jahre
b) pro Jahr 1 neuer Kurs 5-7 Anfänger, pro Jahr ein neuer Kurs 4. Studienjahr (5-7)

1. a) **Ilse-Middendorf-Institut für den Erfahrbaren Atem**
Dipl.-Ing. Helge Langguth
Postweg 23, D-64743 Beerfelden-Falken-Gesäß
Tel. 01 80-2 86 00 66
b) Atemtherapie

2. private Schule
Inhaber und organisatorischer Leiter: Helge Langguth
private Schule

3. a) 3 Semester
b) 7 Semester

4. atemtherapeutisch
erfahrbarer Atem nach Prof. Ilse Middendorf ®

5. Mensch als Einheit von Körper, Seele und Geist

6. private Prüfung

7. DM 25.000,–
nicht BaföG anerkannt

8. a) keine, ab 25 Jahre
b) maximal 20 pro Seminar

1. a) **Ilse-Middendorf-Institut**
Victoria-Luise-Platz 9
D-10777 Berlin
Tel. 030-21479530
b) Atemtherapie

2. private Schule
Inhaber und organisatorischer Leiter: Helge Langguth
Ersatzschule

3. a) 3 Semester
b) 7 Semester

4. atemtherapeutisch
erfahrbarer Atem nach Prof. Ilse Middendorf ®

5. Mensch als Einheit von Körper, Seele und Geist

6. private Prüfung

7. DM 25.000,–
nicht BaföG anerkannt

8. a) keine, ab 25 Jahre
b) maximal 20 pro Seminar

1. a) **CJD Schule-Schlaffhorst-Andersen Bad Nenndorf**
Bornstr. 20, D-31542 Bad Nenndorf
Tel. 05723/9418-0 Fax -18, e-Mail: cjd schule schlaffhorst-andersen.de
homepage: www.schlaffhorst-andersen.de
b) Atem-, Stimm- und Sprachtherapie/-schulung

2. Christliches Jugenddorfwerk Deutschlands e.V.
Teckstr. 23, D-73061 Ebersbach
Berufsfachschule

3. a) 3 Jahre/6 Semester
b) Fortbildungsangebote

4. klinisch, therapeutisch, prophylaktisch
Atem-, Stimm- und Körperarbeit

5. auf der Grundlage der Erkenntnisse von C. Schlaffhorst und H. Andersen

6. staatlich geprüfte Atem-, Sprech- und Stimmlehrer/innen

7. circa DM 22.000,–
BaföG anerkannt

8. a) mittlere Reife, 1 Jahr Sozialpraktikum, Eignungsprüfung
b) circa 25 SchülerInnen pro Semester

Fachgesellschaften und Berufsverbände:

- *Arbeitsgemeinschaft für Atem Afa,*
  Waldstr. 5, D-10551 Berlin

- *Berufsverband anthroposophischer Kunsttherapie,*
  Roggenstr. 82, D-70794 Filderstadt

- *Berufsvereinigung der AtemtherapeutInnen/-pädagogInnen des Erfahrbaren Atems nach Prof. Ilse Middendorf e. V. - BEAM,*
  Postweg 23, D-64743 Beerfelden, Tel. 0 60 68-91 20 26, Fax 0 60 68-46 62

- *Bundesverband Deutscher Gesangspädagogen BDG,*
  Gellertstr. 55, D-30175 Hannover

- *Deutsche Gesellschaft für Musikphysiologie und Musikermedizin e. V. DGFMM,* Welschstr. 5, D-55131 Mainz

- *Deutsche Gesellschaft für Sprach- und Stimmheilkunde e. V. DGSS,*
  Kardinal-von-Galen-Ring 10, D-48149 Münster

- *Deutsche Gesellschaft für Sprachheilpädagogik dgs e. V.,*
  Goldammerstr. 34, D-12351 Berlin

- *Deutsche Gesellschaft für Sprechwissenschaft und Sprecherziehung e. V. DGSS,* Beekfeldweg 35, D-46519 Alpen

- *Deutscher Bundesverband für Logopädie e. V. dbl,*
  Augustinusstr. 11a, D-50226 Frechen

- *Deutscher Verband für Physiotherapie - Zentralverband für Physiotherapeuten/Krankengymnasten ZVK,*
  Deuzer Freiheit 72-74, D-50679 Köln

- *Medizinische Sektion an der Hochschule für Geisteswissenschaft,*
  CH-4143 Dornach

V. Multidisziplinär

1. a) **Verein zur Förderung der Rudolf-Steiner-Akademie**
Mühlweg 18, D-89143 Blaubeuren
b) Kunsttherapie, Voll- und Teilzeit
Musiktherapie, Voll- und Teilzeit
Heileurythmie, Vollzeit (Weimarer Modell)
Sprachgestaltung- und -Therapie, Vollzeit
Physiotherapie (erweitert)

---

2. Verein zur Förderung der Rudolf-Steiner-Akademie
–

---

3. a) 3-4 Jahre
b) bei entsprechenden Voraussetzungen

---

4. Bildende Kunst und umfassende medizinische Menschenkunde
verschiedene Techniken

---

5. anthroposophische Medizin

---

6. Abschluß-Diplom mit Anerkennung der Rudolf-Steiner-Akademie,
der Europäischen Akademie für Anthroposophische Kunsttherapie
und der Freien Hochschule für Geisteswissenschaften/Medizinische Sektion

---

7. –
–

---

8. a) Abitur und mittlere Reife in Verbindung mit Berufsausbildung,
Waldorfschulabschluß
b) circa 20 pro Jahr

1. a) **Europäische Akademie für psychosoziale Gesundheit und Kreativitätsförderung (EAG)**
in Trägerschaft des Fritz Perls Institutes (FPI)
Wefelsen 5, D-42499 Hückelswagen
Leitung: Elisabeth Auerbach
b) Integrative Tanztherapie, Integrative Musiktherapie, Integrative Kunsttherapie,
Integrative Dramatherapie, Integrative Poesie- und Bibliotherapie
2. gGmbH
staatlich anerkannte Weiterbildungsstätte

---

3. a) –
b) 3-5 jährige Aufbaustudiengänge

---

4. klinisch-therapeutisch, intermedial

---

5. klinisch-psychologisch, phänomenologisch-hermeneutisch, entwicklungs-orientiert (lifespon developmental psychology)

---

6. Graduierung zum Klinischen Tanztherapeuten, Klinischen Kunsttherapeuten et cetera

7.		circa DM 20.000,– exclusive Lehr-/Kontrollanalyse –
8.	a)	abgeschlossener psychosozialer, pädagogischer oder pflegerischer Grundberuf oder ein abgeschlossenes Hochschul- oder Fachhochschulstudium in Medizin, Psychologie oder in einem anderen humanwissenschaftlichen oder sozialwissenschaftlichen Fach
	b)	Teilnehmerzahlen nach Anmeldungen

1.	a)	**Westfälische Wilhelms-Universität Münster** Weiterbildung Musik- und Tanztherapie Steinfurter Str. 107a, Gebäude 5, 1. OG Zi 16, D-48149 Münster Tel. 0251-8 33 18 03 www.musiktherapie-tanztherapie.de
	b)	Tanztherapie, Musiktherapie
2.		staatlich Hochschule
3.	a)	3 Jahre
	b)	3 Jahre
4.		klinisch-therapeutisch wissenschaftlich-künstlerisch
5.		wissenschaftlich-künstlerisch
6.		mit und ohne Abschluß
7.		DM 6.000,– beziehungsweise insgesamt DM 12.000,– –
8.	a)	Aufnahmeprüfung
	b)	verschieden

1. a) **Akademie für Musik- und Tanztherapie EU**
Von-Esmarch-Str. 111, D-48149 Münster
Tel. 0251/861500, Fax 0251/866488
www.musiktherapie-tanztherapie.de
Prof. Dr. Dr. Karl Hörmann
b) Tanztherapie, Musiktherapie

---

2. Akademie für Musik- und Tanztherapie EU
Von-Esmarch-Str. 111, D-48149 Münster
Tel. wie unter 1.)

---

3. a) 5 Jahre
b) –

---

4. klinisch-therapeutisch
–

---

5. wissenschaftlich-künstlerisch

---

6. mit und ohne Abschluß

---

7. insgesamt DM 12.000,–
–

---

8. a) Aufnahmeprüfung
b) verschieden

Fachgesellschaften und Berufsverbände:

- *Berufsverband anthroposophischer Kunsttherapie,*
  Roggenstr. 82, D-70794 Filderstadt

- *Berufsverband für Kunst-, Musik- und Tanztherapie,*
  Europäischer Dachverband für künstlerische Therapien gem. e.V. (BKMT), Lehrstuhl für Pädagogik, Universität Bamberg,
  Markusplatz 3, D-96047 Bamberg, Tel. 09 51/8 63 18 28 Fax 48 28

- *Berufsverband Klinischer Musiktherapeuten BKM,*
  Bahnweg 34, D-48291 Westbevern

- *Deutsche Gesellschaft für Integrative Therapie,* Gestalttherapie und Kreativitätsförderung DGIK, Schlankreye 34, D-20144 Hamburg

- *Deutsche Gesellschaft für künstlerische Therapieformen und Therapie mit kreativen Medien DGKT,*
  Büro: Kölner Schule für Kunsttherapie, Plankgasse 42, D-50668 Köln

- *Deutsche Gesellschaft für Poesie- und Bibliotherapie DGPB,*
  Traute Pape, Brunnenweg 12, D-24211 Preetz

- *Europäische Akademie für Anthroposophische Kunsttherapie*

- Internationale Gesellschaft für Kunst, Gestaltung und Therapie IAACT, München (Adresse s.unter I.)

- Medizinische Sektion der Freien Hochschule für Geisteswissenschaft in CH-4143 Dornach/Schweiz

- Musik- und Tanztherapie gem. e.V. (MTT), Institut für Musik- und Tanzpädagogik, Forschungsstelle für Musik- und Tanztherapie, Deutsche Sporthochschule Köln,
  D-50927 Köln, Tel. 02 21/4 94 82 44 Fax 4 97 13 89

Hinweise zur Qualität der Ausbildungsstätten

Angesichts der Vielgestaltigkeit der Ausbildungsstätten ist es nicht möglich, eine Beurteilung zur Qualität der Ausbildungen zu formulieren. Lediglich in bezug auf das formale Niveau läßt sich unterscheiden zwischen dem von Fach-, Fachhoch- oder Hochschulen. Weiterhin mag es ein Kriterium sein, ob die Ausbildung mit einer staatlichen Prüfung oder einem institutsinternen Abschluß endet; jedoch muß diese Unterscheidung kein Qualitätsmerkmal sein. Ein weiteres Kriterium: Bietet die jeweilige Ausbildungsstätte die Möglichkeit oder zumindest die Voraussetzung zur Promotion; und bietet sie damit Grundlagen für Forschung und wissenschaftliches Arbeiten?

Weiterhin gibt die Tabelle keinerlei Hinweise auf das jeweilige strukturelle und atmosphärische Binnenmillieu.

Natürlich steht ein Ausbildungsinteressent vor der lebenspraktischen Frage: *Wo soll ich mich bewerben?* Auf welche Schule will und soll ich mich festlegen, sofern ich mich für ein Fachgebiet (Musik, Bildende Kunst, Bewegung et cetera) entschieden habe? Abgesehen von den finanziellen Ressourcen und der weltanschaulichen Präferenz des Interessenten ist als Antwort folgendes zu bedenken:

- Besuchen Sie die betreffende Ausbildungsstätte und lassen Sie die dortige Atmosphäre auf sich einwirken. Besuchen Sie nach Möglichkeit einen Einführungskurs dieser Schule (»Schnupperkurs«).
- Betrachten Sie die potentiellen, unmittelbaren *Dozenten/Ausbilder* (gemeint ist nicht der Schulleiter). Prüfen Sie Ihre Beziehung zu diesem Dozenten. Fragen Sie die Dozenten:
  – nach deren *eigenen Ausbildung*: Der Dozent sollte in seinem künstlerischen Medium (Musik, Bildende Kunst, Tanz, Sprache, Schauspiel und so weiter) eine qualifizierte Ausbildung auf Hochschul-Niveau haben; er sollte eine eigene mehrjährige Lehrtherapie (Selbsterfahrung) erlebt haben; er sollte am Ende seiner Ausbildung eine qualifizierte Therapiegeschichte vom Niveau einer wissenschaftlichen Arbeit von 20-40 Seiten erstellt haben, in der die eigene Methode, das therapeutische Problem und die Reflexion auf das therapeutische Vorgehen verständlich dargestellt sind. (Lassen Sie sich diese Therapiegeschichte zum Lesen aushändigen.)
  – nach ihrer *eigenen therapeutischen Praxis*. Diese sollte 10-15 Jahre umfassen, damit sich eine solide Erfahrung gebildet hat für die eigene Lehrtätigkeit.
  – nach der eigenen wissenschaftlichen und/oder künstlerischen Leistung, sofern der Ausbilder den Professorentitel trägt.

– nach der Kompetenz des Dozenten in einer speziellen Therapieform (etwa Musiktherapie mit komatösen Patienten; Kunsttherapie mit Krebspatienten; Musiktherapie mit Mehrfachbehinderten).
– nach Publikationen des Dozenten.
– nach ihrer *gegenwärtigen therapeutischen Praxis* (ein Dozent sollte ständig mindestens mit 2–3 Langzeitpatienten therapeutisch arbeiten, um so den Kontakt zu gegenwärtigen Therapie-Problemen zu wahren).

- Holen Sie die Meinung anerkannter Fachleute ein über deren Beurteilung von Ausbildungsstätten.
- Wenn Sie all das getan und womöglich Vergleiche verschiedener Ausbildungsstätten angestellt haben, wird sich bei Ihnen vermutlich ein eigenes Urteil über die Qualität einer Ausbildungsstätte bilden. Insbesondere werden Sie besser wissen können, welche Ausbildungsstätte zu Ihnen paßt.

Grundsätzlich entscheiden über die Qualität von künstlerisch-therapeutischen Ausbildungen und entsprechenden Ausbildungsstätten die Kriterien, die bereits in den vorangegangenen Kapiteln genannt wurden. Wird in dieser Ausbildung die dialogische Beziehung in den Mittelpunkt gestellt? Wird der therapeutische Prozeß als ein autonomes, lebendiges Geschehen ernst genommen und mit entsprechenden Begriffen auch gewahrt? Wird der Intensivierung des Erlebens eine besondere Beachtung geschenkt? Und schließlich: Wird die Heiligkeit des therapeutischen Mediums wahrgenommen – werden also Musik, Bewegung, Farbe und so weiter als Wesen eigener Art unter verschiedenen Aspekten in jahrelangem Training geübt oder werden sie ausschließlich als Mittel zum Zweck benutzt?

Unter diesen vier Aspekten (Dialog, Prozeß, Intensivierung, therapeutisches Medium) grenze ich auch die Bezeichnung »Künstlerische Therapien« ab. Auch Psychotherapien sind in diesem Sinne dazu zu rechnen. Denn bei ihnen (sofern sie nicht rein manipulativer Art sind) stehen Dialog, Prozeß und Intensivierung des Erlebens immer im Mittelpunkt, lediglich das Medium (die begriffliche Sprache) ist im herkömmlichen Sinne nicht als »künstlerisch« bezeichnet. Dem Wesen nach jedoch ist die begriffliche Sprache sicherlich auch potentiell ein Träger von Kunst.

15 Forschung Künstlerischer Therapeuten

Auftrag und Wirklichkeit insbesondere im Hinblick auf Menschenbild, Wissenschaftsbegriff und qualitative Forschung

Über den Gegenstand dieses letzten Kapitels hatte ich einmal in Basel referiert. Dabei bezog ich mich auf Paracelsus, dem genialen Sohn der Stadt, Medizingelehrten und Heilkundigen im ausgehenden Mittelalter. Mir scheint: Dieser historische Bezug hat auch über die Basler Lokalität hinaus eine allgemeine europäische und noch heute gültige anthropologische Bedeutung. Aus diesem Grund lasse ich Paracelsus auch in diesem Kapitel zu Wort kommen.

Paracelsus, ein evolutionärer Vorläufer künstlerisch-therapeutischen Forschens

Zum Genius Loci der Stadt Basel, die durch den feinsinnigen und vorsichtigen, auf Integration der mittelalterlich-klerikalen Tradition bedachten Humanisten und Gegenspieler des wortgewaltigen Martin Luthers, Erasmus von Rotterdam (1465-1536), gegründet wurde, gehört auch der zur damaligen Wissenschaft querdenkende Feuergeist, Theophrastus Bombastus von Hohenheim, genannt Paracelsus (1493-1541). 1527 wurde er Stadtarzt, Professor der Medizin an der Universität. Ärgernis erregte er wegen seiner revolutionären Ideen. Um der Verhaftung zu entgehen, floh er 1528 nach Salzburg. Sein Opus mit 200 Büchern (mehr als 8000 Seiten) ist bis heute nicht vollständig ediert.[181] Maßgebend ist die 14-bändige Ausgabe von Karl Sudhoff 1922-1933 und die neuerliche Edition der theologischen und religionsphilosophischen Schriften von Kurt Goldammer. Paracelsus gilt als Erneuerer der Heilkunde. Sein Schicksal kann ein Symbol für die heutige Lage der Künstlerischen Therapie sein: Sie steht in Gefahr, aus dem wohlanständigen Haus der wissenschaftlich-klassischen Medizin vertrieben zu werden. Denn sie hat allen Grund, die revolutionären wissenschaftlichen Prinzipien der Künstlerischen Therapien zu fürchten. Paracelsus Konzepte sind zudem bis heute gültig und unausgeschöpft. Sie können, modern gedacht, ein *Wegweiser* sein für die Theorie der Künstlerischen Therapie und damit auch für die Forschung und deren wissenschaftliches Verständnis. Es seien daher – in gegenwärtiges Verständnis übertragen – einige seiner Gedanken näher beschrieben.

*Therapeutische Phänomene können nicht festgehalten (*capitur*) werden; sie sind von Grund auf jenseits des Begriffes und übersteigen jedes Wort. Mittel und Vermögen einfacher Logik sind überfordert.*

Der Forscher Künstlerischer Therapie steht somit vor dem paradoxen Auftrag, das Unsagbare zu sagen und das Unbegreifliche zu greifen. Dieses eigentlich zum Scheitern bestimmte Unterfangen zieht eine Überbestimmung künstlerisch-therapeutischer Phänomene nach sich, indem Zuschreibungen und Interpretationen von künstlerisch-therapeutischen Werken angehäuft werden, die sich im Forschungsprozeß wieder aufheben. Aus dieser Überbestimmtheit ergibt sich eine semantische Labilität (mit negierenden Zuschreibungen wie: »unergründlich, unaussprechlich, unendlich, unbestimmbar«). Der Forscher wird sich auf ein labiles Gleichgewicht einzupendeln haben – suchen, nachsuchen, nachgehen und vor allem lauschen und sein Tätigsein ahnden beschreiben. Sich den künstlerisch-therapeutischen Phänomenen in der Weise des Ahnens nähern, ist fundamental anderer Natur, als Objekte in Besitz zu nehmen. Die aus der cartesianischen Spaltung resultierende Haltung des modernen Menschen und des klassischen Mediziners ist: das eigenmächtige, sich selbst verwirklichende Subjekt, das willkürlich die Phänomene der Sinnlichkeit und der Sinneseindrücke, ebenso der Emotionalität und Zwischenmenschlichkeit für seine Ziele und Zwecke verfügbar macht – und sei es, um die Krankheit zu beseitigen und den Tod zu besiegen. Wenn künstlerisch-therapeutische Phänomene zum bloßen Gegenstand der Betrachtung gemacht werden, schaltet der Forscher sein Subjektsein aus. Er handelt dann nach dem Konzept einer leblosen Natur (also ohne Kunst, ohne Leben, ohne elan vital*), die er unendlich verfügbar und mechanisierbar macht, entworfen als ein mechanisches Modell: für den klassischen Mediziner als biopsychosoziales Modell, neuerdings mit ästhetischem Zusatz, um die Künstlerischen Therapien einzugemeinden.*

Auch zum methodischen Vorgehen *des Paracelsus seine einge Anmerkungen vorgenommen. In der sinnlich wahrnehmbaren* Gestalt *offenbart sich die unsichtbare, jedoch erfahrbare* Kraft. *Gestalt als Offenbarung der Kraft (heute würde man sagen: der Dynamik) ist ein wichtiges paracelsisches Begriffspaar. In den Worten von Max Frisch im Hinblick auf künstlerische Gestaltung: »Kunst ist das Ertragen der Welt in der Form.«*

Für Paracelsus gibt es kein Inneres, das sich sinnlich ausdrückt und dessen wir uns womöglich dann – im cartesianischen Sinn – durch Messen und Wiegen bemächtigen können. Es gibt kein Darunter oder Dahinter, kein kantisches Ding an sich, das sich geheimnisvoll und unerkennbar hinter den Phänomenen verbirgt. Vielmehr: Im Wahrnehmbaren erkennen wir die unsichtbare Kraft, vorausgesetzt, unser ahnender Blick durchdringt die wahrnehmbare Gestalt, um dort das Unsichtbare wahrzunehmen.

Die therapeutischen Phänomene an sich sind nichts. Vielmehr bestehen sie im

Leben, in der tätigen Entfaltung, in der Enthüllung. Von der Kraft (der Dynamik) zur Erscheinung (zum therapeutischen Phänomen) führt kein intellektuell nachvollziehbarer Weg. Ebensowenig kann man von der gegebenen Gestalt eines therapeutischen Phänomens auf eine bestimmte Ursache zurückschließen. Der allzu moderne Begriff der mechanischen Kausalität trifft nicht. Vielmehr vollzieht sich zwischen Kraft und Offenbarung, Erscheinung, Phänomen, ein Sprung. *Dieser Sprung ist das Wunderbare, das Staunenswürdige, das Wunderwerk: stets überraschend, niemals bestimmbar. Aus dem Konzept des Sprunges ergibt sich: Wahre Wissenschaft ist Forschung des Gegenwärtigen, des* hic et nunc. *Therapeutische Phänomene sind unvorhersehbar. Sie können nur in der Aktualität erkannt werden.*
Die lebendige Kraft ist heute nicht mehr, was sie gestern war. Jeder Tag gebiert neue Erscheinungen. »Nichts bleibt stehen einen Tag, wie es den anderen gewesen ist, sondern alle Tage ist eine veränderte Natur da.« (Sudhoff VI, S. 368) In der Natur verharrt nichts in steter Gleichheit.
Die unterschiedlichen Auffassungen von Freiheit *können das noch verdeutlichen. Freiheit wird für den klassischen Mediziner zur Eigenschaft des Subjektes, das selbstherrlich über die therapeutischen Phänomene verfügt, indem es ihnen eigenmächtig von außen Ziele und Motive aufzwingt – und sei es in Form psychoanalytischer, behavioristischer, anthroposophischer oder anderer Konstrukte. Für Paracelsus ist die Freiheit alles andere als eigenmächtiger Wille des Subjektes. Sie definiert sich nicht vom Subjekt und dessen Bedürfnissen und Ansprüchen her. Vielmehr ist sie ein Akt des Geschehenlassens und der Fügsamkeit: Die therapeutischen Phänomene lassen sich in unserem Inneren erhellen, indem wir uns für ihre Erscheinungen bereithalten, ihr gerade nicht unseren Eigenwillen entgegenstellen. Frei sein heißt dann, sich zu den therapeutischen Phänomenen so verhalten, daß sie sich in uns voll entfalten können; das heißt als Mitwirkende zwischen ihnen und uns keinerlei Hindernisse errichten, die das Licht und seine Wirksamkeit verdüstern, dem Sich-Offenbaren-Wollen der Phänomene entgegen stünden. Bezogen auf die sinnliche Ästhetik des Künstlerischen Therapeuten heißt das: die Phänomene der sinnlichen Wahrnehmung als Quelle des Lichtes anerkennen, das der Kosmos – im Falle des Therapeuten – der Mikrokosmos im Menschen selbst entzündet. Paracelsus erteilt damit seine Absage auch einer Sehnsucht nach einer bestimmten Weltharmonie, die einem schöngeistigen Ästhetizismus entspricht.*[182]

Diese Worte über Grundanschauungen des Paracelsus über die Natur, in Worten heutiger Sprache, sind wie ein Programm für den Forschungsauftrag Künstlerischer Therapeuten. Anhand von vier Thesen seien im Anschluß daran einige aktuelle Probleme künstlerisch-therapeutischer Forschung angedeutet – paracelsische Gedanken sind dabei wiederzufinden.[183]

Das Konzept der folgenden Thesen beruht jedoch eher auf der im 20. Jahrhundert im europäischen Denken gegründeten philosophischen Phänomenologie und der allgemeinen und medizinischen Anthropologie.

These 1

Kunsttherapeutische Forschung ist grundsätzlich »action research«

Der Begriff *action research* stammt aus der amerikanischen psychosozialen Forschungsmethodologie der 60er Jahre des 20. Jahrhunderts. Damit ist gemeint: Der Forscher begibt sich in therapeutische Prozesse, also Aktionen, ins Tätigsein unmittelbar hinein. Er ist selbst im therapeutischen Prozeß tätig, also einerseits in der Rolle des Therapeuten und zugleich in der Rolle des teilnehmenden Beobachters. Ausdrücklich ist *action research* umfassender und tiefgehender als die Methode der vielfach geübten teilnehmenden Beobachtung. *Action research* erschließt unmittelbar die lebendigen Ressourcen der Kreativität; das ist ein dynamisches Geschehen, welches die von Paracelsus so eminent betonte Kraft berührt, im psychosomatischen Organismus und in der psychosozialen Welt.

Dagegen sind Fragebogen-Untersuchungen (mögen sie sich auf die Lebensqualität wie der Herdecker Fragebogen beziehen oder den tiefenpsychologischen, persönlichkeits-strukturellen oder psychosozialen Aspekt beinhalten) – seien sie an Patienten oder Therapeuten erhoben – statischer Natur. Es sind ebensowenig Methoden der *action research* wie Intensiv-Interviews oder narrative Interviews, die in der Auswertung lediglich bestimmt Begriffe abtasten.

Action research setzt beim Forscher eine hohe kunsttherapeutische Kompetenz voraus – begründet in seiner Hochschulausbildung und jahrelanger therapeutischer Praxis in seiner jeweiligen Disziplin. Diese Methode des Forschens ist von existentieller Wichtigkeit für Künstlerische Therapeuten.

Zur Verdeutlichung sei nochmals auf die zwei wissenschaftlichen Hauptströmungen in der abendländischen Forschung verwiesen, repräsentiert durch die im 17. Jahrhundert lebenden Philosophen René Descartes und Blaise Pascal. Descartes spaltet innere und äußere Welt. Die äußere Welt ist vermeßbar gemacht; und dieses Konzept des Messens wird seit über hundertfünzig Jahren auch auf seelische und soziale Vorgänge übertragen und zur Perfektion gebracht. Es ist eine Forschungsmethode, zu der sich sich sagen läßt: Die Technik ist auf dem Wege, eine solche Perfektion zu erreichen, daß der Mensch ohne sich selbst auskommt. Der Computer des Forschers ersetzt sein Gehirn.

Blaise Pascal dagegen führt die Logik des Herzens in die Wissenschaft ein. Das Herz hat seine Gründe, von denen der Verstand nichts weiß – die er aber analytisch beschreiben kann. Insofern ist auch der Computer grundsätzlich als Forschungsmittel denkbar. Eine andere wissenschaftliche Symbolfigur des 20. Jahrhunderts, der Psychosomatiker und Anthropologe Viktor von Weizsäcker, sagt: »Der Leib ist klüger als das Bewußtsein.« Pascal und Weizsäcker zusammen gesehen, sagen im Hinblick auf die therapeutische Forschungsmethode, daß die Person des Forschers mit ihrer leiblich-seelischen Tiefe in den Forschungsprozeß mit einbezogen ist.

Wesentlich ist weiterhin die therapeutische *Situation*: Kunsttherapie am Bett sieht anders aus als im Atelier, Musiktherapie auf der Intensivstation anders als in der Rehaklinik. Die intersubjektiven Prozesse zwischen Forscher und Patient einerseits und zwischen ihm und dem Supervisor andererseits sind Kriterien für kontrollierte Subjektivität, das nach Rosemarie Tüpker der Gegenpol zum Objektivitätskriterium der klassisch-medizinischen Forschung ist. Zugleich werden durch kontrollierte Subjektivität die Forschungsmotive transparent. Ohne diese Transparenz ist *action research* ein emotionales Schlammbad, das zwar auch heilsam sein mag, aber ebenso wenig einen wissenschaftlichen wie künstlerischen Wert hat.

Ein weitgehend ungelöstes Problem ist die *globale*, ganzheitliche Wirkung Künstlerischer Therapien. Vielfach wirken Künstlerische Therapien nur in der Synergie verschiedener Disziplinen, also letztlich dem Ganzen eines therapeutischen Milieus. Dabei ist auch die Wirkung des Ganzen anders und mehr als die Wirkung der Teile. Und es ist nicht nur an Krankenhausstationen, sondern auch an therapeutische Ambulatorien, Therapeutika, teilstationäre Einrichtungen zu denken.

Gibt es überhaupt eine isolierte künstlerisch-therapeutische Wirkung einer einzelnen Disziplin, oder gibt es letztlich nur globale Wirkungen? Die Antwort auf diese Frage, zumindest aber deren Berücksichtigung, ist für ein Forschungsdesign wesentlich.

These 2

Wissenschaftsbegriff, Menschenbild und Ziele Künstlerischer Therapien können die Heilkunde evolutionieren

Evolution heißt: die Ursprünge aufsuchen und sie aus diesen Grundimpulsen weiterführen mit Blick auf die Frage: Was ist heute gesellschaftlich notwendig? Revolution dagegen hieße: gewaltsame Veränderung gewachsener Werte und Strukturen auf der Grundlage eines abstrakten Konstruktes.

Forschung und Wissenschaftsbegriff sind ausgespannt zwischen zwei Polen, die in den folgenden Zitaten durch zwei Stimmen aus dem 18. Jahrhundert verdeutlicht werden.

»Die Wissenschaften haben die Welt erleuchtet.« (J. G. Herder)

Und dagegen:

»Es gibt nichts, was du nicht beweisen kannst, wenn nur dein Horizont beschränkt genug ist.« (unbekannter Engländer)

Die zweite Stimme beschreibt, zwar ironisch, den konsequenten Reduktionismus der klassischen Medizin, die zu Unrecht naturwissenschaftliche Medizin heißt, denn die umfassende Natur (zum Beispiel im Sinne des Paracelsus) hat sie längst aus dem Blick verloren. Man kann die moderne Biotechnologie (mit Reproduktionsmedizin, Transplantationsmedizin, Gentechnologie und Neuromedizin[184]) zu Recht als revolutionär im obigen Sinn ansehen. Ihre Prinzipien sind bekannt:

– Ausmerzung von Krankheit und Leiden als überflüssige Zutaten der Evolution.
– Das geschieht mit Hilfe der ethischen Maxime: Der Zweck heiligt die Mittel. (Auch wenn die Menschenwürde verletzt oder durch Instrumentalisierung aus der Welt geschafft wird.)

Dabei ist auch die Wahrheitssuche verkommen, entsprechend einem pragmatischen Funktionalismus: »It is not true, but it works.«

Weitere Mittel sind:

– Die konsequente Umsetzung der mechanischen Kausalität (nach dem Modell der Menschmaschine, die jetzt biopsychosozial gedacht wird); ausschließlich rational-analytisches Denken ist dabei das Instrument; statistische Verfahren nivellieren individuelle therapeutische Phänomene und machen das Individuum auf diese Art überflüssig.

Die Folge ist eine Kunst-Medizin im Sinne von »künstlich«: Das Kunst-Herz und die programmierte Kreation des Menschen (durch geplante Reproduktion) ist das hygienisch gereinigte Ziel.

Der Mensch beherrscht nicht mehr die Maschine, sondern die elektronische Maschine beherrscht den Menschen. »In den Laboratorien für ›künstliches Leben‹ experimentieren Biophysiker mit Mikrochips aus Silizium, welche sie direkt mit Nervenzellen verschalten. [...] Robotik und künstliche Intelligenz-Forschung sind schon seit einiger Zeit in der Entwicklung«.[185]

Künstlerische Therapien drohen zur Begleitmusik dieser Technologien zu verkommen. Kunsttherapeuten sind »nützlich«, um die psychovegetativen und psychosozialen Schäden von Maximaltherapien wie der Chemotherapie bei Krebs oder immer raffinierteren reproduktions-medizinischen

Techniken bei Kinderlosigkeit auszugleichen. Ein plastisches Gegenbeispiel schildert Elisabeth Wellendorf aus der Transplantationsmedizin in *Mit dem Herzen eines anderen leben*: Der Tod wird überlistet, Kunsttherapeuten humanisieren diese listenvollen Strategien mit unglaublichem menschlichen Einsatz – sie erringen sich die volle Anerkennung der Transplantationsmediziner. Die grundsätzliche Kritik von Kunsttherapeuten freilich wird in den Wind geschlagen, allein schon die Frage: Und was geschieht mit den Schuldgefühlen der transplantierten Patienten, die darunter leiden, daß ein anderer für sie sterben mußte, damit sie leben können?[186]

Obwohl die Schäden der klassischen biotechnologischen Medizin mit ihren spektakulären Erfolgen auf der Hand liegen, ist nicht abzusehen, daß ihr Siegeszug so rasch beendet sein wird. Man sollte auch nicht so naiv sein zu glauben, daß Künstlerische Therapeuten mit ihrer heutigen Technologie, zumal angesichts der teilweise mangelhaften Ausbildung, eine echte Alternative sein könnten.

Um so mehr Grund gibt es, das Menschenbild Künstlerischer Therapie möglichst klar herauszuarbeiten – als eine konzeptionelle Gegenwelt, die heute gesellschaftlich notwendig ist. Denn was einmal gedacht wird, kann nicht mehr aus der Welt geschafft werden.

Zum Menschenbild der Künstlerischen Therapie gehört zuerst die *Kunst*. In Fortführung von Goyas bekannter Graphik: Der Traum der Vernunft erzeugt Ungeheuer (der Phantasie), gilt der Satz: Vereinigt mit der Vernunft aber wird die Phantasie zur Mutter der Künste und all' ihrer Wunderwerke. (Lion Feuchtwanger, Goya) Mit zwei weiteren Stimmen sei auf dasjenige hingewiesen, was mir an der Kunst als Therapeut heilig ist: »Kunst gibt das Unsichtbare wieder.« (Paul Klee) – das liegt auf der Linie des Paracelsischen Gedankens, der Kraft und deren Offenbarung in der Gestalt. Albert Einstein schreibt: »Unsere Aufgabe ist es, uns aus dem Gefängnis des eigenen beschränkten Bewußtseins zu befreien, indem wir den Radius unseres Mitgefühls so ausweiten, daß wir alle Lebewesen und die ganze Natur in ihrer Schönheit umfassen.« Kunst aber ist nicht das Produkt einer ausufernden Phantasie. Sie unterwirft sich höchster Disziplin. Und diese geht immer durch die Engführung des Nadelöhrs.

Deshalb ist es sinnvoll, daß Künstlerische Therapeuten eine qualifizierte künstlerische Ausbildung erhalten und selbst künstlerisch tätig sind. Ihre Dozenten an Fachhochschulen und Hochschulen müssen sich qualifiziert haben durch ein in der Fachwelt anerkanntes künstlerisches Werk – etwa eine musikalische Komposition, eine Plastik, ein Schauspiel oder ein wissenschaftliches Opus.

Kunst kann keine heile Welt schaffen. Aber sie kann immer wieder etwas Heiles für die Welt sein, wie eine Insel der Rekreation und Zuflucht.

Im Menschenbild der Künstlerischen Therapie gibt es bestimmte rational erfaßbare Prinzipien – auch als idealtypische Gegenwelt zur klassischen biotechnologischen Medizin. Krankheit wird demnach als anthropologisches Fundament anerkannt und wahrgenommen. Nicht Elimination, sondern Integration der Krankheit heißt die Devise. Der durch Biotechnologie gemarterte Körper, der geschundene Leib, die zerrissene Seele, der gemalte Schrei (Egger) kann den Kunsttherapeuten hinweisen auf eine neue Offenheit – offen für den Einschlag des Geistes. Transzendenz wird ermöglicht. Das Gegenstück dazu ist die Illusion der Perfektheit mit dem abgeschlossenen System und dem abgeschlossenen Menschenbild der klassischen Medizin.

Zeige deine Wunde (Beuys) – mit dieser Haltung lauscht der Kunsttherapeut seinem Patienten. Und dazu Viktor von Weizsäcker: »Die Krankheit des Menschen ist nicht das, was sie schien: ein Maschinendefekt, sondern seine Krankheit ist nichts als er selbst, besser: seine Gelegenheit, er selbst zu werden.« Die neue Ethik kunsttherapeutischen Handelns lautet: *Die Mittel bestimmen den Sinn des Zweckes.*

– Der therapeutische Dialog ist getragen von tiefem Respekt für den Patienten. Die Ich-Du-Beziehung ist das Grundwort dieses Dialoges. Undurchsichtigkeit und Manipulation gehören hier zur Gegenwelt.
– Der therapeutische Prozeß ist autonomes Geschehen; der Kunsttherapeut soll es ermöglichen und anstoßen. Aber er darf nicht der Illusion des Machens verfallen; nicht der Therapeut macht den Prozeß, sondern dieser sucht sich seinen eigenen Weg. Stirb und Werde, Tod und Wandlung sind Kennzeichen dieses Weges.
  Ein weiteres Zitat von Viktor von Weizsäcker verdeutlicht das Wesen des Prozesses: »Das Wesentliche der Krankheit ist nicht der Übergang von einer Ordnung zur anderen, sondern die Preisgabe der Identität des Subjektes des Kranken. Das Ich des Kranken wird in diesem Riß oder Sprung vernichtet, wenn es sich nicht *wandelt* – nachdem der Kranke durch seine Krise gezwungen ist, das ›Unmögliche‹ zu vollziehen.«
  Die Arbeit ist wichtiger als das Produkt – ein gut bekanntes Wort für den Therapeuten, gemeint ist die Prozeßarbeit.
– Die *Intensivierung* des Erlebens und der Wahrnehmungen ist ein notwendiges Element des Prozesses, jedoch ist sie zugleich auch ein neues Kriterium eigener Art, das besonderer Aufmerksamkeit und Pflege bedarf.
– Der *Kosmos der Sinne* und die Sinneswahrnehmungen auf der Grundlage einer erweiterten Wahrnehmungslehre geben eine wichtige Grundlage für Künstlerische Therapie. Denn der musikalische Ton in der Musiktherapie ist nicht allein ein akustisches Phänomen, ebenso

hat er eine Gestalt, er trägt eine Bedeutung im therapeutischen Dialog, und er ist personal gemeint: Eine Ich-Du-Beziehung wird wirksam.

An diesem Beispiel wird deutlich, wie an einem Phänomen vier differente Sinneswahrnehmungskomponenten erkennbar sein können.

Bei der Verwirklichung und beim Wirksamwerden dieser vier Mittel (Dialog, Prozeß, Intensität, Kosmos der Sinne) können zwei elementare *Lebens*-Prinzipien erkennbar werden.

- Akausalität im Sinne von Synchronizität: Phänomene gleicher Gestalt erscheinen gleichzeitig, aber sie sind nicht durch mechanische Kausalketten verbunden. Beispiel: In Balintgruppen löst sich ein Konflikt im Therapeuten, gleichzeitig geschieht dasselbe in der Seele des Patienten.
- Kreative Ressourcen können sich entfalten. Das entspricht der unsichtbaren Kraft bei Paracelsus. Die psychosomatische Medizin beschreibt diese kreativen Quellen, wenn sie von Coping (Krankheitsbewältigung) und Salutogenese (Biographie der Heilkräfte im Menschen) spricht.

Alle ethischen Prinzipien, therapeutischen Mittel und Lebensprinzipien werden überwölbt von der mitleidvollen Haltung des Therapeuten. Mitleiden im Sinne von Empathie, Fähigkeit zum Nachvollziehen des Leidens. Und im Sinne eines Wortes von Christian Scharfetter: »Ohne die Liebe – und die ihr zugehörige Geisteskultur der Achtsamkeit, Sorgfalt, Bescheidenheit, Demut, Verantwortlichkeit – wird sich Güte, Toleranz, gedeihliches Wachsenlassen, heilsame Menschenkenntnis, nicht entfalten können. Ohne Menschenliebe und ohne Menschenachtung ist ›Wissenschaft und Technik‹ auch im psychologischen Sinn unwirksam oder gefährlich, im Sinne des Machtmißbrauchs.«

These 3

Forschung und Wissenschaftsbegriff müssen dem zu erforschenden Phänomen gerecht werden

Eine Forschungsmethodologie für Künstlerische Therapien ist *grundsätzlich* in der heute vorliegenden Wissenschaftstheorie (Erkenntnistheorie) vorhanden. Die abendländischen Wissenschaften haben diese Methodologie in der philosophischen Phänomenologie, in der Lehre von der Intersubjektivität, in anthropologischen Sinneslehren und in der Lehre von den Tiefenstrukturen entwickelt.[187]

Es kommt darauf an, diese grundlegenden Prinzipien *für die jeweilige Studie* zu konkretisieren und die Fülle der Konzepte zu reduzieren, weiterhin durch geeignete Forschungstechniken zu instrumentalisieren – jedoch immer im Hinblick auf das Prinzip, das zu erforschende Phänomen *angemessen* zu beschreiben.

Absichtlich ist hier das zu erforschende Phänomen angesprochen. Denn dieser Begriff ist allgemeiner und offener als der übliche, in der Wissenschaftssprache gebrauchte Begriff »wissenschaftlicher Gegenstand«. Denn Gegenstand ist Objekt, in diesem Wort ist die Subjekt- und die Subjekt-Objekt-Beziehung ausgeschaltet. Im Wort Phänomen dagegen ist die Ich-Es-Beziehung (Buber) ausdrücklich enthalten.

Die aus der vornehmlich statistisch orientierten klassischen Medizin (und ebenso ähnlich orientierten Wissenschaften der Psychologie und Soziologie) gegen diese künstlerisch-therapeutische Forschung vorgebrachten Einwände und Zweifel hat Rosemarie Tüpker in *Auf der Suche nach angemessenen Formen wissenschaftlichen Vorgehens in der kunsttherapeutischen Forschung* in grundsätzlicher Weise beschrieben und widerlegt. So etwa führt die Forderung der klassischen Medizin nach statistischer Empirieforschung mit den Mitteln von Doppelblindversuch und Randomisierung zu einer unangemessenen Einengung des Empirie-Begriffes, während der vertiefte und umfassende Empirie-Begriff qualitativer Forschung durch die moderne Wissenschaftstheorie selbstverständlich legitimiert ist.

Ein ähnliches Vorurteil des statistisch denkenden klassischen Mediziners richtet sich gegen das *Prinzip der Individualisierung.* Das Prinzip der Individualisierung ist notwendiger Bestandteil künstlerisch-therapeutischer Forschung. Jeder Patient braucht seine therapeutische Methode. Dieser Grundsatz muß auch in der Forschung aufrecht erhalten werden. Würden wir in der Forschung das Individualitätsprinzip aufgeben, so ist ein entscheidender Schritt zur Enthumanisierung getan. Auf dem Spiel steht wissenschaftstheoretisch der Mensch als Person – im Gegensatz zum Massenartikel.

Nur scheinbar widerspricht es dem Individualisierungsprinzip, wenn die glasklaren Kriterien in der Forschungsmethode zu berücksichtigen sind, die in These 2 erwähnt wurden: Dialog, Prozeß, Intensität, Kosmos der Sinne.

Auf den Kosmos der sinnlichen Wahrnehmung ist in der künstlerisch-therapeutischen Forschung deshalb besonderer Wert zu legen, weil auffällig ist, daß allzu oft Künstlerische Therapeuten in ihren Publikationen Konstrukte der Psychoanalyse, der Verhaltenstherapie, der Gestalttherapie, der humanistischen Psychologie und der allgemeinen Tiefenpsychologie benutzen. So hilfreich diese Konstrukte für das psychologische und biographische Verständnis des Therapieprozesses und des Patienten sein können, so bergen sie bei ausschließlicher Verwendung doch eine große Gefahr: Es kommt zur Psychologisierung der sinnlichen Wahrnehmung, zur Psychologisierung des ästhetischen Erlebens und Erfahrens. Auch dadurch würde das zu erforschende künstlerisch-therapeutische Phänomen entscheidend reduziert.

Eine integrale Theorie ästhetischer Therapeutik ist hier auch methodologisch noch zu entwickeln.

Beispiel eines gelungenen phänomengerechten, künstlerisch-therapeutischen Forschungsweges – denn Forschung ist immer ein höchst individueller Weg – ist die musiktherapeutische Dissertation von Eckhard Weymann *Die sensible Schwebe*.[188] Weymann erforscht die Grundlagen musiktherapeutischer Improvisation. Er hat zu diesem Zweck mit vierundzwanzig Musikern und Musiktherapeuten über ihre Beziehung zu ihrem Handwerkszeug, der Improvisation, in Intensiv-Interviews mit Improvisationscharakter gesprochen. Dabei wählte er zwölf dieser Interviews mit einer Methode aus, die dem Phänomen der Improvisation analog ist: Er verdichtete jedes Interview zu einer *Geschichte*. Mit anderen Worten, er ging nicht analytisch, sondern ästhetisch vor. Die zwölf Geschichten wiederum werden in einer Zusammenschau (Synhairese) vernetzt, so daß in dieser Form der methodischen Verarbeitung Grundgesten der Improvisation erscheinen können.

Diese methodisch vorbildliche Arbeit kann neben den schon publizierten Monographien mit methodisch detaillierten Therapiegeschichten[189] Wegweiser sein für die phänomengerechte künstlerisch-therapeutische Forschung.

Noch ein Wort zur *erfolgsorientierten* Forschung: Die heute übliche und wissenschaftlich allgemein anerkannte Forschung reduziert sich auf einen Gegenstand: den Erfolg der Symptombeseitigung, beziehungsweise Krankheitslinderung mit Hilfe immer raffinierterer Forschungsverfahren. Epidemiologie, Psychologie, Soziologie arbeiten dabei mit sehr differenzierten statistischen Methoden. Diese liegen sämtlich im biopsychosozial-statistischen Schema der Horizontalen – die Vertikale, der individuelle Einschlag, ist eliminiert.

Der methodologische Reduktionismus dieser Forschungsströmung kommt zum Ausdruck im Black-Box-Prinzip: Interessant ist nur die Wirksamkeit, das Verschwinden des Symptoms, völlig uninteressant ist der therapeutische Prozeß, der anthropologische Hintergrund, der zugrundeliegende Wissenschaftsbegriff. Der Fetisch des Erfolges siegt. Ist Effekt des Erfolges gleich Wahrheit? Spiegelt sich solche verkümmerte Wahrheit in Brechts Sentenz wider: »Nimm dich in acht, wenn du durch Deutschland kommst – die Wahrheit unter den Rock!« (*Galileo Galilei*) Führt Forschung und Wissenschaft sich damit womöglich ad absurdum? Denn: Das einzige ethische Prinzip, das Wissenschaft möglich gemacht hat, ist, *daß jederzeit die Wahrheit gesagt werden muß*.

Und schließlich wird bei dieser Erfolgsforschung ein wesentliches Prinzip humaner Therapeutik unterdrückt: die Zweckfreiheit. So richtig und wichtig wie die auf die Heilung oder Linderung eines Leidens gerichtete naturwissenschaftlich-medizinische Technik mit ihrem grandiosen Siegeszug der letzten 150 Jahre ist, so gefährlich ist es, diesen Zweck zum alleinherrschenden Prinzip mit Absolutheitsanspruch zu erheben. Das aber geschieht, wenn Künstlerische Therapie ausschließlich dem Erfolgsprinzip unterworfen werden soll. Damit wird eine *condition humaine*, eine Bedingung des Menschseins dem Künstlerischen Therapeuten entzogen: Zweckfreiheit heißt, therapeutischer Wegbegleiter sein, auch wenn das Ziel (der Zweck) offen ist. »Wirken ohn Worum willen«, heißt es bei Meister Eckhart. Die Sterbebegleitung des Maltherapeuten, des Bewegungstherapeuten oder Musiktherapeuten ist ein treffliches Beispiel für erfolgsbefreite therapeutische Zweckfreiheit.

Selbstverständlich gibt es Ziele Künstlerischer Therapeuten. Jedoch liegen diese nicht (primär) in der Erzielung von Symptomfreiheit. Sie sind komplexer Natur. Jedoch ist es wesentlich, daß jeder Therapeut jeweils ein Ziel formuliert, individuell auf die therapeutische Situation abgestimmt. Er sollte dabei den Aspekt der Zweckfreiheit auch immer beachten.

These 4
Wirklichkeit und Anspruch künstlerisch-therapeutischer Forschung klaffen weit auseinander

Mit einer auf die politische und gesellschaftliche Situation bezogenen Anmerkung möchte ich den Horizont der Realität berühren. Künstlerische Therapeuten dürfen nicht erwarten, daß sie ohne energische und immer wieder vorgetragene Forderungen Forschungsgelder durch öffentliche Stiftungen, Ministerien und ähnliche Institutionen bewilligt bekommen – im Sinne der phänomengerechten Forschungsmethode. Vor allem: Forschungsgelder werden nur bewilligt bei sehr detailliert ausgearbeiteten Forschungsdesigns. Der Wind bläst uns entgegen – sofern an dem hier skizzierten therapeutischen Menschenbild festgehalten wird. Wir sind in der Rolle des Paracelsus in Basel – nur können wir nicht fliehen. Wir müssen vor Ort kämpfen. Es gibt eine »Fortschritts-Koalition« von Verwaltung, Staat, Wirtschaft und Wissenschaft (Ulrich Beck) – zur Verhinderung des Fortschritts im Sinne der Künstlerischen Therapien.

Mit wenigen Strichen möchte ich Bilanz ziehen, soweit mir Forschungsprojekte bekannt sind und beginne mit der Aktivseite. Gründliche Forschungsarbeit im *deutschsprachigen Gebiet* ist und wird geleistet in der Kunsttherapie an der Akademie der Bildenden Künste in München[190] und an der Klinik für Tumorbiologie Freiburg[191]. Grundsätzlich sind Musiktherapeuten in der Forschung insbesondere auch bezüglich Forschungsmethoden und Forschungsdesigns sowie in der Reflexion auf ihre Forschungsvorhaben im Vorrang. Genannt seien das Institut für Musiktherapie an der Hochschule für Musik und Theater Hamburg[192], das Institut für Musiktherapie an der Universität Witten/Herdecke[193] und der Studiengang Musiktherapie an der Universität Münster.[194]

Hervorzuheben sind weiterhin das Institut für humanistische Kunsttherapie in Zürich[195] und das Institut ISIS (Institut für interdisziplinäre Studien) Zürich.[196]

Die wesentliche Frage künstlerisch-therapeutischer Forschung ist heute: Welche Methoden sind angemessen? Darüber gibt es einen wissenschaftlichen Streit.[197] Er ist in vollem Gange; und es ist notwendig, seinen anthropologischen Hintergrund immer im Bewußtsein zu halten. Im Prinzip stehen dabei die Grundsätze auf dem Spiel, wie sie in den Thesen 1-3 erörtert wurden. Und es wird Aufgabe der Zukunft sein, die dort genannten Aspekte in Methodik und Praxis kunsttherapeutischer Forschung umzusetzen.

Es sind zudem verschiedene Forschungsprojekte geplant oder in konkreter Vorbereitung, jedoch noch nicht in Gang gesetzt. An der Fachhochschule Ottersberg ein Projekt »Kunsttherapie und Onkologie«, an der Universität und am Gemeinschaftskrankenhaus Herdecke verschiedene musiktherapeutische und kunsttherapeutische Projekte – unter anderem das hochinteressante Projekt: Sprachliche Kommunikationsbarrieren zwischen Medizinern und Künstlerischen Therapeuten und deren Überwindung; an der Medizinischen Hochschule Hannover das Projekt Kunsttherapie mit schwerkranken Kindern, insbesondere transplantierten Kindern; am Forschungsinstitut Hannover (Petersen/Sack) das Projekt »Anthropologische Konzepte Künstlerischer Therapien«. Diese Projekte werden zum guten Teil als Verbundforschung mehrerer vernetzter Institutionen geführt. Jedoch sind sie sämtlich *in statu nascendi*, also noch wenig in Aktion, geschweige denn ausgereift.

Künstlerisch-therapeutisches Handwerkszeug ist vorhanden: Dazu gehört das Dokumentationsbuch von Evelyn Golombeck für die Kunsttherapie (keineswegs nur für die anthroposophische Kunsttherapie); eine Methodenlehre der morphologischen Musiktherapie (Tüpker, Weymann), die auch auf ganz andere Disziplinen übertragen werden kann; Technik der Darstellung Künstlerischer Therapie (Gustorff, Neugebauer, Tüpker, Weymann, Egger, Schottenloher). Aber dieses Handwerkszeug wird wenig oder nicht genutzt.

Nun zu den Passiva der Bilanz. Angesichts jahrelanger Appelle und Anregungen[198], vor allem angesichts des absoluten politischen Zwanges zur Forschung – es geht um nicht weniger als um das Überleben der Künstlerischen Therapien –, gleicht diese Seite deshalb einer mittleren Katastrophe, weil bisher wenige Ergebnisse vorliegen.

Es besteht jetzt auch die Gefahr, daß Künstlerische Therapeuten – dem ökonomischen Druck der Krankenkassen folgend – ihre Aktivitäten in die Erfolgsforschung fließen lassen. Beim sogenannten Wirksamkeitsnachweis Künstlerischer Therapien handelt es sich letztlich um Rechtfertigungsforschung nach dem Black-Box-Prinzip: Die Transparenz von Dialog, Prozeß, Intensität muß bei statistischen Untersuchungen auf der Strecke bleiben, vor allem das Individualisierungs-Prinzip. Zudem entsteht der Eindruck der Hektik einer zum Teil kurzatmigen Forschung, deren Rhythmus durch die Vorgaben des jahrhundertelang eingefahrenen cartesianischen Denkens diktiert wird – und das heißt: Evolutionäre Impulse der Künstlerischen Therapien werden vernichtet.

Projekte im Hinblick auf den Wirksamkeitsnachweis könnten unter bestimmten Bedingungen im Sinne der in These 1-3 genannten Kriterien sinnvoll sein. Wenn nämlich mit dem Wirksamkeitsnachweis auch bestimmte differenzierte Fragestellungen verknüpft werden, wie etwa Therapeutenvariablen oder die Rolle des Mediums (Bewegung, Farbe, Ton, Wort), jedoch vermutlich am wenigsten die Nosologie.

Die entscheidende Seite der Passiv-Bilanz sind jedoch Widerstände in den Reihen Künstlerischer Therapeuten selbst. Einige seien hier genannt.

1.) Kunst und Wissenschaft seien schwer vereinbar oder sogar unvereinbar. Es gibt unter Kunsttherapeuten an Skurrilität grenzende Abwehrmuster, etwa in dem Satz: »Eine Kunsttherapeutin ist eine Künstlerin – weil Kunst und Wissenschaft schon immer schwer zueinander fanden, deshalb ist für Kunsttherapeuten das reflektierte Arbeiten so schwer!« Offenbar wird hier vergessen, daß es schon immer eine Theorie der Künste gegeben hat, daß Künstler ihre Aktionen schon immer theoretisch reflektiert haben: etwa Leonardo da Vinci, Albrecht Dürer, Johannes Itten, Wladimir Kandinsky, Paul Klee, Joseph Beuys; die Theoretiker der Wiener musikalischen Schule, Paul Hindemith, Peter-Michael Hamel[199] – und ebenso die Theoretiker der Künstlerischen Therapien wie Gertraud Schottenloher, Bettina Egger, Paolo Knill, Hans-Helmut Decker-Voigt, Eckhard Weymann, Katja Loos, Rosemarie Tüpker.[200]

Außerdem vergißt man mit diesem Vorurteil die alte Weisheit jedes Therapeuten und Arztes, ob Psychotherapeut, Chirurg oder Kunsttherapeut: Jeder Therapeut ist im Zustand der *Aktion* immer reiner Künstler – niemals Wissenschaftler. In der *Aktion* setzt er all sein Können ein, denkt dabei nicht über die Prinzipien seines Handelns nach. Diese wissenschaftliche Reflexion ist dem Zustand vor oder nach der therapeutischen Aktion vorbehalten.

2.) Dieses Vorurteil verdeckt die Trägheit des Verstandes, Mangel des Überblicks, schlichtweg eigene Bequemlichkeit. Daß ein kunsttherapeutischer Arbeitstag mit der Erarbeitung von subjektiver Reflexion 10-12 Stunden betragen könne, wird als abstrus betrachtet. Offenbar hat es sich bei manchen Kunsttherapeuten noch nicht herumgesprochen, daß zum Beispiel Psychologen und Ärzte ihre psychotherapeutische Weiterbildung nur berufsbegleitend (das heißt: Arbeitstag von 7.30 Uhr bis 22.00 Uhr) haben können – und dafür heute noch bis zu DM 80.000,– zu bezahlen haben. Dementsprechend sind psychotherapeutisch ausgebildete Ärzte und Psychologen den Kunsttherapeuten in der methodischen Reflexion überlegen.

3.) Die *künstlerisch-therapeutischen Ausbildungen* sind zum Teil mangelhaft. Fähigkeiten zum reflektierten und methodischen Arbeiten werden oftmals nicht oder unzureichend trainiert. Die Qualität dieser Ausbildung ist für die Forschung deshalb wesentlich, weil nur gut ausgebildete Künstlerische Therapeuten die Voraussetzungen für qualifizierte Foschung mitbringen.

Es scheint mir auch, daß das künstlerisch-therapeutische Handwerk unvollständig ist: Das ästhetische Bewußtsein (mit Empfinden und Urteil der Gestaltung) ist unzureichend ausgebildet.

Vor allem mangelt es an Bewußtsein für die therapeutische Beziehung *in erschreckender Weise*. Künstlerischen Therapeuten fehlt oftmals das Gefühl für die Dosierung der therapeutischen Distanz. Kunsttherapeutische Ausbilder haben zum Teil selbst keine therapeutische Praxis mehr. Die Nagelprobe jedes Therapeuten, nämlich die Ausarbeitung eines mindestens 40-seitigen Berichtes über eine einzelne Therapie, haben etliche Ausbilder nicht geleistet. Das hat dann aber unmittelbare Konsequenzen für die Forschung.

Weiterhin sind Supervision und Intervision in der Ausbildung häufig nicht oder mangelhaft organisiert. Damit fehlt die Fähigkeit zur systematischen Reflexion der eigenen Tätigkeit: *Action research* ist nur möglich mit Hilfe dieser über Jahre ausgebildeten Fähigkeit. In Kliniken wird noch immer an der Notwendigkeit von Supervision gezweifelt; viel zu selten findet sie statt.

Es fehlt weiterhin die evidente Verbindung einer glasklaren Theorie, angewandt auf die Phänomene eines einzelnen Therapieverlaufes – von Ausnahmen abgesehen.

4.) Künstlerische Therapeuten sollten gelegentlich die Aufgabe der Forschung durch unbewußte Delegation lösen. Das heißt: Forschen sollen Psychologen und Ärzte, Kunsttherapeuten wollen nur die Früchte davontragen (zum Beipiel Anerkennung in Form von Höhergruppierung nach

BAT). Das mag verschiedene Gründe haben: Oft fehlt es an Selbstbewußtsein und auch an der Methode, um Forschungen selbst in die Hand zu nehmen. Zugleich kommt es vor, daß kunsttherapeutische Produktionen von Ärzten für ihre wissenschaftlichen Zwecke benutzt werden, ohne Rücksprache mit dem Therapeuten und auch ohne den Namen des Therapeuten zu nennen.

5.) *Widerstände* aus dem Alltag der Klinik oder eines Teams, wobei viel Energie vergeudet wird – dazu gehören etwa zwischenmenschliche Banalkonflikte (Neid über die Innovation, Beunruhigung über das Neue, Konkurrenzangst = alte Pfründe wegnehmen; Erdrücktwerden in den Prinzipien klassischer Medizin), weiterhin *Teamkonflikte*, wobei Disziplin und Leistungsforderungen verwechselt werden mit Autoritätsgehabe einer vergangenen patriarchalen Hierarchie; kommunikative Unfähigkeiten der Teammitglieder. Abhilfe kann hier geschaffen werden durch persönliche Analyse beziehungsweise Lehrtherapie und Teamsupervision.

6.) Allgemein läßt sich zu dieser Frage formulieren: Die Polarität von Kunst und Wissenschaft, ihre scheinbare Unvereinbarkeit, ist ein Zeitproblem der Gegenwart. Gerade Künstlerische Therapien sind Disziplinen, welche diese Spannung produktiv gestalten können – etwa wenn die Komplementarität von Kunst und Wissenschaft deutlich wird.

Für das Überleben von Künstlerischer Therapie muß die auf Vorurteilen und Unkenntis basierende Ablehnung von wissenschaftlicher Haltung und Arbeitsweise überwunden werden; die Therapeuten müssen ihre künstlerische Arbeitsweise durch eine wissenschaftliche ergänzen. Liebe zur Kunst mögen sie ergänzen durch Liebe zur Wissenschaft. In der umfangreichen Dissertation von Christine Jakabos über Kunsttherapie in der Onkologie sind Kriterien für die wissenschaftliche Forschung zusammengestellt.[201]

Was ist angesichts dieser Bilanz zu tun? In zehn Jahren müssen etwa 40 Bücher und circa 1000 Aufsätze über künstlerisch-therapeutische Forschung vorliegen – davon sollten 5-10% qualifiziert sein. Diese Arbeit ist leistbar, wenn sich die Betroffenen mit dem gehörigen Problembewußtsein an die Arbeit machen. Das ist in meinen Augen eine Bedingung für die Künstlerischen Therapeuten als gesellschaftliche Kraft – gewiß ist es eine Minderheitenkraft. Aber wir wissen: Die vernetzte unendliche Minderheit kann unendlich viel bewirken; denken wir nur an die ökologische Bewegung und an die IPPNW (Internationale Ärzteorganisation zur Verhütung von Atomkrieg).

Außerdem ist notwendig die Vernetzung mit Psychotherapie, Psychosomatik, Naturheilkunde und Ökologie.

Wer nicht an Wunder glaubt, der ist kein Realist (Ben Gurion)

Jede Heilung ist ein Wunder – denn was bei dem einen heilsam wirkt, kann bei bei anderen Destruktivität auslösen. Wer kunsttherapeutische Techniken mechanisch nach den Grundsätzen einer cartesianischen Wissenschaft und Forschung anwendet, der vergällt dem Patienten zudem das Menschenbild der Wissenschaft entsprechend dem Satz von Lec: »Seien wir Menschen, wenigstens bis die Wissenschaft nicht entdeckt hat, daß wir was anderes sind.«

Mit dem Wunder komme ich auf Paracelsus zurück, der im Leben der Natur das Wunderbare mit Staunen in sich aufnahm. Jedoch: Auch wenn Heilung ein wunderbares Geschenk ist, wird sie nicht gratis gegeben. Es bedarf unserer hochgradigen und disziplinierten Anstrengung als Therapeuten – in der praktischen Therapie wie in der Forschung.

Wir müssen zudem das Handwerkszeug unserer Spezialdisziplin als Musiktherapeuten, Kunsttherapeuten, Psychotherapeuten et cetera erwerben: den glasklaren Kopf mit dem denkenden und fühlenden Herzen und mit einer starken Hand immer wieder in Einklang bringen. Das, was man Intuition, Ahnung nennt, kann dann auch wachsen. Wer schweigt, wartet und dabei nicht einschläft, sondern die wache Spannung der Frage aushält, dem wächst eine neue Fähigkeit zu; er lernt das Ahnen, ohne das Begreifen zu vergessen. Ahnen und Schauen sind auf ein unsichtbares Ganzes gerichtet, das für den ausgerichteten Blick und für den zupackenden Begriff nicht existent ist. Die Wirklichkeit des Ahnens ist die Zukunft. Ahnung für eine noch unvorstellbare Zukunft kann uns zuwachsen als praktizierende Therapeuten und Forscher. Laotse sagt kurz: »Man muß wirken auf das, was noch nicht da ist.«

Anhang

Anmerkungen

Die vollständigen bibliographischen Angaben sind im Literaturverzeichnis ab Seite 308 nachgewiesen.

1 *Battegay, Raymond/Trenkel, Arthur*: Die therapeutische Beziehung unter dem Aspekt verschiedener psychotherapeutischer Schulen; Wyss, Dieter: Die tiefenpsychologischen Schulen von den Anfängen bis zur Gegenwart.
2 *Petersen, Peter*: Integrative Tiefentherapie; *Petzold, Hilarion*: Die neuen Körpertherapien; *Wyss, Dieter*: a.a.O.; *ders.*: Der Kranke als Partner.
3 *Seidmann, Peter*: Die herakleische Versuchung der Psychotherapie; *ders.*: Der Mensch im Widerstand.
4 *Seidmann, Peter*: Die herakleische Versuchung der Psychotherapie.
5 *Henny, René*: Die therapeutische Beziehung in der Freud'schen Psychoanalyse.
6 *Dührssen, Annemarie*: Analytische Psychotherapie in Praxis, Theorie und Ergebnissen.
7 *Wulff, Erich*: Psychoanalyse und Realität.
8 *Seidmann, Peter*: »Feinhörigkeit«.
9 Alle Zitate nach *Seidmann, Peter*: a.a.O.
10 *Eschenröder, Christof T.*: Die Rolle des Therapeuten und die therapeutische Beziehung in der rational-emotiven Therapie.
11 *Pfau-Tiefuhr, Ulrike*: Begegnung als Ereignis..
12 *Theunissen, Michael*: Der Andere.
13 *Kästner, Erhart*: Mykenai; in: *ders.*: Ölberge, Weinberge.
14 *Buber, Martin*: Das dialogische Prinzip.
15 *Kisker, Karl P.*: Eine Prognose der psychiatrischen Therapeutik.
16 *Mitscherlich, Alexander u. Margarete*: Die Unfähigkeit zu trauern.
17 *Miller, Alice*: Das Drama des begabten Kindes und die Suche nach dem wahren Selbst.
18 *Richter, Horst-Eberhard*: Die Rolle und das Selbstverständnis des Arztes.
19 *Schipperges, Heinrich*: Der Arzt von morgen.
20 *Petersen, Peter*: Retortenbefruchtung und Verantwortung; *ders.*: Manipulierte Fruchtbarkeit.
21 *Ferguson, Marilyn*: Die sanfte Verschwörung.
22 *Vgl. Amendt, Gerhard*: Die Gynäkologen; *Federlin, K.* u.a.: Braucht die Medizin ein neues Bild vom Menschen?; *Richter, Horst-Eberhard*: a.a.O.
23 *Ferguson, Marilyn*: a.a.O.
24 *Buber, Martin*: a.a.O.; *Petersen, Peter*: Übertragen und Begegnen im therapeutischen Dialog; *ders.*: Der Therapeut als Begegnender.
25 *Petersen, Peter*: Therapeutische Phasen bei der psychosomatischen Behandlung; *ders.*: Politik des runden Tisches und Grundstrukturen integrativer Therapie.
26 *Petersen, Peter*: Therapeutische Phasen bei der psychosomatischen Behandlung.
27 *Petersen, Peter*: Politik des runden Tisches und Grundstrukturen integrativer Therapie.
28 *Petersen, Peter*: Retortenbefruchtung und Verantwortung; *ders.*: Manipulierte Fruchtbarkeit.
29 *Rathenau, Walter*: Mechanisierung und Gesellschaft.
30 *Kirchner-Bockholt, Margarete*: Grundelemente der Heil-Eurythmie.

31 *Hartmann, Fritz*: Medizinische Anthropologie
32 *Petersen, Peter*: Der Therapeut als Begegnender.
33 *Petersen, Peter*: Retortenbefruchtung und Verantwortung.
34 *Walser, Martin*: Meßmers Gedanken.
35 *Alverny, M.-Th. d'*: Alain de Lille, S. 268.
36 *Celan, Paul*: Gesammelte Werke in 5 Bänden, Band III, S. 200.
37 *Rapp, Dorothea*: Rheingold und Bernstein. Literatur als Versuch, Zeitgenossenschaft zu bewältigen.
38 *Petersen, Peter*: Übertragen und Begegnen im therapeutischen Dialog.
39 *Seeger, Hans Karl*: Sehnsucht nach Glück.
40 *Fried, Erich*: Liebesgedichte, S. 10.
41 *Petersen, Peter*: Der Therapeut als Begegnender.
42 *Petersen, Peter*: Der Therapeut als Künstler.
43 *Dalmage, Mary*: Mündliche Mitteilung von Paolo Knill, 15. November 1985.
44 *Piper, Ernst Reinhard*: Das Fernsehen ersetzt die Zensur.
45 *Petersen, Peter*: Therapeutische Phasen bei der psychosomatischen Behandlung; *ders.*: Der therapeutische Prozeß; *ders.*: Gefährte meines Leidens; *ders.*: Idee einer Gemeinschaft von Kunst und Therapie.
46 *Rilke, Rainer Maria*: Sämtliche Werke, Band 1, S.720.
47 *Pietzner, Carlo (Hrsg.)*: Aspekte der Heilpädagogik, S. 10.
48 *Petersen, Peter*: Politik des runden Tisches und Grundstrukturen integrativer Therapie; *ders.*: Meine Erfahrungen mit Leib- und Bewegungstherapie in der Psychosomatik.
49 *Petersen, Peter (Hrsg.)*: Dimensionen vorgeburtlichen Lebens; *ders.*: Kunst und Wissenschaft; *Petersen, Peter/Behnken, Heinz*: Schwangerschaftsabbruch.
50 *Petersen, Peter/Behnken, Heinz*: a.a.O.
51 *Kübler-Ross, Elisabeth*: Interviews mit Sterbenden.
52 *Kast, Verena*: Trauern.
53 *Wyss, Dieter*: Mitteilung und Antwort.
54 *Ricoeur, Paul*: Die Interpretation.
55 Nach der Schule Schlaffhorst-Andersen.
56 Vgl. *Matussek, Matthias*: Die vaterlose Gesellschaft.
57 So von *Helm Stierlin* in: Von der Psychoanalyse zur Familientherapie.
58 *Dieter Wyss* in: Mitteilung und Antwort.
59 *Petersen, Peter*: Übertragen und Begegnen im therapeutischen Dialog.
60 Zum Beispiel die von *Clara Schlaffhorst/Hedwig Andersen; Ilse Middendorf* oder *Moshé Feldenkrais*.
61 *Henzel, Hubert*: Die Sinneswahrnehmung des Menschen;
Scheurle, Hans Jürgen: Überwindung der Subjekt-Objekt-Spaltung in der Sinneslehre; *Hildebrandt, Gunther*: Hygiogenese.
62 *Gitta Noack-Ströbele* in: Die Christengemeinschaft 2/1978, S. 43.
63 *Kohut, Heinz*: Narzißmus.
64 *Kükelhaus, Hermann*: ... ein Narr der Held, S. 42.
65 *Gebser, Jean*: Ursprung und Gegenwart.
66 *Bertaux, Pierre*: Mutation der Menschheit.
67 *Rosenstock-Huessy, Eugen*: Die europäischen Revolutionen.
68 *Hensel, Herbert*: Biologische Reaktionsweisen und Therapie.
69 *Bertalanffy, Ludwig von*: Das Gefüge des Lebens; *Hensel, Herbert*: a.a.O.
70 *Richter, Horst-Eberhard*: Der Aufstand der Gefühle.
71 *Wyss, Dieter*: Die tiefenpsychologischen Schulen von den Anfängen bis zur Gegenwart.
72 *Eucken, Walter*: Grundsätze der Wirtschaftspolitik.

73 Nach einer mündlichen Mitteilung von *Heinrich Schipperges.*
74 *Fintelmann, Volker*: Quo vadis?
75 *Feige, Lothar*: Zwang als konstitutives Element einer freiheitlichen Krankenversicherung.
76 *Bühler, Karl-Ernst/Wyss, Dieter*: Anthropologisch-integrative Psychotherapie; *Schoene, Wolfgang*: Erkenntnisleitende Modelle als Muster sozialer Beziehungen.
77 *Bartschies, Detlef/Vollriede, Anke*: Psychotherapeutische Erfolgsstatistiken.
78 *Petersen, Peter*: Übersicht über die Gruppenarbeit.
79 *Krüger, Helmut*: Therapeutische Gemeinschaft: Historische Entwicklung, Ziele, Probleme.
80 Nach *Krüger, Helmut*: a.a.O.
81 Siehe auch *Petersen*: a.a.O., S. 356.
82 *Cohn, Ruth C.*: Zur Grundlage des themenzentrierten interaktionellen Systems.
83 *Herzog, Walter/Linsenhoff, A./Bastine, R./Kommer, D.*: Schulenübergreifende Perspektiven in der Psychotherapie; *Petzold, Hilarion*: Modelle und Konzepte zu integrativen Ansätzen der Therapie; *Witte, Erich*: Zur Integration psychotherapeutischer Maßnahmen auf der Basis sozialpsychologischer Konzepte.
84 *Petersen, Peter*: Übertragen und Begegnen im therapeutischen Dialog.
85 *Petzold, Hilarion*: Integrative Arbeit mit einem Sterbenden mit Gestalttherapie, Ton, Poesietherapie und kreative Medien.
86 *Petersen, Peter*: Majestät des Todes – Bewegung des Lebens.
87 *Witte, Erich.*: a.a.O.
88 *Danis, Juana*: Gruppenstudien.
89 *Petersen, Peter*: Integrative Tiefentherapie; *ders.*: Übersicht über die Gruppenarbeit.
90 *Petersen, Peter*: a.a.O.
91 *Herzog, Walter/Linsenhoff, A./Bastine, R./Kommer, D.*: a.a.O.; *Witte, Erich*: a.a.O.
92 *Freyberger, Helmuth (Hrsg.)*: Psychotherypeutic Interventions in Life-Threatening Illness.
93 *Hildebrandt, Gunther*: Wirkprinzip und Effektivität der Kurortbehandlung.
94 Nach *Hildebrandt, Gunther*: a.a.O.
95 *Wiesenauer, Markus/Fintelmann, Volker*: Homöopathie – Naturheilverfahren – Anthroposophische Medizin.
96 *Petersen, Peter*: Therapeutische Phasen bei der psychosomatischen Behandlung.
97 *Petersen, Peter*: Der therapeutische Prozeß; *ders.*: Aspekte integrativer Therapie; *ders.*: Idee einer Gemeinschaft von Kunst und Therapie.
98 Nach Dürckheim: In-die-Hand-nehmen = Im-manzipation, im Gegensatz zu E-manzipation = sich autonom Verselbständigen.
99 *Fromm, Erich*: Haben oder Sein.
100 *Hildebrandt, Gunther*: Hygiogenese.
101 *Hildebrandt, Gunther*: a.a.O.
Neuere Literatur zum Thema Chronobiologie: *Amelung, Walter/Hildebrandt, Gunther*: Balneologie und medizinische Klimatologie;
Gutenbrunner, Christoph/Hildebrandt, Gunther (Hrsg.): Handbuch der Balneologie und Klimatologie
102 *Hildebrandt, Gunther*: Hygiogenese.
103 *Hildebrandt, Gunther*: Wirkprinzip und Effektivität der Kurortbehandlung.
104 *Petzold, Hilarion/Orth, Ilse (Hrsg.)*: Poesie und Therapie.
105 *Petersen, Peter*: Sackgassen deutscher Psychotherapie?
106 *Charlotte Bühler* in: *Petzold, Hilarion (Hrsg.)*: Psychotherapie und Körperdynamik.
107 *Etwa Lorenz-Poschmann, Agathe*: Therapie durch Sprachgestaltung; *dies.*: Die Sprachwerkzeuge und ihre Laute.

108 *Kirchner, Hermann*: Die Bewegungshieroglyphe als Spiegel von Krankheitsbildern.
109 *Türk, K. H/Thies, Jürgen*: Therapie durch künstlerisches Gestalten.
110 *Göbel, Thomas*: Die Quellen der Kunst; *Pfrogner, Hermann*: Lebendige Tonwelt; *Steiner, Rudolf*: Das Rätsel des Menschen.
111 *Fintelmann, Volker*: a.a.O.
112 *Petersen, Peter*: Politik des runden Tisches und Grundstrukturen integrativer Therapie.
113 *Petersen, Peter*: Zur Ordnung der Psychotherapie.
114 *Vgl. Petersen, Peter*: Heileurythmie und Wissenschaft – Ein Sozialgerichtsgutachten; in: *Langerhorst, Ursula S. / Petersen, Peter*: Heileurythmie, S. 121ff.
115 *Seidmann, Peter*: Der Mensch im Widerstand.
116 *Wyss, Dieter*: Die tiefenpsychologischen Schulen von den Anfängen bis zur Gegenwart.
117 *Fischer, Ernst*: Von der Notwendigkeit der Kunst, S. 212.
118 *Fischer, Ernst*: a.a.O.
119 *Petersen, Peter*: Übersicht über die Gruppenarbeit.
120 *Kükelhaus, Hermann*: a.a.O., S. 10.
121 *Koch, Elisabeth / Wagner, Gerard*: Die Individualität der Farbe, S. 63.
122 Etwa der Zeugungsmythos der Unambals in Nordost-Australien. (Vgl. *Petersen, Peter*: Konzeption und Ursprung.)
123 *Jung, C. G.*: Erinnerungen, Träume, Gedanken.
124 *Steiner, Rudolf*: Das Rätsel der Philosophie; *Lauer, Hans E.* Die Wiedergeburt der Erkenntnis; *Neumann, Erich*: Ursprungsgeschichte des Bewußtseins; *ders.*: Die große Mutter; *Gebser, Jean*: Ursprung und Gegenwart.
125 *Petersen, Peter*: Aspekte integrativer Therapie; ders.: Politik des runden Tisches und Grundstrukturen integrativer Therapie.
126 *Petersen, Peter*: Therapeutische Phasen bei der psychosomatischen Behandlung; *ders.*: Der therapeutische Prozeß; *ders.*: Aspekte integrativer Therapie; *ders.*: Politik des runden Tisches und Grundstrukturen integrativer Therapie.
127 *Petersen, Peter*: Übertragen und Begegnen im therapeutischen Dialog.
128 *Künkel, Fritz*: Die Schöpfung geht weiter.
129 *Steiner. Rudolf*: Eurythmie als sichtbare Sprache.
130 *Steiner. Rudolf*: Heileurythmie.
131 *Göbel, Thomas*: Die Quellen der Kunst; *Steiner. Rudolf*: Das Rätsel des Menschen.
132 *Klein, Norma*: Sunshine, *Kübler-Ross, Elisabeth*: Interviews mit Sterbenden; *Zickgraf, Cordula*: Ich lerne leben, weil du sterben mußt.
133 *Petersen, Peter*: Aspekte integrativer Therapie; ders.: Politik des runden Tisches und Grundstrukturen integrativer Therapie.
134 *Petersen, Peter*: Übertragen und Begegnen im therapeutischen Dialog; *ders.*: Der Therapeut als Begegnender; *ders.*: Gefährte meines Leidens.
135 *Rogers, Carl R.*: Therapeut und Klient; *Tausch, Reinhard* und *Anne M.*: Gesprächspsychotherapie.
136 *Freud, Sigmund*: Bemerkungen über die Übertragungsliebe.
137 Niis, Piet: Eingreifen ins Leben.
138 *Bachmann, Ingeborg*: Anrufung des Großen Bären, »Lieder auf der Flucht, VI, Ende«, S. 76.
139 *Verbrugh, Hugo*: Was ist Erfahrung?
140 *Lorenz, Karl*: Musik – Rhythmik – Architektur.
141 *Lorenz, Karl*: Bewegung und Musik in der Therapie; *Ruland, Heiner:* Ein Weg zur Erweiterung des Tonerlebens.

142 *Alexander, Gerda*: Eutonie als Verfahren somatopsychologischer Pädagogik, Rehabilitation und Therapie, S. 120f.
143 Vgl. *Treichler, Markus*: Das Therapieangebot in der Anthroposophischen Medizin.
144 Vgl. *Petersen, Peter*: Heileurythmie und Wissenschaft – Ein Sozialgerichtsgutachten, S. 121ff. in: *Langerhorst, Ursula S./Petersen, Peter*: Heileurythmie – ihre Wirkung und wissenschaftliche Bewertung.
145 *Petersen, Peter*: Politik des runden Tisches und Grundstrukturen integrativer Therapie.
146 *Petersen, Peter*: Übertragen und Begegnen im therapeutischen Dialog; *ders.*: Der Therapeut als Begegnender; *ders.*: Gefährte meines Leidens.
147 *Ross, Werner*: Atemtechnik hochpoetisch.
148 *Dürckheim, Karlfried von*: Hara.
149 Als Produkt der klassischen Psychotherapie, die vornehmlich mit begrifflichen und emotionalen Bedeutungsgehalten zu tun hat (*Petersen, Peter*: Politik des runden Tisches und Grundstrukturen integrativer Therapie; *ders.*: Der Therapeut als Künstler; *ders.*: Idee einer Gemeinschaft von Kunst und Therapie.)
150 *Petersen, Peter*: Kunst und Therapie – Ansätze und Notwendigkeit; *ders.*: Der Therapeut als Künstler; *ders.*: Idee einer Gemeinschaft von Kunst und Therapie.
151 *Petersen, Peter/Rosenhag, Jeanne*: Dieser kleine Funken Hoffnung.
152 Bericht hierüber in ihrem eindringlichen Buch »Der gemalte Schrei«.
153 Vgl. *Proskauer, Heinrich O.*: Conrad Ferdinand Meyer.
154 *Harlan, Volker*: Was ist Kunst?
155 *Hermann Kükelhaus*: ... ein Narr der Held.
156 *Foucault, Michel*: Der Ariadnefaden ist gerissen.
157 *Petersen, Peter*: Heilmittel: Produkt und Gabe.
158 *Lyotard, Jean-F.*: Essays zu einer affirmativen Ästhetik.
159 a.a.O.: S. 50.
160 a.a.O.: S. 52.
161 a.a.O.: S. 62.
162 a.a.O.: S. 20.
163 a.a.O.: S. 64.
164 a.a.O.: S. 73.
165 *Lyotard, Jean-F.*: Philosophie und Malerei im Zeitalter ihres Experimentierens, S. 70.
166 *Burkhard, Jaequeline*: Ein Gespräch. Joseph Beuys, Jannis Kounellis, Anselm Kiefer, Enzo Cucchi., S. 135.
167 a.a.O., S. 23.
168 a.a.O., S. 22
169 a.a.O., S. 24.
170 *Lyotard, Jean-F.*: Philosophie und Malerei im Zeitalter ihres Experimentierens, S. 70.
171 a.a.O., S. 60.
172 *Klee, Paul*: Das bildnerische Denken, S. 78.
173 Geboren 1882, 1937 durch die Stalinisten erschossen.
174 *Petersen, Peter*: Qualität in Künstlerischen Therapien – was können wir darunter verstehen?
175 *Petersen, Peter*: a.a.O.; ders. : Forschungen Künstlerischer Therapeuten.
176 Musiktherapeutin und Leiterin der musiktherapeutischen Ausbildung an der Universität Münster.
177 Education in Arts Therapy: Education in Arts Therapy.
178 *Petersen, Peter:* Zeit in der Therapie.
179 *Antonovsky, Aaron*: Health, Stress and Coping; *ders.*: Salutogenese.
180 *Cahen, R.*: Abwesenheit und Rhythmus als therapeutische Faktoren.

181 *Braun, Lucien*: Paracelsus.

182 Diese paracelsischen Grundanschauungen sind *Lucien Brauns* o.g. Buch zum Teil wörtlich entnommen (Kapitel »Die Staunen erregende Natur«, Seite 35ff.)

183 Das Werk des Paracelsus ist vielgestaltig, mit einer Fülle von Aspekten, vor allem: Es ist vielschichtig. Den Aspekt der Tiefenpsychologie und gestaltender Psychotherapie beleuchtet Gottfried Waser in seinem Aufsatz »Heilkunde und Heilkunst, Kunst und Therapie im Werk von Paracelsus«. Er arbeitet dabei Konzepte der im 20. Jahrhundert gewachsenen, ebenfalls vielschichtigen Tiefenpsychologie zusammen mit seinen eigenen Erfahrungen als gestaltender Psychotherapeut im Werk des Paracelsus durch.

184 Siehe *Metzinger, T.*: Von der Hirnforschung zur Bewußtseinskultur.

185 *Käser, Eduard*: Kultiviert und überflüssig.

186 Vgl. auch *Wellendorf, Elisabeth*: Es gibt keinen Weg, es sei denn, Du gehst ihn; *dies.*: Man kann alles auch anders sehen.

187 Literatur bei *Petersen, Peter* (Hrsg.): Ansätze kunsttherapeutischer Forschung; *ders.*: Heil-Kunst – Sprung in die therapeutische Zukunft., *ders.*: Von der Notwendigkeit der Kunst in der Medizin; *ders.*: Sinnliches Wahrnehmen intensivieren.

188 Professor für Musiktherapie an der Musikhochschule Hamburg.

189 Zum Beispiel *Tüpker, Rosemarie*: Ich singe, was ich nicht sagen will; *Egger, Bettina*: Der gemalte Schrei; und andere.

190 *Schottenloher, Gertraud*: Bilder im seelischen Prozeß, ihr Verstehen und ihre Wirkung; dies.: »Mess-Painting«; *Schottenloher, Gertraud / Schnell; Hans:* Wenn Worte fehlen, sprechen Bilder.

191 *Gruber, Harald*: Kunsttherapeutische Ansätze unter besonderer Berücksichtigung der Onkologie und der systematischen Bildanalyse.

192 *Decker-Voigt, Hans-Helmut*: Aus der Seele gespielt; *ders.*: Spiele der Seele; *ders.*: Mit Musik ins Leben; *Decker-Voigt, Hans- Helmut (Hrsg.)*: Lexikon Musiktherapie; *Weymann, Eckhard*: Die sensible Schwebe.

193 *Aldridge, David*: Music Therapy Research and Practive in Medicine; *ders.*: Musiktherapie in der Medizin; *Aldridge, David / Gustorff, Dagmar / Neugebauer, Lutz*: Musiktherapie mit entwicklungsverzögerten Kindern; *Gustorff, Dagmar*: Lieder ohne Worte; *dies.*: Musiktherapie mit komatösen Patienten auf der Intensivstation; *dies.*: Die Kunst der Musik in der Therapie

194 *Tüpker, Rosemarie*: Auf der Suche nach angemessenen Formen wissenschaftlichen Vorgehens in der Kunsttherapeutischen Forschung; *dies.*: Wissenschaftlichkeit in kunsttherapeutischer Forschung; *dies.*: Ich singe, was ich nicht sagen kann.

195 *Egger, Bettina*: Der gemalte Schrei.

196 *Knill, Paolo Jacob*: Ausdruckstherapie; *Knill, Paolo Jacob / Nienhaus Barba, Helen / Fuchs, Margo N.*: Minstrels of Soul; *Levine, Stephen K.: Poiesis; Levine, Stephen K. / Levine, E.*: Foundations of Expressive Arts Therapy.

197 Zum Beispiel *Sack, Martin*: Experimentelle Forschung mit einfachen Studiendesigns in der Kunsttherapie.

198 Zum Beispiel *Petersen, Peter (Hrsg.)*: , Ansätze kunsttherapeutischer Forschung

199 Zum Teil zitiert bei *Petersen, Peter*: Heil-Kunst – Sprung in die therapeutische Zukunft.

200 Ebenfalls zusammengefaßt in *Petersen, Peter*: a.a.O.

201 *Jakabos, Christine*: Kunsttherapie in der Onkologie.

Literatur

Aldridge, David: Music Therapy Research and Practive in Medicine. From Out of the Silence, London 1996.

– Musiktherapie in der Medizin. Forschungsstrategien und praktische Erfahrungen, Bern 1999.

Aldridge, David/Gustorff, Dagmar/Neugebauer, Lutz: Musiktherapie mit entwicklungsverzögerten Kindern; in: Aldridge, David (Hrsg.): Kairos I, Beiträge zur Musiktherapie in der Medizin, Bern 1997, S. 14-20.

Alexander, Gerda: Eutonie als Verfahren somatopsychologischer Pädagogik, Rehabilitation und Therapie; in: Petzold, Hilarion (Hrsg.): Psychotherapie und Körperdynamik, Paderborn 1974.

– Eutonie. Ein Weg der körperlichen Selbsterfahrung, München 1976.

Alverny, M.-Th. d': Alain de Lille; in: Etudes de Théologie médievale Bd. 521, 1965, S. 268ff.

Amelung, Walter/Hildebrandt, Gunther: Balneologie und medizinische Klimatologie, 3 Bände, Berlin 1985, 2. Aufl.

Amendt, Gerhard: Die Gynäkologen, Hamburg 1982.

Antonovsky, Aaron: Health, Stress and Coping. New Perspectives on Mental and Physikal Well-Being, San Francisco 1979.

– Salutogenese: Zur Entmystifizierung der Gesundheit, Tübingen 1997.

Ausländer, Rose: Mutterland. Gedichte, Köln 1978.

Bachmann, Ingeborg: Anrufung des Großen Bären. Gedichte, München 1967.

Bartschies, Detlef/Vollriede, Anke: Psychotherapeutische Erfolgsstatistiken. Eine kritische Studie, Dissertation an der Medizinische Hochschule Hannover 1982.

Battegay, Raymond/Trenkel, Arthur: Die therapeutische Beziehung unter dem Aspekt verschiedener psychotherapeutischer Schulen, Bern/Stuttgart/Wien 1978.

Bertalanffy, Ludwig von: Das Gefüge des Lebens, Leipzig 1937.

Bertaux, Pierre: Mutation der Menschheit. Zukunft und Lebenssinn, Frankfurt/M. 1979.

Beuys, Joseph in: Smaling, Walter/Weiss, E. (Hrsg.): Der andere Blick. Heilungswirkung der Kunst heute, Köln 1986.

Beuys, Joseph im Gespräch mit Knut Fischer und Walter Smaling, Köln 1989.

Boardman John/Dörig José/Fuchs Werner/Hirmer Max (Hrsg.): Die Griechische Kunst, München 1966.

Böll, Heinrich/Linder, Christian: Drei Tage im März, Köln 1975.

Braun, Lucien: Paracelsus. Alchimist, Chemiker, Erneuer der Heilkunde, Zürich 1988.

Buber, Martin: Das dialogische Prinzip. Ich und Du. Zwiesprache. Die Frage an den Einzelnen. Elemente des Zwischenmenschlichen. Zur Geschichte des dialogischen Prinzips, Gütersloh 1997, 8. Aufl.

Bühler, Karl-Ernst/Wyss, Dieter: Anthropologisch-integrative Psychotherapie. Neurosenkonzeption und Krankheitsbegriff; in: Petzold; Hilarion (Hrsg.): Methodenintegration in der Psychotherapie, Paderborn 1982.

Bünner, Gertrud/Röthig, Peter (Hrsg.): Grundlagen und Methoden der rhythmischen Erziehung, Stuttgart 1979, 3. Aufl.

Bundesminister für Forschung und Technologie (Hrsg.): In-Vitro-Fertilisation, Genomanalyse und Gentherapie, München 1985.

Burkhardt, Jaequeline: Ein Gespräch. Joseph Beuys, Jannis Kounellis, Anselm Kiefer, Enzo Cucchi, Zürich 1988.

Cahen, R.: Abwesenheit und Rhythmus als therapeutische Faktoren; in: Zeitschrift für Analytische Psychologie 7/1976; S. 123-151.

Celan, Paul: Gesammelte Werke in fünf Bänden, Frankfurt/M. 1983.

Coblenzer, Horst/Muhar, Franz: Atem und Stimme. Anleitung zum guten Sprechen, Wien 1976, 2. Aufl.

Cohn, Ruth C.: Zur Grundlage des themenzentrierten interaktionellen Systems – Axiome, Postulate, Hilfsregeln; in: Gruppendynamik 5/1974; S. 150-159.

– Von der Psychoanalyse zur themenzentrierten Interaktion. Von der Behandlung einzelner zu einer Pädagogik für alle, Stuttgart 1999, 13. erw. Aufl.

Conrad, Klaus: Die beginnende Schizophrenie. Versuch einer Gestaltanalyse des Wahns, Stuttgart 1971, 3. Aufl.

Czogalik, Dietmar/Bolay, Hans Volker/Boller, Rainer/Otto, Hartmut: Das integrative Musiktherapie-Dokumentationssystem IMDOS: Zum Verbund von Forschung, Lehre und Behandlung im Berufsfeld Musiktherapie; in: Musiktherapeutische Umschau, 16/1995, S. 108-125.

Danis, Juana: Gruppenstudien, München 1980.

Decker-Voigt, Hans-Helmut: Aus der Seele gespielt. Eine Einführung in die Musiktherapie, München 1991.

– Spiele der Seele – Traum, Imagination und künstlerisches Tun, Festschrift für Paolo Knill, Bremen 1992.

– Mit Musik ins Leben. Wie Klänge wirken: Schwangerschaft und frühe Kindheit, München 1999.

Decker-Voigt, Hans- Helmut (Hrsg.): Lexikon Musiktherapie, Göttingen 1996.

Dreifuss-Kattan, Esther: Praxis der klinischen Kunsttherapie – mit Beispielen aus der Psychiatrie und Onkologie. Bern 1986.

Drigalski, Dörte von: Blumen auf Granit. Eine Irr- und Lehrfahrt durch die deutsche Psychoanalyse, Frankfurt/Berlin/Wien 1979.

Dührssen, Annemarie: Analytische Psychotherapie in Praxis, Theorie und Ergebnissen, Göttingen 1972.

Dürckheim, Karlfried von: Hara. Die Erdmitte des Menschen, Weilheim 1958; 3. Aufl.

– Erlebnis und Wandlung. Grundlagen der Selbstfindung, Frankfurt/M. 1992.

Ebner, Ferdinand: Das Wort und die geistigen Realitäten. Pneumatologische Fragmente, Frankfurt/M. 1980.

Meister Eckehart: Vom Wunder der Seele, Stuttgart 1977.

Edel, H./Knauth, K.: Grundsätze der Atemtherapie, Darmstadt 1977, 3. Aufl.

Egger, Bettina: Der gemalte Schrei. Geschichte einer Maltherapie, Bern 1991.

Eichendorff, Joseph von: Werke in vier Bänden, München 1981.

Elrod, Norman: Zur Phänomenologie der Besserung in der Psychotherapie, Basel/ New York 1957.

Eppelsheim, Rudolf: Das Geistige in der modernen Kunst: Kandinsky und Rudolf Steiner; in: Die Drei 47/1977, S. 490-511.

Erdmann, Alies: humanitas rhythmica. Rhythmisch struktruiale Sinnesphänomene – eine Orientierunghilfe für die Ausbildung des Menschlichen?, Bonn 1982.

Eschenröder, Christof T.: Die Rolle des Therapeuten und die therapeutische Beziehung in der rational-emotiven Therapie; in: Integrative Therapie 4/1978, S. 168-181.

Eucken, Walter: Grundsätze der Wirtschaftspolitik, hrsg. v. Edith Eucken u. Paul K. Hensel, Tübingen 1990, 6. durchges. Aufl.

Federlin, K. u.a.: Braucht die Medizin ein neues Bild vom Menschen?; in: Deutsches Ärzteblatt 79/1982, Heft 41; S. 57-65.

Feige, Lothar: Zwang als konstitutives Element einer freiheitlichen Krankenversicherung; in: *Medizin - Mensch - Gesellschaft* 4/1979, S. 216-223.

Ferguson, Marilyn: Die sanfte Verschwörung. Persönliche und gesellschaftliche Transformation im Zeichen des Wassermann, Basel 1982.
Feuchtwanger, Lion: Goya – oder der enge Weg der Erkenntnis, Berlin 1996, 4. Aufl.
Feudel, Elfriede: Rhythmik. Theorie und Praxis der körperlich-musikalischen Erziehung, Wolfenbüttel 1982.
Fintelmann, Volker: Quo vadis? Medizin am Scheideweg, Stuttgart 2000.
Fischer, Ernst: Von der Notwendigkeit der Kunst, Hamburg 1967.
Foucault, Michel: Der Ariadnefaden ist gerissen; in: Barck, K. u.a. (Hrsg.): Aisthesis, Wahrnehmung heute oder Perspektiven einer anderen Aesthetik, Leipzig 1991, 2. Aufl.
Frankl, Viktor E.: Theorie und Praxis der Neurosen, Wien 1956.
Freud, Sigmund: Gesammelte Werke, London 1946-1968.
– Erinnern, Wiederholen, Durcharbeiten (1914), Gesammelte Werke Band X, London 1946.
– Die Freud'sche psychoanalytische Methode (1904), Gesammelte Werke Band V, London 1949.
– Zur Dynamik der Übertragung (1912), Gesammelte Werke Band VIII, London 1949.
– Bemerkungen über die Übertragungsliebe (1915), Gesammelte Werke Band X, London 1950.
Freyberger, Helmuth (Hrsg.): Psychotherypeutic Interventions in Life-Threatening Illness (Advances in Psychosomatic Medicine, Vol. 10), Basel 1980.
Fried, Erich: Liebesgedichte, Berlin 1980.
Fromm, Erich: Die Kunst des Liebens, Zürich 2000.
– Haben oder Sein. Die seelischen Grundlagen einer neuen Gesellschaft, Stuttgart 1996, 17. Aufl.
– Anatomie der menschlichen Destruktivität, Reinbek 1977.
Gebser, Jean: Ursprung und Gegenwart, 1. Teil: Das Fundament der aperspektivischen Welt. Beitrag zu einer Geschichte der Bewußtwerdung; Gesamtausgabe Band II, Schaffhausen 1999, 2. Aufl.
– Ursprung und Gegenwart, 2. Teil: Die Manifestation der aperspektivischen Welt. Versuch einer Konkretion des Geistigen, Gesamtausgabe Band III, Schaffhausen 1999, 2. Aufl.
Glaser, Volker: Eutonie. Das Verhaltensmuster des menschlichen Wohlbefindens, Heidelberg 1980.
Göbel, Thomas: Die Quellen der Kunst. Lebendige Sinne und Phantasie als Schlüssel zur Architektur, Dornach 1982.
Goldammer, Kurt: Theophrast von Hohenheim, genannt Paracelsus, sämtliche Werke, II. Abteilung: Theologische und religionsphilosophische Schriften, Wiesbaden (laufende Ausgabe).
Grass, Günter: Die Rättin, Darmstadt/Neuwied 1986.
Grawe, Klaus/Donati, Ruth/Bernauer, Friederike: Psychotherapie im Wandel. Von der Konfession zur Profession, Göttingen 1994, 3. Aufl.
Gruber, Harald: Kunsttherapeutische Ansätze unter besonderer Berücksichtigung der Onkologie und der systematischen Bildanalyse; in: Zeitschrift für Musik-, Tanz- und Kunsttherapie 9(3)/1998, S. 115-123.
Gustorff, Dagmar: Lieder ohne Worte. Musiktherapie mit komatösen Patienten auf der Intensivstation; in: Musiktherapeutische Umschau 11/1990, S. 120-126.
– Musiktherapie mit komatösen Patienten auf der Intensivstation. Darstellung von Möglichkeiten eines künstlerischen Therapieansatzes in der Betreuung komatöser Intensivpatienten, Dissertation (Dr. rer. med.) Universität Witten/Herdecke 1992.

– Die Kunst der Musik in der Therapie; in: Petersen; Peter (Hrsg.): 1. Symposion für Künstlerische Therapien »Sinnliches Wahrnehmen intensivieren« vom 19.-21. 2. 1993 in Dresden, Manuskriptdruck bei Peter Petersen, Kauzenwinkel 22, 30627 Hannover.

Gutenbrunner, Christoph/Hildebrandt, Gunther (Hrsg.): Handbuch der Balneologie und Klimatologie, Heideberg/Berlin/Tokyo 1997.

Hamel, Peter Michael: Durch Musik zum Selbst, Kassel 1984, 3. Aufl.

– Violinkonzert, Diaphainon, Gralbilder, Edition Zeitgenössische Musik, CD Wergo 1993.

Harlan, Volker: Was ist Kunst? Werkstattgespräch mit Beuys, Stuttgart 1988, 3. Aufl.

Harnischfeger, Ernst: Die Bamberger Apokalypse, Stuttgart 1981.

Hartmann, Fritz: Medizinische Anthropologie. Zeitgestalt und Dauer im Kranksein; in: Zschr. Psychoth. med. Psychol. 35/1985, S. 32-40.

Heigl-Evers, Anneliese: Referat, Lehrinstitut für Psychoanalyse Hannover, WS 1975/76.

Heileurythmie: Schriftenreihe der Arbeitsgruppe Heileurythmie, Heft 1-5, 1972-78, erhältlich beim Berufsverband Heileurythmie e.V. Heubergstr. 75, 70188 Stuttgart.

Henny, René: Die therapeutische Beziehung in der Freud'schen Psychoanalyse; in: Battegay, Raymond/Trenkel, Arthur (Hrsg.): Die therapeutische Beziehung unter dem Aspekt verschiedener psychotherapeutischer Schulen, Bern/Stuttgart/Wien 1978.

Hensel, Herbert: Biologische Reaktionsweisen und Therapie, in: Büttner, Gottfried/Hensel, Herbert (Hrsg.): Biologische Medizin, Heidelberg 1977.

– Die Sinneswahrnehmung des Menschen; in: Musiktherapeutische Umschau 1/1980 S. 203-218.

Herzog, Walter: Die wissenschaftstheoretische Problematik der Integration psychotherapeutischer Methoden; in: Integrative Therapie 6/1980, S. 261-280.

Heyer-Grote, Lucy (Hrsg.): Atemschulung als Element der Psychotherapie, Darmstadt 1970. (= Wege der Forschung, Bd. LXV)

Hildebrandt, Gunther: Wirkprinzip und Effektivität der Kurortbehandlung; in: Therapiewoche 27/1977, S. 1911-1925.

– Hygiogenese. Grundlinien einer therapeutischen Physiologie; in: Therapiewoche 27/1977, S. 5384-5397.

Hünnebeck, Elisabeth: Kunsttherapie zwischen theoretischer Vorstellung und praktischem Erleben, Vortrag beim 5. Kongreß Int. Ges. Kunst, Gestaltung, Salzburg, 6.-8.10.1989.

Husemann, Friedrich: Das Bild des Menschen als Grundlage der Heilkunst. Entwurf einer geisteswissenschaftlich orientierten Medizin, 3 Bände, Stuttgart 1978-1980, 3. u. 8. Aufl.

Husmann, Heinrich: Grundlagen der antiken und orientalischen Musikkultur, Berlin. 1961.

Husserl, Edmund: Husserliana, Gesammelte Werke, Den Haag 1954.

Itten, Johannes: Kunst der Farbe, Ravensburg 1961, 5. Aufl.

Jakabos, Christine: Kunsttherapie in der Onkologie. Literaturstudie, Dissertation Medizinische Hochschule Hannover 2000.

Jiménez, Juan Ramón: Herz, stirb oder singe. Gedichte, Zürich 1977.

Jung, C. G.: Die Psychologie der Übertragung (1946), Gesammelte Werke Band 16, Zürich 1958.

– Psychologische Typen (Definitionen) (1921), Gesammelte Werke Band 6, Zürich 1960.

– Erinnerungen, Träume, Gedanken, aufgezeichnet und herausgegeben von A. Jaffé, Zürich 1962.

– Synchronizität als ein Prinzip akausaler Zusammenhänge (1952), Gesammelte Werke Bd. 8, Olten/Freiburg i. Br. 1967.
– Bewußtes und Unbewußtes, Frankfurt/M./Hamburg 1970.

Käser, Eduard: Kultiviert und überflüssig. Der Körper im Zeitalter seiner Entbehrlichkeit; in: Neue Zürcher Zeitung Nr. 67 vom 21./22. 02. 1998, S. 81.

Kästner, Erhart: Ölberge, Weinberge, Frankfurt/M. 1997.

Kafka, Franz: Hochzeitsvorbereitungen auf dem Lande, Frankfurt/M. 1986.

Kandinsky, Wassily: Über das Geistige in der Kunst, Bern 1952, 10. Aufl. (1. Aufl. 1912).

Kaschnitz, Marie-Luise: Wohin denn ich? Hamburg 1962.

Kast, Verena: Trauern. Phasen und Chancen des psychischen Prozesses, Stuttgart 1999.

Kayser, Hans u.a.: Gruppenarbeit in der Psychiatrie. Erfahrungen mit der therapeutischen Gemeinschaft, Stuttgart 1981, 2. Aufl.

Kind, Hans: Psychotherapie und Psychotherapeuten. Praxis und Methoden, Stuttgart 1982.

Kirchmann, Edith: Moderne Verfahren der Bewegungstherapie (Konzentrative Bewegungstherapie; Integrative Bewegungstherapie; Rhythmische Bewegungstherapie), Integrative Therapie, Beiheft 2, Paderborn 1979.

Kirchner, Hermann: Die Bewegungshieroglyphe als Spiegel von Krankheitsbildern. Ein Beitrag zum Heilpädagogischen Kursus von Rudolf Steiner, Stuttgart 1978.

Kirchner-Bockholt, Margarete: Grundelemente der Heil-Eurythmie, Dornach 1994, 4. Aufl.

Kisker, Karl P.: Eine Prognose der psychiatrischen Therapeutik; in: Nervenarzt 44/1973, S. 184-196.

Klee, Paul: Schöpferische Konfessionen; in: Kasimir Edschmid (Hrsg.): Tribüne der Kunst und Zeit, Berlin 1920.
– Das bildnerische Denken. Form- und Gestaltungslehre, Band 1, Basel/Stuttgart: 1981, 4. Aufl.

Klein, N.: Sunshine, Heilbronn 1978.

Knill, Paolo Jacob: Ausdruckstherapie. Künstlerischer Ausdruck in Therapie und Erziehung als intermediale Methode, Lilienthal/Bremen 1979.

Knill, Paolo Jacob/Nienhaus Barba, Helen/Fuchs, Margo N.: Minstrels of Soul. Intermodal Expressive Therapy, Toronto 1995.

Koch, Elisabeth/Wagner, Gerard: Die Individualität der Farbe. Übungswege für das Malen und Farberleben, Stuttgart 1990, 3. Aufl..

König, Karl: Geister unter dem Zeitgeist. Biographisches zur Phänomenologie des 19. Jahrhunderts, Stuttgart 1973.

Kofler, Leo: Die Kunst des Atmens. Als Grundlage der Tonerzeugung für Sänger, Schauspieler, Redner, Lehrer, Prediger etc., sowie zur Verhütung und Bekämpfung allen durch mangelhafte Atmung entstandenen Krankheiten; ais dem Englischen übersetzt von Clara Schlaffhorst und Hedwig Andersen, Kassel/Basel/London/New York 1992, 26. Aufl.

Kohut, Heinz: Narzißmus. Eine Theorie der psychoanalytischen Behandlung narzißtischer Persönlichkeitsstörungen, Frankfurt/M. 1976.

Krautschik, Adelheid: Frauen, die ihren Körper hassen. Narzißtische Krisen bei Gestaltwandel: Pubertätsmagersucht – Schwangerschaftsphobie – klimakterische Depression, Vortrag: VI. Internationaler Kongreß Psychomotorik, 6.-9. 06. 1984, Den Haag (»Der Körper und sein Gedächtnis«).
– Gedicht; in: Almanach deutscher Schriftsteller-Ärzte 85, Marquartstein 1985.

Kross, Jan: Sei kein Narr. Mein Schreiben als erweiterte Biographie; in: Loccumer Protokolle 58/89, Loccum 1990.

Krüger, Helmut: Therapeutische Gemeinschaft: Historische Entwicklung, Ziele, Probleme; in: Kayser, Hans u.a. (Hrsg.): Gruppenarbeit in der Psychiatrie, Stuttgart 1981, 2. Aufl.

Krüger, Ilse: Atemfibel (Schule Schlaffhorst-Andersen), gedruckt bei Isensee, Oldenburg 1979.
Kübler-Ross, Elisabeth: Interviews mit Sterbenden, Stuttgart 1999, 22. Aufl.
Kühn, Manfred: Material zu einer Kritik des Meyer-Gutachtens. Persönliches Manuskript 1990; Adresse: Goldstr. 58, D-48565 Steinfurt.
Kükelhaus, Hermann: ... ein Narr der Held. Brief und Gedichte 1939-1943, hrsg. von Ingrid Grebe, Stuttgart 1998.
Künkel, Fritz: Die Schöpfung geht weiter. Eine psychologische Untersuchung des Matthäus-Evangeliums, Konstanz 1957.
Langerhorst, Ursula S./Petersen, Peter: Heileurythmie – ihre Wirkung und wissenschaftliche Bewertung. Ein Bericht aus der Therapie mit Anorexia-Patientinnen. Mit einem medizinischem Gutachten, Stuttgart 1999.
Lauer, Hans E.: Die Wiedergeburt der Erkenntnis in der Entwicklungsgeschichte des musikalischen Erkenntnisstrebens, Freiburg i. Br. 1946.
Lec, Stanislaw: Alle unfrisierten Gedanken, hrsg. v. *Karl Dedecius*, München 1984, 3. Aufl.
Lemaire, Tom: Die Zärtlichkeit. Gedanken über die Liebe, Düsseldorf 1975.
Leutiger, Rudolf: Sprechen als Atemschulung; in: Atemschule als Element der Psychotherapie, Darmstadt 1979.
Levine, Stephen K.: Poiesis. The Language of Psychology and the Speech of the Soul, London 1997.
Levine, Stephen K./Levine, Esther G.: Foundations of Expressive Arts Therapy. Theoretical and Clinical Perspectives) London 1999.
Linsenhoff, A./Bastine, R./Kommer, D.: Schulenübergreifende Perspektiven in der Psychotherapie; in: Integrative Therapie 6/1980, S. 302-322.
Loos, Gertrud Katja: Klang-Räume. Musiktherapie mit Magersüchtigen und anderen frühgestörten Patienten, Stuttgart 1986.
– Der Dialog in der Musiktherapie zwischen diagnostischen und therapeutischen Dimensionen, Vortrag: Deutscher Berufsverband der Musiktherapeuten, Hamburg 27.05.1994.
– Was wirkt in der Musiktherapie?; in: Musiktherapeutische Umschau 16/1995, S. 165-169.
Lorenz, Karl: Bewegung und Musik in der Therapie; in: Resonanzen 78, 1978 (erhältlich bei: Akademie Remscheid für musische Bildung und Medienerziehung, Küppelstein 34, 42857 Remscheid).
– Musik – Rhythmik – Architektur; in: Resonanzen 80 (erhältlich: siehe oben).
Lorenz-Poschmann, Agathe: Therapie durch Sprachgestaltung, Dornach 1981.
– Die Sprachwerkzeuge und ihre Laute, Dornach 1983.
Lorenzer, Alfred: Sprachzerstörung und Rekonstruktion. Vorarbeiten zu einer Metatheorie der Psychoanalyse, Frankfurt/M. 1973.
Lyotard, Jean-F.: Essays zu einer affirmativen Ästhetik, Berlin 1982.
– Philosophie und Malerei im Zeitalter ihres Experimentierens, Berlin: 1986.
Malewitsch, Kasimir: Über die neuen Systeme in der Kunst, Zürich 1988.
Matussek, Matthias: Die vaterlose Gesellschaft. Überfällige Anmerkungen zum Geschlechterkampf, Reinbek 1998.
Metzinger, T.: Von der Hirnforschung zur Bewusstseinskultur; in: Neue Zürcher Zeitung Nr. 64 vom 18.03.1998, S. 79.
Meyer, A.–E./Richter, R./Grawe, K./Schulenburg, J.-M. v. d./Schulte, D.: Forschungsgutachten zu Fragen eines Psychotherapeutengesetzes, Hamburg 1991.
Middendorf, Ilse: Atemtherapie in Prävention und Rehabilitation; in: Atem 3/1969.
– Der erfahrbare Atem, Paderborn 1984.
Miller, Alice: Das Drama des begabten Kindes und die Suche nach dem wahren Selbst. Eine Um- und Fortschreibung, Frankfurt/M. 1994.

Mitscherlich, Alexander u. Margarete: Die Unfähigkeit zu trauern. Grundlagen kollektiven Verhaltens, München 1998, 15. Aufl.
Moll, Ernst: Die Sprache der Laute. Buchstaben – Namen und Zeichen alter europäischer Alphabete im Lichte geisteswissenschaftlicher Erkenntnisse, Stuttgart 1950.
Morgenthaler, Fritz: Psychoanalyse heute. Vortrag Psychiatrisches Kolloquium, SS 1977, Medizinische Hochschule Hannover.
Nefiodow, Leo N.: Der sechst Kondratieff. Wege zur Produktivität und Vollbeschäftigung im Zeitalter der Information, St. Augustin 1999, 3. Aufl.
Neue Zürcher Zeitung: Das künstliche Gehirn. Simulation neuronaler Schaltkreise durch analoge Mikrochips, Ausgabe Nr. 64 vom 18.03.1998, S. 77.
Neumann, Erich: Ursprungsgeschichte des Bewußtseins, Zürich 1949.
– Die große Mutter. Ein Phänomenologie der weiblichen Gestalungen des Unbewußten, Olten/Freiburg i. Br. 1974, 2. Aufl.
Niis, Piet: Eingreifen ins Leben. Bioethische Überlegungen eines Psychosomatikers; in: Petersen, Peter: Schwangerschaftsabbruch. Unser Bewußtsein vom Tod im Leben, Stuttgart 1986.
Perls, Fritz: Gestalttherapie in Aktion, Stuttgart 1974.
Petersen, Peter: Integrative Tiefentherapie; in: Therapiewoche 28/1978, S. 8167-82.
– Übertragen und Begegnen im therapeutischen Dialog; in: Petzold; Hilarion (Hrsg.): Die Rolle des Therapeuten, Paderborn 1980, S. 13-36.
– Therapeutische Phasen bei der psychosomatischen Behandlung. Ansätze zu einem integrativen Konzept; in: Zeitschrift Physikal. Med. 5/1980: S. 282-86.
– Der therapeutische Prozeß. Wandlung in das eigene Offensein; in: Die Drei 50/9/1980, S. 532-541.
– Konzeption und Ursprung. Trennung von Fruchtbarkeit und Geschlechtlichkeit; in: Sexualmedizin 9/1980, S. 407-411.
– Übersicht über die Gruppenarbeit. Ausbildung in Gruppenarbeit, in: Kayser, Hans u. a.: Gruppenarbeit in der Psychiatrie, Stuttgart 1981, 2. Aufl.
– Aspekte integrativer Therapie; in: Klinische Psychol. Psychotherapie 29/1981, S. 330-341.
– Zur Ordnung der Psychotherapie; in: Medizin – Mensch – Gesellschaft 6/1981, S.259-268.
– Sackgassen deutscher Psychotherapie?; in: Medizin – Mensch – Gesellschaft 6/1981, S. 199-202.
– Der Therapeut als Begegnender, in: Dürckheim, Karlfried von: Der zielfreie Weg, Freiburg i. Br. 1982.
– Politik des runden Tisches und Grundstrukturen integrativer Therapie; in: Petzold, Hilarion (Hrsg.): Methodenintegration in der Psychotherapie, Paderborn 1982.
– Gefährte meines Leidens. Über den therapeutischen Dialog; in: Wege zum Menschen 35/1983, S. 435-455.
– Kunst und Therapie – Ansätze und Notwendigkeit; in: Zeitschrift. Klin. Psychol. Psychotherapie und Psychopathologie 31/1983, S. 217-228.
– Der Therapeut als Künstler; in: Musiktherapeutische Umschau 5/1984, S. 271-287.
– Idee einer Gemeinschaft von Kunst und Therapie; in: Musiktherapeutische Umschau 5/1984, S. 3-18.
– Retortenbefruchtung und Verantwortung (Anthropologische, ethische und medizinische Aspekte neuerer Fertilitätstechnologien), Stuttgart 1985.
– Manipulierte Fruchtbarkeit: Problematik der Retortenbefruchtung (In-Vitro-Fertilisation) aus der Sicht eines Psychosomatikers, Vortrag Universität Jena 13. 5. 1985, erschienen in: Evangelische Akademie Hofgeismar (Hrsg.): Gentechnologie – Chancen und Risiken, Bd. 8, München 1986.

- Kunst und Wissenschaft. Zur Integration kunsttherapeutischer Verfahren; in: Musiktherapeutische Umschau 6/1985, S.135-145.
- Gutachten betr. Ambulante Heileurythmie, AZ 21KR237/84 Sozialgericht Hamburg. 21. Kammer, 1986.
- Modern Technologies of Fertilisation: a Challenge for Psychosomatic Anthropology; in: Leysen, S. u.a. (Hrsg.): Research in psychosomatic obstetrics gynaecology, Leuven/Amersfoort 1986.
- Meine Erfahrungen mit Leib- und Bewegungstherapie in der Psychosomatik; in: Integrative Therapie 12/1986, S. 3-20.
- Empfängnis und Zeugung: Phänomene der Kindesankunft; in: Zeitschrift. Klin. Psychol. Psychotherapie und Psychopathologie 34/1986: 19-31.
- Eros und Sprache. Zur Bedeutung zärtlicher Worte in der Therapie; in: *Musiktrapeutische Umschau* 7/1986, S. 265-275; auch in: Stauber, Manfred/Diederichs, Peter (Hrsg.): Psychosomatische Probleme in der Gynäkologie und Geburtshilfe, Berlin/Heidelberg/New York/Tokyo 1987.
- Heilmittel: Produkt und Gabe. Betrachtungen zwischen klassischer Medizin und therapeutischer Anthropologie; in: Wege zum Menschen 40/1988, S. 334-342.
- Heil-Kunst – Sprung in die therapeutische Zukunft. Eine Auseinandersetzung mit Kunst und Kunstbegriff in der modernen Medizin im Lichte der modernen Künste; in: Decker-Voigt, Hans-Helmut: Spiele der Seele – Traum, Imagination und künstlerisches Tun, Festschrift für Paolo Knill, Bremen 1992, S. 57-109.
- Von der Notwendigkeit der Kunst in der Medizin; in: Petersen/Peter u.a. (Hrsg.): Psychosomatik in Geburtshilfe und Gynäkologie, Heidelberg/Berlin u.a. 1993.
- Sinnliches Wahrnehmen intensivieren, 1. Dresdner Symposion künstlerische Therapien 1993, Manuskript beim Autor.
- Zeit in der Therapie. Rahmen-Kairos-Fluß; therapeutische Zeit: die große Unbekannte, Vortrag, 4. Jahrestagung des Deutschen Fachverbands Kunst- und Gestaltungstherapie, Hannover 7.-9.03.1997.
- Majestät des Todes – Bewegung des Lebens. Therapeutische Wandlungsprozesse, Stuttgart 1998.
- Ist künstlerische Therapie wissenschaftlich zu verstehen?; in: Musik-, Tanz- und Kunsttherapie 9(4)/1998, S. 196-204.
- Musiktherapie ist durch High-Tech-Medizin herausgefordert zur integralen Leistung; in: Tanz-, Kunst- und Musiktherapie 9/1998, S. 64-71.
- Heileurythmie und Wissenschaft – Ein Sozialgerichtsgutachten; in: *Langerhorst, Ursula S. /Petersen, Peter*: Heileurythmie – ihre Wirkung und wissenschaftliche Bewertung. Ein Bericht aus der Therapie mit Anorexia-Patientinnen. Mit einem medizinischem Gutachten, Stuttgart 1999.
- Forschungen Künstlerischer Therapeuten. Auftrag und Wirklichkeit; in: Zeitschrift Integrative Therapie 2-3/25/1999, S. 121-138.
- Qualität in Künstlerischen Therapien – was können wir darunter verstehen? Vortrag in St. Gallen am 4.09.1999, Schweizerischer Berufsverband Bewegungstherapie (SBIBT).

Petersen, Peter (Hrsg.): Dimensionen vorgeburtlichen Lebens, Loccumer Protokolle 7/1982. (Erhältlich bei der Evangelischen Akademie Loccum, 31547 Rehburg.)

- Ansätze kunsttherapeutischer Forschung, Heidelberg u.a. 1990.

Petersen, Peter/Behnken, H.: Schwangerschaftsabbruch. Unser Bewußtsein von Tod und Leben; in: Loccumer Protokolle 64/1985. (Erhältlich in der Evangelischen Akademie Loccum, 31547 Bad-Rehburg.)

Petersen, Peter/Rosenhag, Jeanne: Dieser kleine Funken Hoffnung. Therapiegeschichte eines sexuellen Mißbrauchs. Stuttgart 1993.

Petzold, Hilarion: Die neuen Körpertherapien, Paderborn 1977.

– Modelle und Konzepte zu integrativen Ansätzen der Therapie; in: Integrative Therapie 6/1980, S. 323-350.

– Die Rolle des Therapeuten und die therapeutische Beziehung, Paderborn 1980.

– Integrative Arbeit mit einem Sterbenden mit Gestalttherapie, Ton, Poesietherapie und kreative Medien; in: Integrative Therapie 6/1980, S. 181-193.

Petzold, Hilarion (Hrsg.): Psychotherapie und Körperdynamik. Verfahren psychologischer Bewegungs- und Körpertherapie, Paderborn 1974.

Petzold, Hilarion/Orth, Ilse (Hrsg.): Poesie und Therapie. Über die Heilkraft der Sprache, Paderborn 1995, 3. Aufl.

Pfau-Tiefuhr, Ulrike: Begegnung als Ereignis. J. L. Morenos Konzept der therapeutischen Interaktion, Dissertation Medizinische Hochschule Hannover 1976.

Pfrogner, Hermann: Lebendige Tonwelt. Zum Phänomen Musik, München 1976.

– Die sieben Lebensprozesse. Eine musiktherapeutische Anregung; in: Die Kommenden 1978.

Picht, Georg: Kunst und Mythos, Stuttgart 1990, 3. Aufl.

Pietzner, Carlo (Hrsg.): Aspekte der Heilpädagogik, Stuttgart 1969.

Piper, Ernst Reinhard: Das Fernsehen ersetzt die Zensur; in: Die Zeit 43/1985, S. 73.

Plath, Sylvia: Ariel, Frankfurt 1974.

Priestley, Mary: Musiktherapie und Liebe; in: *Musiktherapeutische Umschau* 7/1986, S. 1-7.

Proskauer, Heinrich O.: Conrad Ferdinand Meyer. Geistige Hintergründe in Leben und Werk des Dichters, Basel 1997.

Ranke-Graves, Robert von: Griechische Mythologie, Bd. 1/11, Reinbek 1975.

Rapp, Dorothea: Rheingold und Bernstein. Literatur als Versuch, Zeitgenossenschaft zu bewältigen; in: Die Drei 56/1986, S. 605-620.

Rathenau, Walter: Mechanisierung und Gesellschaft; in: Günther Busch u.a. (Hrsg.): Gedanke und Gewissen, Frankfurt/M. 1986.

Rech, Peter: Zur Situation der kunsttherapeutischen Ausbildung; in: Martin Schuster, Kunsttherapie, Köln 1986.

Rentsch, Verena: Wüstenrose. Gedichte, Zürich 1971.

Richter, Horst-Eberhard: Die Rolle und das Selbstverständnis des Arztes. Festrede, Gesellschaft für ärztliche Fortbildung, Berlin am 9.06.1981.

– Der Aufstand der Gefühle. Wer nicht nach außen kämpft, gibt sich auch innerlich auf; in DIE ZEIT 36. Jahrgang vom 26.06.1981, S. 52.

Ricoeur, Paul: Die Interpretation. Ein Versuch über Freud, Frankfurt/M. 1999.

Rilke, Rainer Maria, Sämtliche Werke, 4 Bände, Frankfurt 1955-1966.

Röthig, Peter: Rhythmus und Bewegung. Eine Analyse aus der Sicht der Leibeserziehung, Schorndorf 1981, 2. Aufl.

Rogers, Carl R.: Therapeut und Klient. Grundlagen der Gesprächstherapie, Frankfurt/M., 11. Aufl.

Rosenstock-Huessy, Eugen: Die europäischen Revolutionen und der Charakter der Nationen, Moers 1987.

Ross, Werner: Atemtechnik hochpoetisch; in: Marcel Reich-Ranicki (Hrsg.): Frankfurter Anthologie 7, Frankfurt/M. 1983.

Ruland, Heiner: Ein Weg zur Erweiterung des Tonerlebens. Musikalische Tonkunde am Monocord, Basel 1988, 2. verbesserte Aufl.

Sachs, Nelly: Fahrt ins Staublose, Frankfurt/M. 1961.

– Späte Gedichte, Frankfurt/M. 1981.

Sack, Martin: Experimentelle Forschung mit einfachen Studiendesigns in der Kunsttherapie, Vortrag beim 2. Forschungssymposium »Kunsttherapie in der Onkologie«, Ottersberg 1999.

Saint-Exupéry, Antoine de: Der kleine Prinz, Düsseldorf 1978.

Scharfetter, Christian: Über Meditation; in: Petzold, Hilarion (Hrsg.): Psychotherapie, Meditation, Gestalt, Paderborn 1983, S. 27-52.

Scheurle, Hans Jürgen: Überwindung der Subjekt-Objekt-Spaltung in der Sinneslehre. Phänomenologische und erkenntnistheoretische Grundlagen der allgemeinen Sinnesphysiologie, Stuttgart 1977.

Schipperges, Heinrich: Der Arzt von morgen. Von der Heiltechnik zur Heilkunde, Berlin 1982.

Schlaffhorst, Clara/Andersen, Hedwig: Atmung und Stimme, hrsg. v. Wilhelm Menzel, überarbeiteter Nachdruck, Wolfenbüttel 1996.

Schoene, W.: Erkenntnisleitende Modelle als Muster sozialer Beziehungen. Über eine Schwierigkeit im Fortgang angewandter Wissenschaft vom Menschen; in: Medizin – Mensch – Gesellschaft 4/1979, S. 203-210.

Schottenloher, Gertraud: Bilder im seelischen Prozeß, ihr Verstehen und ihre Wirkung. Die Wirkung der Psychotherapie mit bildnerischen Mitteln anhand eines Fallbeispiels; in: Petersen, Peter u.a.(Hrsg.): Psychosomatische Gynäkologie und Geburtshilfe, Berlin/Heidelberg u.a.: 1993.

– »Mess-Painting«. Spontanes Malen als therapeutischer Prozeß; in: Baukus, Peter/Thies, Jürgen (Hrsg.): Aktuelle Tendenzen in der Kunsttherapie, Stuttgart/Jena/New York 1993.

Schottenloher, Gertraud/Schnell; Hans: Wenn Worte fehlen, sprechen Bilder. Bildnerisches Gestalten und Therapie, 3 Bände, München 1994.

Sudhoff, Karl: Theophrast von Hohenheim, genannt Paracelsus: Sämtliche Werke, I. Abteilung: Medizinische, naturwissenschaftliche und philosophische Schriften, Bd. I-XIV, München/Berlin 1922-1933.

Schwarz, Annemarie: Kratzende Wolle. Gedichte, Delmenhorst Rieck 1977.

Sechehaye, M. A.: Die symbolische Wunscherfüllung. Darstellung einer neuen psychotherapeutischen Methode und Tagebuch der Kranken, Bern/Stuttgart 1955.

Seeger, Hans Karl Sehnsucht nach Glück; Vortrag: Konferenz der Spirituale deutscher Priesterseminare, 8.07.1985.

Seidmann, Peter: »Feinhörigkeit«. Anthropologische Überlegungen zu einem tiefenpsychologischen Postulat; in: Psychotherapie, Psychosomatik 22/1973, S.o 52-64.

– Der Mensch im Widerstand. Studien zur anthropologischen Psychologie, Bern: 1974.

– Die herakleische Versuchung in der Psychotherapie; in: Analytische Psychologie 6/1975, S. 556-568.

Solowjew, Wladimir: Kurze Erzählung vom Antichrist, München 1981, 4. Aufl.

Specht, Marie-Josette/Tautz, Christoph/Rehm, Christoph: Heileurythmie und Medizin. Grundlagen und Beispiele einer therapeutischen Herausforderung in der Kinderklinik, Stuttgart 1986.

Steiner, Rudolf: Einleitungen zu Goethes naturwissenschaftliche Schriften. Zugleich eine Grundlegung der Geisteswissenschaft (Anthropsophie), GA 1, Dornach 1987, 4. Aufl.

– Grundlinien einer Erkenntnistheorie der Goetheschen Weltanschauung mit besonderer Rücksicht auf Schiller, GA 2, Dornach 1979, 7. Aufl.

– Wahrheit und Wissenschaft. Vorspiel einer »Philosophie der Freiheit«, GA 3, Dornach 1980, 5. Aufl.

– Die Philosophie der Freiheit. Grundzüge einer modernen Weltanschauung – Seelische Beobachtungsresultate nach naturwissenschaftlicher Methode, GA 4, Dornach 1995, 16. Aufl.
– Goethes Weltanschauung, GA , Dornach 1990, 8. Aufl.
– Von Seelenrätseln, GA 21, Dornach 1983, 5. Aufl.
– Mein Lebensgang, hrsg. von Marie Steiner, GA 28, Dornach 2000, 9. Aufl.
– Heil-Eurythmie, GA 315, Dornach 1981, 4. Aufl.
– Die Rätsel der Philosophie in ihrer Geschichte als Umriß dargestellt, GA 18, Dornach 1985, 9. Aufl.
– Das Wesen des Musikalischen und das Tonerleben im Menschen. GA 283, Dornach 1989, 4. Aufl.
– Das Rätsel des Menschen. Die geistigen Hintergründe der menschlichen Geschichte, GA 170, Dornach 1992, 3. Aufl.
– Eurythmie als sichtbare Sprache. Laut-Eurythmie-Kurs, GA 279, Dornach 1990, 5. Aufl.

Stifter, Adalbert: Brigitta (Studien), München 1950.

Stierlin, Helm: Von der Psychoanalyse zur Familientherapie. Theorie, Klinik, Stuttgart 1975.

Strotzka, Hans: Was ist Psychotherapie?; in: Strotzka, Hans (Hrsg.): Psychotherapie: Grundlagen, Verfahren, Indikationen. München/Berlin/Wien 1975.

Struck, Karin: lieben. Roman, Frankfurt 1977.

Tausch, Reinhard und Anne M.: Gesprächspsychotherapie. Hilfreiche Gruppen- und Einzelgespräche in Psychotherapie und alltäglichem Leben, Göttingen 1990, 9. ergänzte Aufl.

Theunissen, Michael: Der Andere. Studien zur Sozialontologie der Gegenwart, Berlin 1981, 2. Aufl.

Thomä, Helmut/Kächele, Horst: Lehrbuch der psychoanalytischen Therapie, Band 1: Grundlagen, Berlin/Heidelberg/New York/Paris/London/Tokyo 1986.

Treichler, Markus: Mensch – Kunst – Therapie. Anthropologische, medizinische und therapeutische Grundlagen der Kunsttherapien, Stuttgart 1996.
– Das Therapieangebot in der Anthroposophischen Medizin. Menschengemäß aus Tradition und Innovation, Stuttgart 1998.

Trotzki, Leo: Tagebuch im Exil, München 1962.

Trüb, Hans: Heilung aus der Begegnung. Eine Auseinandersetzung mit der Psychologie C. G. Jungs, Stuttgart, 3. Aufl. 1971.

Tüpker, Rosemarie: Auf der Suche nach angemessenen Formen wissenschaftlichen Vorgehens in der Kunsttherapeutischen Forschung; in: Petersen, Peter (Hrsg.): Ansätze kunsttherapeutischer Forschung, Heidelberg/Berlin u.a. 1990.
– Wissenschaftlichkeit in kunsttherapeutischer Forschung; in: Musiktherapeutische Umschau 11/1990, S. 7-20.
– Ich singe, was ich nicht sagen kann. Zu einer morphologischen Grundlegung der Musiktherapie, Münster 1996, 2. überarb. u. erw. Aufl.
– Education in Arts Therapy, Vortrag, Kongreß ECARTE, Arts Therapies 2000, in Münster vom 17.-20.09.1999.

Tüpker, Rosemarie/Kühn, Manfred: Stellungnahme des Deutschen Berufsverbandes zur geplanten Neuregelung des Psychotherapeutengesetzes. Manuskriptdruck, 1990 Adresse: Goldstr. 58, D-48565 Steinfurt.

Türk, K. H./Thies, Jürgen (Hrsg.): Therapie durch künstlerisches Gestalten. Wider die Handlungsverarmung in unserer Zeit, Stuttgart 1986.

Uexküll, Thure von/Fuchs, Marianne/Müller-Braunschweig, Hans/Johnen, Rudolf: Subjektive Anatomie. Theorie und Praxis körperbezogener Psychotherapie, Stuttgart/New York 1997, 2. Aufl.

Verbrugh, Hugo: Was ist Erfahrung? Vortrag: Tagung der Evangelischen Akademie Loccum »Schwangerschaftsabbruch: unser Bewußtsein von Tod und Leben«; in: Loccumer Protokolle 64/1985. (Erhältlich bei der Evangelischen Akademie Loccum 31547 Rehburg.)
Vogler, Paul: Physiotherapie. Klinisches Lehrbuch für Studenten, Ärzte, Krankengymnasten und Masseure, Stuttgart 1964.
– Disziplinärer Methodenkontext und Menschenbild; in: Gadamer, Hans Georg/Vogler, Paul (Hrsg.): Neue Anthropologie, Bd. 1, Stuttgart 1972, S. 3-21.
Wagner-Simon, Therese: Die Gestaltung der therapeutischen Beziehung nach dem Aspekt der Schicksalsanalyse von Szondi, in: Battegay, Raymond/Trenkel, Arthur (Hrsg.): Die therapeutische Beziehung unter dem Aspekt verschiedener psychotherapeutischer Schulen, Bern/Stuttgart/Wien 1978.
Walser, Martin: Meßmers Gedanken, Frankfurt/M. 1985.
Waser, Gottfried: Heilkunde und Heilkunst, Kunst und Therapie im Werk von Paracelsus; in: Journal für Kunst, Gestaltung und Therapie, Heft 1 und 2/1998, S. 30-39.
Wehr, Gerhard: C. G. Jung und Rudolf Steiner. Konfrontation und Synopse, Stuttgart 1972.
Weizsäcker, Viktor von: Arzt und Kranker, Stuttgart 1949.
– Pathosophie, Göttingen 1967, 2. Aufl.
– Gesammelte Schriften, Frankfurt/M. 1986.
Wellendorf, Elisabeth: Mit dem Herzen eines anderen leben? Die seelischen Folgen der Organtransplantation, Stuttgart 1993.
– Man kann alles auch anders sehen. Schicksalsgeschichten, Stuttgart 1998, 2. Aufl.
– Es gibt keinen Weg, es sei denn, Du gehst ihn. Abenteuer des Werdens – Bedeutung der Kreativität, Stuttgart 1999.
Weymann, Eckhard: Die sensible Schwebe, Dissertation Hochschule für Musik Hamburg, in Vorbereitung.
Wiesenauer, Markus/Fintelmann, Volker: Homöopathie – Naturheilverfahren – Anthroposophische Medizin, Stuttgart 1998.
Willi, Jürg: Die Zweierbeziehung. Spannunsg-Ursachen, Lösungsmuster, Klärungsprozesse, Lösungsmodelle; das Kollusions-Konzept, Reinbek 1975.
Winter, F. G.: Gestalten: Didaktik oder Urprinzip – Ergebnis und Kritik des Experimentes Werkkunstschulen 1949-1971, Ravensburg 1977.
– Der Wachstumskomplex, Freiburg 1980.
Wiora, W.: Europäischer Volksgesang, Bd. 4: Das Musikwerk, Köln o. J.
Witte, Erich: Zur Integration psychotherapeutischer Maßnahmen auf der Basis sozialpsychologischer Konzepte; in: Integrative Therapie 6/1980, S. 281-301.
Wolf, Christa: Kein Ort. Nirgends, Darmstadt/Neuwied 1983, 5. Aufl.
– Kassandra, Darmstadt/Neuwied 1983, 6. Aufl.
Wolff, Siegfried: Klinische Maltherapie, Berlin/Heidelberg 1986.
Wulff, Erich: Psychoanalyse und Realität; Vortrag: Mittwochs-Kolloquium, Medizinische Hochschule Hannover, November 1978.
Wyss, Dieter: Mitteilung und Antwort. Untersuchungen zur Biologie, Psychologie und Psychopathologie von Kommunikation, Göttingen 1976.
– Die tiefenpsychologischen Schulen von den Anfängen bis zur Gegenwart. Entwicklung – Probleme – Krisen, Göttingen 1991, 6. erg. Aufl.
– Der Kranke als Partner. Lehrbuch der anthropologisch-integrativen Psychotherapie, 2 Bände, Göttingen 1982.
Zickgraf, Cordula: Ich lerne leben, weil du sterben mußt. Ein Krankenhaustagebuch, Stuttgart 1979.
Zwiebel, Ralf: Zur Dynamik der Gegenübertragung; in: Psyche Heft 3/1984, S. 193-213.

Register

Personenregister

Bildquellen
Umschlag und Abbildung 1: Kairos, römische Reliefkopie nach einem vollplastischen Werk des Lysipp von 330 v.Chr. Museo di Antichita, Turin.
Abbildung 5: »Die Schreitende«, Foto Marburg

Kunst und Psychotherapie im Info3 Verlag

(eine Auswahl)

Silke Kirch
Das Murmeln der Auguste Deter
Oder: Was ist die Kunst im Umgang mit Demenz?

Info3 Verlag, 2015
168 Seiten, Klappenbroschur, € 15,80
ISBN 978-3-95779-021-7

Elisabeth Wellendorf
Mit dem Herzen eines anderen leben
Aus der Arbeit mit Transplantationspatienten:
Ihre Erfahrungen, ihre Ängste, ihre Hoffnungen.

3. Auflage, Info3 Verlag 2014
192 Seiten, Klappenbroschur, € 14,80
ISBN 978-3-95779-018-7

Volker Fintelmann, Markus Treichler (Hg.)
Begleitende Therapien in der Krebsbehandlung
Onkologie auf anthroposophischer Grundlage Band 3

Info3 Verlag 2015
240 Seiten, Broschur, € 19,90
ISBN 978-3-95779-015-6

Arndt Büssing
Regen über den Kiefern
Mit einem Geleitwort des Dalai Lama
Zen-Meditation für chronisch Kranke und Tumorpatienten

Mayer Verlag 2001,
160 Seiten, Gebunden, € 18,80
ISBN 978-3-932386-48-0

Info3 Verlag
Kirchgartenstr. 1, 60439 Frankfurt
Tel. 069-58 46 47
E-Mail: vertrieb@info3.de

www.info3.de